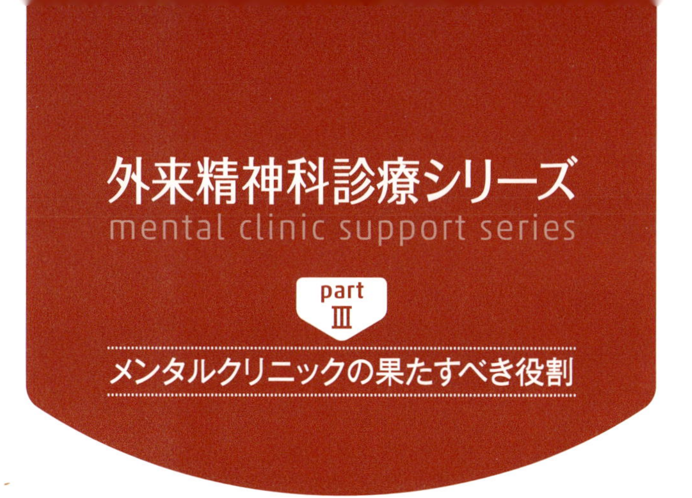

メンタルクリニックのこれからを考える

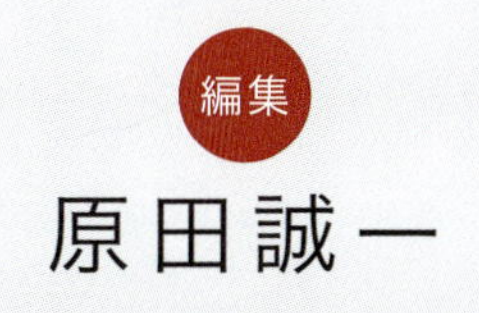

中山書店

[編集主幹]

原田誠一（原田メンタルクリニック：東京）*

[編集委員]（五十音順）

石井一平（石井メンタルクリニック：東京）

高木俊介（たかぎクリニック：京都）

松﨑博光（ストレスクリニック：福島）

森山成彬（通谷メンタルクリニック：福岡）

[編集協力]

神山昭男（有楽町桜クリニック：東京）

（*本巻企画・編集担当）

刊行にあたって

―五人の侍からのご挨拶―

精神科クリニックが年々増え続けている現状には，社会のニーズと時代の流れに裏づけられた必然性がある．精神医療におけるクリニックの役割と責務は，今後ますます大きくなっていくに違いない．こうした趨勢のなか，本叢書を世に問う意義はどこにあるだろうか．

まずは，「クリニックの立ち上げ方」や「診療・経営を継続する工夫」を具体的にわかりやすく示すこと．これは，これから開業を目指す方々にとって心強いガイド，格好の導きの糸となるだろう．加えて，すでに精神科クリニックを開設し営んでおられる皆さまにとっても，日々の仕事内容を振り返り，今後に活かすための参考資料になるのではないか．

さらには，開業という場に伴いがちなさまざまな問題点について改めて考え，対策を試みるための教材という役割．ともすればクリニックに孤立しがちななか，診療の質をどう維持してさらなる向上を目指すか，自らを含めたスタッフの心身の健康をどのように守るか，変動する社会のニーズにどう応えていくか，周囲との連携をいかに実践するか．クリニック関係者が，こうした問題としっかり向き合って試行錯誤を重ねる営為が，そのままわが国の精神医療の改善につながることが期待される．

加えて，今回編者らが心中ひそかに期したのは，精神科クリニックでの実践を通じて集積されてきた膨大な「臨床の知」を集大成して，一まとめの形で世に問うことだ．

自らの活動の場を市井の診療所に定めて精進を続けているクリニック関係者には，“開設の志”と“自分の城で培ってきた実学の蓄積”がある．真摯な日々の経験の積み重ねを通して得られた「臨床の知」には，他所では得難い味わいや歯応え，独創性と実用性，手触りや香りがあるだろう．わが国の現場に根差した「臨床の知」をひっくるめて示して，現在の正統的な精神医学～精神医療に対する自分たちなりの意見表明や提言をする．このような企みが，わが国の精神医学～精神医療のレベルの向上に裨益できるところがあるはずだし，はたまたその必要性があると考えた．この信念に基づいて結実したのが，本シリーズである．クリニック関係の皆さまはもとより，クリニックと直接関係のない精神科医，たとえば大学病院～単科精神病院～総合病院精神科の先生方にも，ご参考にしていただけるところがあるだろうと期待している．

本叢書の企画・編集に携わった5名の精神科医は，いずれも（自称）侍だ．腕に（少しは）覚えがあり，開業医の苦楽を（それなりに）味わい，一家言を（幾許かは）もっている五人の侍．この野武士集団が，現在の精神医学～精神医療～日本社会に投げかけ問いかける中身が，はたしてどのようなものになるか．

あるいは，へっぽこ侍がなまくら刀を振り回す滑稽な図柄か．しかしながら，そこには独自の新味や切実な問題提起，斬新な面白さやピリ辛の刺激が含まれているだろうし，現場で真に役立つ「臨床の知」が発見できるはずだ．

諸兄姉におかれましては，ぜひ頁をめくって五人の侍，一癖も二癖もある野武士集団からのメッセージをご賞味くださりますことを．

2014年10月　編者を代表して

編集主幹　**原田誠一**

序　メンタルクリニックの歴史・現状・課題を一望し これからを展望できる豊穣の書

本シリーズの掉尾「メンタルクリニックのこれからを考える」は，5部構成になっている．

第Ⅰ部「精神科クリニックの歴史」の冒頭を飾るのは，啓発的で秀抜な総論2編．続く「先達の著作を読み解き，読み継ぐ」では，3名の先達（浜田　晋，藤澤敏雄，生村吾郎）の著作をめぐるディスカッションを，お二人の精神科医にお願いした．丁々発止のやり取りが交わされる刺激的な往復書翰揃いで，温故知新の貴重な読書経験を楽しんでいただきたい．エッセイでは，4人の先生方が興趣尽きない論を展開している．

第Ⅱ部は，「精神科クリニックの現状と課題」．先ずは「精神科クリニックの現状と課題」を「大都市～地方都市」に分けて2編ずつご寄稿いただいた．次に3テーマ，「外来臨床精神医学の現状と課題」「精神医学の行方」「精神科クリニックは“こころの問題”により添えているのか」に関する議論を，3名の論客にお願いした．以上の7編は，外来精神医療にまつわる根源的な問題を論じた名編揃いである．続く7編のエッセイでは，著者自選のテーマを自由に記していただき，本章の味わいが深まった．

第Ⅲ部「地域ごとの精神科クリニックの歴史～現状～これから」では，各地方から力作をお届けいただいた．ここを通読することで，全体に通底する共通項を確認するとともに，地方ごとの個性も学ぶことができる．各地域で活躍なさってこられたユニークな先達と親しく接することができる点も，大きな魅力となっている．

続く第Ⅳ部は，「『こころの健康と不調』～『精神医療』を考える―さまざまな立場からの所感と考察」．ここは過去に類例の少ない，豊穣な必読コーナーとなった．各界の叡智12名と当事者のお二人が紡ぎ出す世界はすこぶる個性的・独創的であり，諸兄姉に読書の悦楽を満喫していただけると確信している．

最後の第Ⅴ部「特別付録」は，「精神科開業までに必要な手続き」と「“味読・熟読”お薦め文献集」．さらに，本シリーズ全体の「執筆者一覧」を付した．必要時にご参考にしていただける内容になったのではないか，と期待している．

最終巻の刊行で，本シリーズの編集に当たった「五人の侍」の満願となった．現在編者らは“知足好日”の心境にあり，全10巻にご寄稿くださった先生方，ご愛読くださっている諸兄姉，編者らが中山書店と関わりをもつきっかけを作ってくださった松下正明先生，そして無事完成まで導いてくださった中山書店編集部の皆さまへの感謝を覚えている．どうも，ありがとうございました．

2018年6月吉日

原田誠一

外来精神科診療シリーズ
mental clinic support series

目次

I 精神科クリニックの歴史

A メンタルクリニックの歴史

B 先達の著作を読み解き，読み継ぐ—代表作 3 篇をめぐる往復書翰

II 精神科クリニックの現状と課題

Ⅳ 「こころの健康と不調」〜「精神医療」を考える—さまざまな立場からの所感と考察

V 特別付録

執筆者一覧（執筆順）

小俣和一郎	元 上野メンタル・クリニック：東京
窪田　彰	錦糸町クボタクリニック：東京
徳永　進	野の花診療所：鳥取
小林一成	小林クリニック：神奈川
浅野弘毅	東北福祉大学せんだんホスピタル：宮城
森山公夫	陽和病院：東京
岩尾俊一郎	岩尾クリニック：兵庫
高木俊介	たかぎクリニック：京都
小倉　清	クリニックおぐら：東京
墨岡　孝	成城墨岡クリニック：東京
中久喜雅文	なかくきクリニック：東京
髙桑光俊	あんしんクリニック：神奈川
山田真弓	あんしんクリニック：神奈川
紫藤昌彦	紫藤クリニック：東京
西松能子	あいクリニック神田：東京
白潟光男	こおりやまほっとクリニック：福島
山本和儀	山本クリニック，EAP 産業ストレス研究所：沖縄
鈴木二郎	鈴泉クリニック：東京
泉谷閑示	泉谷クリニック：東京
神山昭男	有楽町桜クリニック：東京
古谷和久	二番町法律事務所：東京
島戸圭輔	二番町法律事務所：東京
高井昭裕	ウエルネス高井クリニック：岐阜
中野和広	中野クリニック：東京
古沢信之	こころのクリニック山形：山形
松﨑博光	ストレスクリニック：福島
倉重真明	倉重クリニック：福岡
長谷川直実	大通公園メンタルクリニック：北海道
佐藤順恒	上尾の森診療所：埼玉
岡本典雄	岡本クリニック：静岡
堤　俊仁	つつみクリニック：大阪
辻本士郎	ひがし布施クリニック：大阪
稲田善紀	わかくさ会診療所：奈良
丸野陽一	丸野クリニック：福岡
後藤英一郎	心和堂後藤クリニック：福岡
諸隈啓子	多布施クリニック：佐賀
川口　哲	島原こころのクリニック：長崎
本島昭洋	くろかみ心身クリニック：熊本
挾間直己	はさまクリニック：大分
水野智秀	みずのメンタルクリニック：宮崎
三月田洋一	三月田クリニック：鹿児島
池内　紀	ドイツ文学者，エッセイスト：東京
尾本恵市	東京大学名誉教授：東京
鬼海弘雄	写真家：神奈川
功刀　浩	国立精神・神経医療研究センター神経研究所：東京
島薗　進	上智大学グリーフケア研究所：東京
下地明友	熊本学園大学：熊本

豊嶋良一	埼玉医科大学名誉教授，フリーランス精神科医：東京
野村総一郎	日本うつ病センター，六番町メンタルクリニック：東京
平岡　聡	京都文教大学：京都
本郷恵子	東京大学史料編纂所：東京
安冨　歩	東京大学東洋文化研究所：東京
養老孟司	東京大学名誉教授：神奈川
奥山　功	精神障害者共同作業所フェニックス：東京
渡部耕治	精神障害者共同作業所フェニックス：東京
石井一平	石井メンタルクリニック：東京
原田誠一	原田メンタルクリニック，東京認知行動療法研究所：東京

I

精神科クリニックの歴史

1 メンタルクリニックの歴史：総説

小俣和一郎
精神医学史家
元 上野メンタル・クリニック

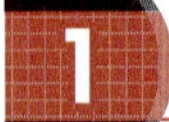

はじめに

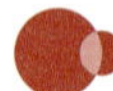

メンタルクリニックとは何か

筆者に与えられた課題は「メンタルクリニックの歴史：総説」であるが，これを叙述するためには，最初にその対象を限定しなければならない．

日本語で現在「メンタルクリニック」と呼ばれているものは，通常「精神科医院」あるいは「開業した精神科医の施設」というものを意味していると考えられる．しかし，このカタカナ日本語がいつ頃，誰によって用いられるようになったのかは筆者にもよくわからない．少なくとも，筆者がかつて「上野メンタル・クリニック」という名称で開業届を提出した時点（1990）では，聞きなれない名称ということもあってか，最後まで許可が下りず，すでに印刷物なども用意していた時期でもあり，不安に駆られた思い出がある．しかし，その後になって「メンタルクリニック」を標榜する精神科医院は次第に増えていったように記憶している．そうだとすれば，少なくとも標榜名としてのメンタルクリニックは，1990 年代以降に一般化したとも考えられよう．

また，筆者の知る限りでは，1970 年代の後半に都内で「精神科」を標榜して開業

小俣和一郎（おまた・わいちろう）　略歴

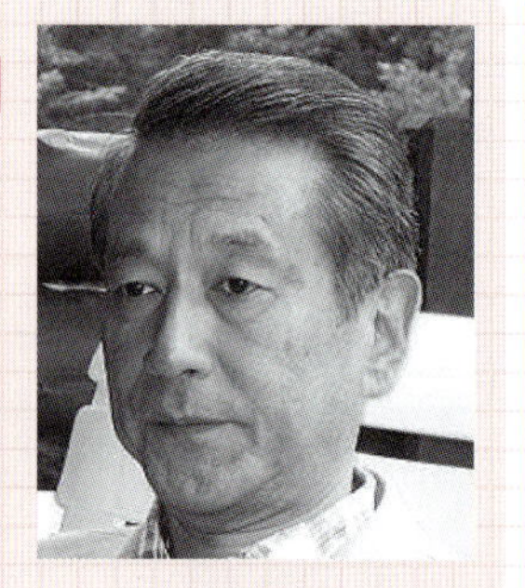

1950 年東京都生まれ．1975 年岩手医科大学医学部卒．1980 年名古屋市立大学医学部大学院修了．1981～83 年ミュンヘン大学精神科留学．
主な著書に『ナチスもう一つの大罪―「安楽死」とドイツ精神医学』(1995)，『近代精神医学の成立―「鎖解放」からナチズムへ』(2002)〈以上，人文書院〉，『精神医学とナチズム―裁かれるユング，ハイデガー』(1997)，『異常とは何か』(2010)〈以上，講談社現代新書〉，『精神病院の起源』(1998)，『精神病院の起源・近代篇』(2000)〈以上，太田出版〉，『ドイツ精神病理学の戦後史―強制収容所体験と戦後補償』(現代書館，2002)，『検証 人体実験＝731 部隊・ナチ医学』(2003)，『精神医学の歴史』(2005)〈以上，第三文明〉，『精神医学史人名事典』(論創社，2013) など多数．
翻訳書として，セレニー『人間の暗闇―ナチ絶滅収容所長との対話』(2005)，ラング『アイヒマン調書―イスラエル警察尋問録音記録』(2009)〈以上，岩波書店〉，グリージンガー『精神病の病理と治療』(共訳：東大出版会，2008) などがある．

したあるベテラン精神科医が，受診する患者の強い抵抗感から，その後に標榜を「神経科」に変更したという例があった．また，ほぼ同時期に「神経内科」を標榜して開業したベテラン内科医の話では，開業当初には実際に精神疾患と考えられる患者が受診してきた例があったとのことであった．しかしながら，当時はまだ大学病院でさえ精神科を標榜せず単に神経科とか神経精神科などと表示するなど，「精神科」という言葉には一般市民からの抵抗感が強く残っていた．それは精神科疾患一般に対する抵抗感であり，今日からは考えにくいほどのスティグマであった．

「メンタルクリニック」というカタカナ言葉もまた，ある意味ではそうしたスティグマの影響を受けての名称（それゆえにカタカナ！）という可能性もある．ただし，「メンタル」という言葉が，スポーツ選手などの「メンタルトレーニング」にみられるように一般に広く受容されるように変わったことで，「メンタルクリニック」の名称が定着したという印象はある．つまり，カタカナのメンタル（英語の mental，語源はラテン語の mens = 精神）という表現が日本語でも「精神」ないしは「心」をごくあたりまえに意味するようになってはじめて，メンタルクリニックという言葉が，いわば派生語として生まれたともいえるだろう．

しかしながら，この和製英語つまりカタカナ日本語は，海外，ことにヨーロッパ諸国では誤解を伴う言葉である．ことにドイツ精神医学の影響を受けた国々では，「クリニック（clinic）」に相当するドイツ語 Klinik がもっぱら大学病院一般を意味しているので，開業精神科医のオフィスとは受け取られず，大学精神病院として誤解される．もちろんメンタルという言葉もまた，ドイツ語では用いられない．精神科は psychiatrisch という表現が一般的である．それは，精神医学を意味する Psychiatrie という言葉が，ほかならぬドイツ人精神科医ヨハン・クリスチャン・ライル（Johann Christian Reil）[*1] によって 1803 年にはじめてつくられたからでもある．したがって，少なくともドイツ語圏ではメンタルクリニックがわが国と同様の意味にはならない．おそらく，英語圏の国の一部でも誤解を招くのではないか．

いずれにしても，本項では日本における現在までの一般的な慣行としてのメンタルクリニック = 精神科開業医院ということに限定して論じることにしたい[*2]．

開業精神科医の起源

それでは，このようなメンタルクリニックの最初は歴史上どこでどのようにして誕生したのであろうか？ この疑問に答えるためには，まず精神科医という職業の誕生にさかのぼる必要がある．

「精神科医」をどう定義するかによって，その起源は当然異なってくる．近代精神医学誕生の時期，すなわち 18 世紀末から 19 世紀初頭の時代においては，ヨーロッパ各国で「患者の鎖からの解放」事績が相次ぎ，それに伴って精神病院が分化してくる．

＊1：以下，外国人名に関しては，『精神医学史人名辞典』[1] を参照．
＊2：わが国の医療法では，医院は病院に対して「診療所」と呼ばれ，有床と無床の区別がなされるが，ここでは主として無床診療所に相当するものを念頭におくこととしたい．

もっとも，当時は日本語の精神病院という言葉はなく，日本語に翻訳するなら「癲狂院」などの名称が該当する「マッドハウス（madhouse）」，「イルレンハウス（Irrenhaus）」の呼称が使用され，そこに勤務する医師もまた「癲狂医（Irrenarzt）」などと呼ばれていた．彼らの多くは当時のヨーロッパではいわゆる外科医と呼ばれる身分の低い医師であり，さらにその一部は医師ですらなかった．今日的な意味での医師という身分が定着するのは，各国で国家試験制度が整備され，それに合格した者のみが「医師」であるという公の認識（資格制度）が成立した後であろう．さらに精神科医についていえば，それはおおむね19世紀の後半に大学精神病院という精神科医養成機関が登場し，実際に各地で卒業者が輩出されてはじめて公的な認知の対象となったものと考えられる．もちろん，なお今日的な意味での専門医制度は存在していなかったが，専門学会はすでにあった（たとえばドイツ精神神経学会〈DGPN〉[*3]は1844年に発足している）．また，それに伴って専門雑誌[*4]も刊行されていた．しかし，当時の学会員らは，地方の癲狂院で経験した臨床的知識を有していたものの，精神医学を体系的かつ系統的に学んだ者ではなかった．そのための教科書が現れるのは，ドイツでは1845年に初版が刊行されたグリージンガーのそれ[2]が最初だった．

これらの歴史的事実をふまえるのなら，精神科医の登場もおおむね19世紀後半のことであったと考えてよいだろう．そして，開業精神科医の最初の例も，それ以降のことと考えるのが妥当である．実際，精神分析の生みの親とされるフロイト（Sigmund Freud）がウィーンで開業したのは1886年のことだった（彼の先輩医師ブロイアー〈Josef Breuer〉が同じくウィーンで開業したのもほぼ同時代の1880年である）．しかし，このフロイトの開業スタイルは，その後の精神分析医らにとっても一つの先例的なモデルとなったし，フロイト流の精神科開業例も精神分析の隆盛とともに着実に増えていった．この流れは，1933年にドイツでヒトラー政権が成立して反ユダヤ主義の嵐が吹き荒れるまで続いたが，それによって次々とドイツを脱出した亡命精神分析医らが主としてアメリカ合衆国で新たな生活の場所を見出し，少なからずがそこで新規に開業した．

2 わが国におけるメンタルクリニックの歴史

では，日本ではどうだったのか．日本における精神科医院の歴史を振り返る前に，ここでも前提として精神病院の歴史をごく簡単に述べておかなければならない[*5]．

日本における精神病院の歴史

日本で「癲狂院」，すなわち欧米的な意味での精神病院が初めて出現するのは，明

＊3：今日のドイツ精神医学・精神療法学・神経学会（DGPPN）．
＊4：学会の専門雑誌として“Allgemeine Zeitschrift für Psychiatrie”が創刊された．
＊5：小俣和一郎『精神病院の起源』（太田出版，1998），同『精神病院の起源・近代篇』（同，2000），同『精神医学の歴史』（第三文明，2005）などを参照．

治維新後の1875年である[*6]．京都癲狂院がそれであり，しかも公立の施設として開かれた．そこに医師として勤務した神戸文哉は，イギリスの『レイノルズ内科全書』のなかのモーズレー（Henry Maudsley）による精神病学の章を翻訳したが，これが日本における最初の精神医学翻訳書となった（『精神病約説』[*7]）．その後，公立精神病院は東京・上野に「東京府癲狂院」として設けられた（1878年）が，それは向丘に移転し，次いで巣鴨に移転する．これが「東京府巣鴨病院」で，ここに日本で最初の大学病院精神科が設置された．日本最初の大学精神科（「精神病学教室」）は1886年に帝国大学医科大学（今日の東京大学医学部）に開かれ，ドイツ留学から帰国した榊 俶が初代教授となった．しかし，これは単なる講座のみの開設であり，大学附属病院精神科すなわち精神科病床が同時に開かれたわけではなかった．そのため，臨床講義は大学においてではなく，巣鴨病院に出向いて行われた．東京大学に大学病院精神科が初めて設けられるのは，ずっと後の1912年になってからのことである．

しかし，このような大学精神科病棟の新設とは別に，公立精神病院の新設はいっこうに進まず，政府は民間の私立精神病院をもって公立精神病院の代用とする法律（精神病院法）を施行する（1919年）．もちろん，精神病院（精神病床）自体の圧倒的不足が問題化していた当時にあって，メンタルクリニックが存在する余地ないしニーズは社会医療上もほとんどなかったものと考えられる．

初期のメンタルクリニック

以上のような歴史的背景のなかで，おそらくわが国最初の精神科医院と思われる施設は，東京・向丘に開かれた森田正馬（1874〜1938）による森田療法の診療所であろう．

森田は，慈恵医学専門学校（今日の東京慈恵会医科大学）の精神科初代教授で，また，当時は東京根岸にあった根岸病院の顧問を兼任していた．しかし，1906年，向丘（当時の住所表示は本郷蓬莱町65番地）に転居したのを機に，翌1907年に自宅で日曜日のみの開業診療を始めた．これは，いわば部分開業であるが，その後，受診患者の増加とともに診療時間を増やし，1929年には根岸病院顧問を辞職し，翌年には雑誌『神経質』を創刊しているので，この頃にはほぼ開業医活動に専念していたといえるだろう．また，今日の森田療法の技法もほぼ完成していたのではないか．彼は1938年4月に，若い頃から患っていた結核性の肺炎で死去した[3]．

森田の開業医活動にやや遅れて，森田が「良き理解者」として精神的にも支援していた中村古峡（本名は蓊，1881〜1972）は，1929年に品川区御殿山で民家を借りて開業した．1932年には同所での開業届を提出し，翌年には千葉市千葉寺に療養所を新設すべく着工し，1934年「中村古峡療養所」として開業した．この施設には，作業療法を実施するために宿泊する患者のための「寮」が付設されていたというので，

＊6：明治維新期の京都近代化に伴い，当時の府知事・槇村正直は，廃仏毀釈によって空家化した南禅寺小方丈に「京都癲狂院」を設置して，岩倉村などから精神病者を移し収容した．

＊7：同書は1876年に『京都癲狂院私家版』として公刊（全3巻）．

「有床診療所」のような形態の施設であったのかもしれない．いずれにしても，この施設は戦後の1951年に「中村病院」となるので，少なくともその時点以降は，もはや医院ではない[4]．

一方，東北大学医学部を卒業し精神科医となった古澤平作（1897～1968）は精神分析に強い関心をもち，1932年ウィーンにフロイトを訪ね，フロイトの弟子ステルバ（Richard F Sterba）に教育分析を受ける．また，フェーデルン（Paul Federn）について分析の実際を学び，1933年に帰国すると東京で開業した．これが，わが国における精神分析クリニックの最初の事例であると考えられる．古澤は1958年の病気療養に至るまで開業を続けた．また，1955年には日本精神分析学会を立ち上げて後進を育成した[5]．

このように，すでに戦前から精神科開業の事例は存在し，それらは日本におけるメンタルクリニックの先駆的なものであったと考えることができるだろう．注目すべきは，当時においては今日のような国民皆保険制度はなく，精神科開業医自身も自費診療のみによって生計を立てていた点である．もちろん，このほかにも精神科開業の事例はあったかもしれないが，そのすべてを検討し網羅するだけの紙幅はない．いずれにしても，日本の精神医療は1945年の敗戦をもって大きく変化していく．

メンタルクリニックの増殖

1950年に精神衛生法が制定されると，明治以来の精神病者監護法（1900年制定）も上述の精神病院法も廃止となり，私宅監置は禁止され，その受け入れ先として全国に私立精神病院が続々と新設されていく．その半面で，精神病院に対する精神科医院の数はきわめて少なく，日本の精神医療の担い手のほとんどが精神病院施設となり，もっぱら入院中心の隔離収容型医療が続くことになった．

このような不均衡は，1970年代になっても依然として変わらず，たとえば東京都をとってみると，西側の多摩地区に精神病院が林立する一方，東側の「下町」地域では精神科医療過疎の状態が続いていた．これを批判して，あえて「下町精神科医」として台東区・上野で開業したのが浜田晋（1926～2010）であった．浜田は1974年に開業し，その死まで地域精神医療を主張して開業を続けた．

この浜田の事例以降，次第に精神科開業医は増えていったと思われるが，今日のようなメンタルクリニックの林立が起き始めたのは，1990年以降と思われる．その背景にあった出来事が，1984年に発覚した「宇都宮病院事件」である．本項ではその詳細は述べないが，入院精神科医療の暗黒を象徴するようなこの事件を機に精神衛生法が改正され，新たに精神保健法が登場したことで，日本の精神医療もようやく入院から外来へとその軸足を移すことになったといえるだろう．

「社会的入院」と呼ばれる長期入院が問題化され，社会復帰の必要が叫ばれ，外来での精神医療が経済的にも可能となるように精神科外来技術料が保険点数上でも引き上げられた．これが，特に都市部でのメンタルクリニックの増殖を生んだ主たる動因となった[*8]．

3 メンタルクリニックの将来

本項は，あくまでメンタルクリニックの歴史を記した小論であり，その現状や将来を論じるものではない．しかし，歴史を振り返ってみることによって，その将来を展望することは一般にもよく行われる．したがって，小論でもこの点についてごく簡単に言及しておく．もちろん，筆者はフロイト流の循環史観に立つものではなく，過去の歴史が将来も必ず繰り返すなどと主張する者ではない．だが，筆者もまた，人間は必ずや過去の歴史から何かを学ぶことはできるとの考え方に立つ一人であることに変わりはない．

上述のように，メンタルクリニックが増殖した大きな背景要因の一つに，外来での精神療法に対する保険点数の引き上げがあった．それによって，外来精神科医療が経済的に担保されるように変化した点が大きい．もちろん，この点数の妥当性をめぐってはいくつもの議論が存在する．その是非をここで検討するだけの紙幅はない．しかし，そうであるなら，メンタルクリニックの今後の存続と，保険点数上の評価の如何とは密接に関連してくるであろう．少なくとも，その評価が医療経済上で問題視され低下する傾向が続くのなら，メンタルクリニックもまたその数を減じていくであろう．それは，メンタルクリニックに限らず，どのような医療機関であっても，その存続は基本的に国家の医療経済政策の如何に左右されるのであるから，ごく当然の流れであると思われる．

しかし，メンタルクリニックの将来にかかわるもう一つの背景要因は，精神医学そのもののなかにあると考えられる．18 世紀末から 19 世紀初頭にかけて成立した近代精神医学は，その後 19 世紀のほぼ 100 年をかけて疾病学の整備と精神病院の改革（大きくみればこのなかに大学精神病院の成立も含まれる）へと進み，ナチズム期の精神障害者大量殺人[*9]などを経て戦後の向精神薬開発時代に至り，欧米では精神病院改革がいっそう進んで開放化・外来化が進展する（この点，周知のように日本では閉鎖病棟の増加という逆向きの動きが進行）．しかし，同時期には反精神医学（antipsychiatry）に代表されるように，精神医学そのものに対する根源的な批判やラディカルな否定運動が起こされて一世を風靡した．そのようなことが今後起きないとはいいきれない．反精神医学は，精神医学が医学の他の分野に比して非科学的であり，むしろ保安処分に代表されるように政治的な道具と化しているとして，一種の精神医学無用論（ないしは有害論）を唱えた[*10]．しかし，今日の生物学的精神医学の

＊8：メンタルクリニックが 1990 年代以降，都市部を中心に林立していく背景因子は，もちろんこれ以外にも多数考えられる．その主なものをあげるとすれば，① 精神疾患の診断・統計マニュアル（DSM）や国際疾病分類（ICD）のような操作的診断基準の普及，② 1995 年の阪神淡路大震災および地下鉄サリン事件を機に心的外傷後ストレス障害（PTSD）概念が一般に普及したこと，③ 2000 年に至って選択的セロトニン再取り込み阻害薬（SSRI）やセロトニン・ノルアドレナリン再取り込み阻害薬（SNRI）などの新世代抗うつ薬が発売されたこと，④ 2001 年に世界保健機関（WHO）が「反スティグマ・キャンペーン」を大々的に行ったこと，などがある（これに過労うつ病，過労自殺などが社会問題となったことで，産業医制度などが拡充されたことを追加してもよいだろう）．

＊9：詳細は，小俣和一郎『ナチスもう一つの大罪』（人文書院，1995），エルンスト・クレー（松下正明監訳）『第三帝国と安楽死』（批評社，2000）などを参照．

表 1　「メンタルクリニックの歴史」関連年表（1768～2017）

西暦	メンタルクリニック史関連事項	精神医学史・精神病院史	一般史
1768	メスメルがウィーンで自宅開業		
1789		この頃「患者の鎖からの解放」相次ぐ	フランス革命勃発
1803		ライル「精神医学（Psychiatrie）」を造語	
1838		最初の精神病院法（フランス）	
1844		ドイツ精神神経学会（DGPN）発足	
1845		グリージンガー，ドイツ最初の精神医学教科書	
1865		最初の大学精神病院（チューリヒ）	
1868			明治維新
1875		日本最初の精神病院（京都癲狂院）	
1878		東京上野に東京府癲狂院が開院	
1886	フロイトがウィーンで開業	東京大学に最初の精神医学教室（初代教授：榊 俶）	
1895		フロイト＋ブロイアー『ヒステリー研究』（「精神分析」）	
1900		「精神病者監護法」制定（日本）	
1907	森田が向丘の自宅で部分開業	私立青山脳病院開院（斎藤紀一／東京）	
1912		東大精神科に病棟ができる，フェノバルビタール合成（ドイツ）	中華民国成立
1914			第一次大戦
1917			ロシア革命
1919		巣鴨病院が松沢に移転，「松沢病院」開院／精神病院法	
1929	中村が御殿山で開業		世界大恐慌，ペニシリンの発見（フレミング／イギリス）
1932	古澤がウィーンにフロイトを訪問		
1933	古澤が帰国して開業（精神分析）	ユダヤ人分析医の迫害はじまる	ヒトラー政権誕生
1939	フロイトが亡命先のロンドンで死去	精神障害者「安楽死」（T4 作戦）のはじまり	第二次大戦勃発
1945		東京大空襲で精神病院が多数被災	第二次大戦終結
1950		精神衛生法（日本），クロルプロマジンの合成（フランス）	
1955	古澤「日本精神分析学会」創設		
1965		精神衛生法改正（ライシャワー大使刺傷事件を受けて）	
1974	浜田が上野で開業（地域精神医療）		
1984		宇都宮病院事件明るみに	
1987		プロザック®（フルオキセチン；SSRI）の発売（アメリカ）	
1988		精神保健法施行	
1990	この頃からメンタルクリニック増殖		東西ドイツの統一
1992		ICD-10	
1994		DSM-IV	
1995	PTSD 概念の普及	精神保健福祉法	阪神淡路大震災，地下鉄サリン事件
1998		日本の自殺者急増（年間 3 万人台へ）	
2000		DSM-IV-TR，日本で SNRI および SSRI の発売開始	ヨーロッパ通貨統合
2001		WHO による反スティグマ・キャンペーン	
2008			リーマンショック
2011			東日本大震災
2013		DSM-5	
2017		公認心理師法施行	

＊10：反精神医学の歴史については，本書 p.111（拙稿）を参照.

傾向が将来さらに突出して進行すれば，それは脳科学や神経学などと一体化して，人間の「精神」という対象が物質に置き換えられ，精神医療そのものの存立基盤が失われ，再び精神医学無用論へとつながることもなしとはいえない．そのとき，メンタルクリニックはまた新たな呼称のもとで変化を遂げるのかもしれない．

4 おわりに

結語は多くを要しないであろう．本項はメンタルクリニックの歴史に関する小論であるが，これを論じるためにはある程度の精神医学および精神病院の歴史的な流れを把握していることが必須である．そのような大きな潮流のなかにメンタルクリニックの歴史が位置し，それがどのような将来的展望をもつものかについても簡単に言及した．

最後に，本項の理解を助けるための関連年表を掲げておく（表1）．ただし，この年表は，あくまでも本項のなかで言及した歴史事項を中心に作成したものであり，一般の精神医学史年表ではないことを断っておく．精神医学史に関する詳細な年表の一例は拙著『精神医学史人名辞典』[1] の巻末などを参照してほしい．

文献

1） 小俣和一郎．精神医学史人名辞典．論創社；2013.
2） グリージンガー　W（著），小俣和一郎・市野川容孝（訳）．精神病の病理と治療．東京大学出版会；2008.
3） 大原健士郎，藍沢鎮雄，岩井　寛．森田療法．文光堂；1970．p205ff.
4） 小田　晋，栗原　彬，佐藤達哉ほか（編）．「変態心理」と中村古峡．不二出版；2001．p183ff.
5） 小此木啓吾．古澤平作．臨床精神医学 1979；8：811-820.

2 日本の精神科診療所の地域ケアの歴史を振り返る──多機能型精神科診療所の発展を軸に

窪田 彰
錦糸町クボタクリニック

1 はじめに

表1に示した日本における精神保健医療福祉の歴史がある．この流れのなかで，筆者は日本の精神科地域ケアと多機能型精神科診療所の歴史を中心に述べようと思う．そして，精神科診療所が精神保健医療福祉のなかで，どのようにかかわりどのような発展を遂げてきたのか，われわれは今どこへ向かおうとしているのか等々について論じようと思う．

2 精神科診療所の端緒

精神科診療所の端緒は判然としない．なぜならば，在宅の患者を支援する精神科外来チームを実践しようとする近代的な意味での精神科診療所の登場には，1952年（昭和27年）のクロルプロマジンの発見を待たなければならなかった．それまでは精神科外来医療において，統合失調症の治療に有効な手段をもっていなかったからである．江戸時代にも，今日につながる精神科治療の萌芽は散見されるが，近代的な意味での病院は明治期に生まれ，そのほとんどは収容施設として始まっている．

明治時代から第二次世界大戦までのあいだの，精神科外来医療もしくは精神科診療所は，精神科病院の準備段階にできたか，病院の入院窓口としての外来部門があったにすぎないようである．1800年代後半から徐々に全国に精神科病院ができはじめている．また，当時にしては特殊な精神科外来医療として1919年（大正8年）の森田

窪田 彰（くぼた・あきら） 略歴

1974年金沢大学医学部卒．同年東京医科歯科大学精神神経科研修医．1975年社会福祉法人海上寮療養所勤務．1979年東京都立墨東病院精神科救急病棟勤務．1986年クボタクリニック開業．1990年デイケア併設のクリニックへ新築移転．1997年錦糸町クボタクリニック開設．

著書として，『精神科デイケアの始め方・進め方』（金剛出版，2004），『これからの退院支援・地域移行』（共著．医学書院，2012），『多機能型精神科診療所による地域づくり』（編著．金剛出版，2016）などがある．

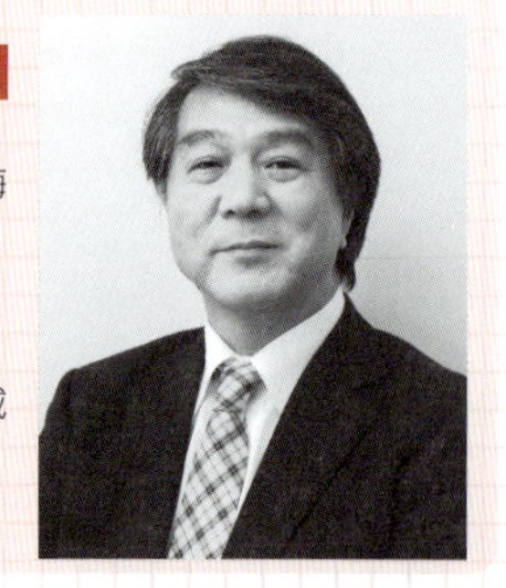

表 1　精神科医療・保健・福祉の歴史年表

年	事項
1872 年（明治 5 年）	東京市養育院に癲狂室設置（後に府立巣鴨病院に）
1875 年（明治 8 年）	加藤照業が，東京の本郷に精神科診療所開設
1879 年（明治 12 年）	日本で初めての私立精神科病院 加藤瘋癲病院開設
1900 年（明治 33 年）	精神病者監護法施行
1919 年（大正 8 年）	府立巣鴨病院が府立松沢病院に移転（呉秀三院長） 松沢病院で加藤普佐次郎が日本で最初の作業療法開始 森田正馬による森田療法の創始
1934 年（昭和 9 年）	古沢平作が精神分析療法診療所を開業
1945 年（昭和 20 年）	第二次世界大戦終結
1950 年（昭和 25 年）	精神衛生法施行（私宅監置の禁止，医療保護入院，措置入院）
1953 年（昭和 28 年）	浅香山病院でデイケアグループ活動を開始
1954 年（昭和 29 年）	日本にクロルプロマジン導入
1958 年（昭和 33 年）	国立精神衛生研究所で精神科デイケア開始
1964 年（昭和 39 年）	ライシャワー駐日米国大使刺傷事件
1965 年（昭和 40 年）	精神衛生法改正（精神科通院医療費公費負担制度） 全国精神障害者家族会連合会（全家連）発足
1968 年（昭和 43 年）	世界保健機関（WHO）がクラーク勧告を宣告
1972 年（昭和 47 年）	精神科通院カウンセリング料が点数化（40 点）
1974 年（昭和 49 年）	診療報酬制度に精神科デイケアが点数化（60 点） 日本精神神経科診療所医会（後に協会）結成
1978 年（昭和 53 年）	都立墨東病院に日本で最初の精神科救急事業発足
1981 年（昭和 56 年）	東京都より共同作業所への補助金が開始
1984 年（昭和 59 年）	宇都宮病院事件（精神科入院医療への反省）
1986 年（昭和 61 年）	精神科ナイトケア（300 点），精神科訪問看護指導料点数化
1987 年（昭和 62 年）	精神保健法施行（精神保健指定医，社会復帰施設の法定化）
1988 年（昭和 63 年）	診療報酬改定で，精神科デイケアが大規模デイケアと小規模デイケアに，診療所のデイケア実施が容認
1993 年（平成 5 年）	全国精神障害者団体連合会（全精連）結成
1994 年（平成 6 年）	精神科デイ・ナイトケア点数化（10 時間 1,000 点）
1995 年（平成 7 年）	精神保健福祉法施行（精神障害者保健福祉手帳）
1997 年（平成 9 年）	精神保健福祉士法制定（PSW が国家資格に）
2000 年（平成 12 年）	介護保険法が制定，訪問看護ステーション明文化
2001 年（平成 13 年）	大阪池田小学校児童殺傷事件
2002 年（平成 14 年）	「精神分裂病」が病名変更で「統合失調症」に 精神障害者居宅生活支援事業（ホームヘルプ・ショートステイ・グループホーム）が法制化された
2004 年（平成 16 年）	精神科デイケアに回数制限（3 年間経過後週 5 回）
2005 年（平成 17 年）	医療観察法施行・発達障害者支援法施行
2006 年（平成 18 年）	障害者自立支援法施行，障害者雇用促進法改正にて障害者雇用に，精神障害者が含まれることに 在宅療養支援診療所が診療報酬制度に新設
2012 年（平成 24 年）	障害者自立支援法が障害者総合支援法に改正された
2014 年（平成 26 年）	精神保健福祉法の改正（保護者制度の廃止，医療保護入院の見直し）
2015 年（平成 27 年）	日本多機能型精神科診療所研究会が発足
2016 年（平成 28 年）	相模原障害者施設殺傷事件発生
2017 年（平成 29 年）	「これからの精神保健医療福祉のあり方に関する検討会報告書」に「精神障害者にも対応した地域包括ケアシステム」の登場 公認心理師法施行（心理士が国家資格に）

正馬の森田療法の創始や，1934 年（昭和 9 年）の古沢平作による精神分析療法診療所の実践があった．これらは，治療薬がない時代に精神療法に必死で取り組んだ日本の精神科医療の誇るべき成果である．

公的精神科病院の始まりは，呉 秀三によると 1872 年（明治 5 年）に「本郷の加賀屋敷に東京市養育院を設けて約 140 人の男女の貧民を収容せり」,「精神病者はその癲狂室に収容されたり」とあり，これが最初の公的精神科病院であり，後に府立巣鴨病院となり，さらに発展して，現在の都立松沢病院になっている．1875 年（明治 8 年）には，京都の南禅寺境内に，岩倉大雲寺などの患者を収容するために，公立の京都癲狂院が開設されている．

また日本で最初の精神科診療所といえるのは，金川英雄によれば，1875 年（明治 8 年）2 月に「加藤（照業）が東京市本郷区田町 6 番地に精神科を開業したことを指す．彼は，東京での精神科クリニックの元祖ということになる．それが盛況となり，1879 年（明治 12 年）に近くに土地を求めて（加藤瘋癲）病院を開いたのだ」とある．ここが日本で最初の私立精神科病院として認められる．その後の相馬事件を契機に，1900 年（明治 33 年）には「精神病者監護法」が制定された．

府立松沢病院においては，1919 年（大正 8 年）に日本で最初といわれる精神科作業療法の試みを，医師の加藤普佐次郎と看護長の前田則三らが実践した．当時の東京大学精神科教授で院長の呉 秀三の支持のもとに，入院患者とともに病院をあげての築山工事を行い，加藤山と将軍池を作った．この実践は，日本における精神科リハビリテーションの始まりを告げることであった．しかし，呉 秀三が松沢病院院長を退職するとともに，加藤は松沢病院を退職した．退職後の加藤は 1928 年（昭和 3 年）に世田谷区内に，内科精神科医院を開業している．

3 診療報酬を基盤にした精神科診療所の端緒（表 2）

1945 年（昭和 20 年）に第二次世界大戦が終わり，戦後の日本に精神科診療所として 1947 年（昭和 22 年）に兵庫県神戸市で広瀬医院が，1948 年（昭和 23 年）には宮城県仙台市で早坂神経科が開業している．当時は電気ショック療法やインシュリンショック療法が行われていたようである．1950 年（昭和 25 年）には精神衛生法が施行され，私宅監置は廃止されて精神科病院に入院する時代になった．

1952 年にフランスでクロルプロマジンの精神症状への有効性が発見され，1954 年（昭和 29 年）には日本にも導入されて幻覚・妄想が治療可能な症状になった．おかげで 1950 年代には，徐々に精神科病院から退院する統合失調症の患者が出はじめていた．こうして，精神科病院で働いていた精神科医が，精神科地域ケアを目指して精神科診療所を開業する時代が始まったのである．

1955 年（昭和 30 年）には大阪の長坂五朗が精神科の夜間診療所を開業した．そして，1961 年（昭和 36 年）には国民皆保険・皆年金制度が確立された．東京都では，1962 年（昭和 37 年）に村上敏雄が江戸川区に村上診療所を開業した．1965 年（昭和 40 年）

表 2　精神科外来診療点数の推移

年		通院精神療法*1	デイケア(大)	デイケア(小)	ナイトケア	デイナイトケア	ショートケア(大)	ショートケア(小)
S47	1972	40						
S49	1974	40	60					
S51	1976	90	70					
S53	1978	110	100					
S56	1981	110	200					
S59	1984	200	200					
S60	1985	200	240					
S61	1986	220	300		300			
S63	1988	240	330	300	330			
H2	1990	300	450	400	450			
H4	1992	330	600	500	450			
H6	1994	350*2	660	550	500	1,000		
H8	1996	390	660	550	500	1,000		
H9	1997	392	660	550	500	1,000		
H14	2002	370	660	550	500	1,000		
H16	2004	370*3	660	550	500	1,000	330	275
H18	2006	360	660	550	500	1,000	330	275
H20	2008	350	660	550	500	1,000	330	275
H22	2010	330	700	590	540	1,000	330	275
H24	2012	330	700	590	540	1,000	330	275
H26	2014	330	700	590	540	1,000	330	275
H28	2016	330*4	700	590	540	1,000	330	275

*1：1988 年までの項目名は「精神科通院カウンセリング」. *2：10 月より 370 点に. *3：3 年超え週 5 回まで.
*4：3 年超え週 3 回以上で減算. ただし精神科入院歴 1 年以上では減算なし.

には精神科通院医療費公費負担制度が新設され，患者負担が軽減された．同年に全国精神障害者家族会連合会（全家連）が発足している．全家連は家族のやむにやまれぬ声を集めて，滝沢武久らの努力によりその後の国の精神保健福祉政策に大きな影響を与えた．しかし，1996 年にホテル兼授産施設の「ハートピアきつれ川」を建設し，その経費の返済のために補助金を目的外使用したことが発覚し，2007 年に自己破産し解散した．その後，全国精神保健福祉会連合会（みんなねっと）を結成し，家族会の全国組織として現在に引き継がれている．

この 1960 年代には徐々に精神科診療所の開業が増えているが，診療報酬は内科診療と同じ点数しか請求できないために，時間をかけた精神療法は経済的に成り立たない実情があった．当時は，脳波等の検査を行い，有床診療所をつくるなど，経営的に成り立たせるためのさまざまな工夫によって精神科診療所を運営しており，先人の苦労が偲ばれるところである．このような時に「第一世代」といわれる精神科診療所の医師が集まり，1973 年（昭和 48 年）には東京精神神経科診療所医会（東精診）が結成され，1974 年（昭和 49 年）には全国の精神科診療所から 61 人が集まり，日本精神神経科診療所医会（日精診）が設立された．その後，ともに名称を医会から協会に変更している．同じ苦労をともにする仲間を求め，また団体としてまとまることで社会的認知度を高め，精神科の技術料を診療報酬に認めてもらおうという気運が高まっていた．盛り上がりのなかで，日精診・東精診の会員であり日本医師会の常任理事をしていた亀井康一郎の働きかけによって，1972年の報酬改定で精神科通院カウンセリング料（40点）が新設された．この時に，精神科診療所活動がようやく社会的に認められたといえる．

4 精神科デイケアの始まり

国立精神衛生研究所の加藤正明は，1958年（昭和33年）に欧米の精神科デイケアを視察し，日本にもデイケアの必要性を認め，帰国後に同研究所にて1958年から，試行的にデイケアを始めた．また，1968年（昭和43年）に川崎市で「保健所デイケア」と呼ばれる保健所の通所リハビリテーションが始まり，全国に広がることになった．1972年（昭和47年）には神奈川県の川崎リハビリテーションセンターが，1973年には東京都で世田谷リハビリテーションセンターが開設され，それぞれでデイケア活動を開始した．

このような頃に，イギリスのD.H. クラーク（Clark DH）がWHOの顧問として来日し，約4か月間かけて多くの精神科病院等を視察し，1968年にクラーク勧告を提出した．この勧告では，入院を減らし精神科地域ケア重視に変えていくよう提案されたが，当時の厚生省はすぐには動かなかった．

精神科デイケア制度は，厚生省の目黒克己らの努力によって，1974年の診療報酬改定の時に新設されたが，当時の日本医師会の意見で施設基準を厳しくしすぎたために，長らく全国的には広がらなかった．しかも，精神科診療所はその実施機関にも入っていなかった．精神科診療所における精神科デイケアの前史は，大阪の長坂五朗が1955年に夜間診療所開業とともにナイトケアを始めた．昼間のデイケアは1973年に神奈川県の安斎医院で安斎三郎が実践した．また東京都では1975年（昭和50年）に五和貴診療所で荻野利之が，有床診療所をもとに精神科デイケアを始めた．荻野は1968年に精神科診療所を開業し，翌年には有床診療所に発展したが，地域ケアの必要性を考えデイケア活動を開始した．これらの活動が評価され，1987年（昭和62年）に東京都は独自に，小規模デイケア運営を助けるための「小規模精神科デイケア助成制度」を新設した．この補助金制度は，国の精神科デイケアの厳しい施設基準に届かない小規模の診療所等が，地域ケアに一歩踏み出す勇気を与えたのであった．このように各地で地域リハビリテーションの必要性から，萌芽的な精神科デイケアが始まっていたのであるが，これらの試みは診療報酬のうちには認められない時代の実践であった．

また1970年代には，福祉分野の活動として埼玉県の大宮で谷中輝雄らが「やどかりの里」を開始した．これはグループホームから通所サービス事業に事業が広がり，一つの精神科地域ケアモデルを提供した．

5 精神科地域ケアのあけぼの

当時の日本の精神科外来医療にできることは，診察室での診療と往診程度であったが，医師の往診は低い診療報酬に抑えられており，往診を実施する精神科診療所は少なかった．この背景には，1960年代は往診が強制入院の手段として使われてきた実態があった．精神科病院から看護士（男性）も同行して行われた自宅への往診による強制入院は，人権侵害のおそれありと当時は社会的に強い批判を受けることになった．これ以降は，精神科では往診等の訪問型医療は日本全体で激減したのであった．

1970年代にも精神科における往診は低迷したままであり，長い暗い時代があった．おかげで精神科診療所は，診察室に閉じこもって診察だけをしているスタイルが定着してしまったかのようであった．一方で，1985年（昭和60年）には通院精神療法料が1回200点に伸びてきた．これは，好景気であったことと，日精診の三浦勇夫らの地道な厚生省への働きかけによるところが大きかった．また1984年（昭和59年）に「宇都宮病院事件」が起き，精神科医療の入院医療への偏重に対する反省が社会に生まれたことも追い風になった．

このように往診が評価されない時代であっても，東京都の上野で診療所を開業して，往診を熱心に行ってきた浜田クリニック等の精神科診療所があった．浜田 晋は1974年に都立松沢病院を退職し，上野に開業して診察室での外来医療とともに地域住民への往診を積極的に行い，患者の生活の場にかかわることで精神科地域ケアを深めようとした．浜田は，町医者としての生活の場への直接的なかかわりを大切にしていた．兵庫県明石市では，いくむら医院の生村吾郎も同様な志の地域ケアを実践した．当時は，精神科病院での治療に限界を感じて，精神科地域ケアの夢をもって開業する医師が多かった．彼らは自身が生活の場に訪ねて行くことで，生活に寄り添う精神科医療を実践しようとしたのであったが，このような市井にあって黙々と地域ケアを実践した精神科診療所が日本各地に散在していたことは，日本の誇りである．

1990年代はまだ訪問活動への社会的評価が低かった．たとえば筆者の診療所での経験だが，ひきこもっていた生活保護の患者のところに訪問看護を実践したところ，某区の福祉事務所からは「訪問なんて必要ですか」と交通費の支払いを拒否されたこともあった．このように，精神科診療所からの訪問型医療は暗い時代が続いたが，訪問活動が脚光を浴びるようになったのは，2000年（平成12年）の介護保険法の施行であった．おかげで社会に訪問看護師が大量に生まれ，在宅の高齢者には訪問看護が行くのがあたりまえの時代が訪れたのであった．その恩恵を受けて，精神科でも訪問看護があたりまえに行えるようになった．

それでも，医師の往診の報酬は低いままであった．往診の報酬が訪問看護と同じ程度であれば，医師は動かず訪問は看護師に任せようということになり，ますます日本の精神科医は診察室に閉じこもるようになった．振り返ると，精神科診療所経営が経済的に困難な時代は，有床診療所をつくり往診をして統合失調症の地域ケアを実践していたにもかかわらず，通院精神療法料の引き上げによって経済的にゆとりが生まれた結果，かえって精神科医が診察室から出て行かなくなったのは，皮肉な現象であった．

とはいえ，精神科診療所が2016年（平成28年）には全国に3,500～4,000か所と推計されるほどに増えたことで，患者は精神科病院よりは街の診療所に行きやすくなった．こうして精神科受診への敷居が低くなり，精神疾患の早期受診に役立ったことが，精神疾患が軽症化してきた原因の一つといわれている．

医師の往診が診療報酬的に評価されるようになったのは，2006年（平成18年）の「在宅療養支援診療所」の新設による訪問診療の登場からである．

6 精神科救急事業の始まり

精神科においても救急医療の必要性が求められ，1978年（昭和53年）に東京都立墨東病院の西山 詮らによって，日本で最初の精神科救急事業が始まった．その精神科救急の医師として勤務した筆者は，精神科救急への受診者には昼間の精神科医療につながっていなかった者が多く，患者にとって精神科救急受診がその後の治療に意味あるものになるためには，精神科地域ケアを充実する必要があることに気づいた．さらに，東京の現状では退院して地域に帰っても身の置き所もなかった．1981年（昭和56年）に街で仲間とともに堂々と過ごせる拠点として，錦糸町駅近くに当事者が自由に集まれるクラブハウス「友の家」が生まれた．当事者や市民がともに参加したボランティア活動として始まり，1983年（昭和58年）には公的補助金を受けた日本で最初のクラブハウスとなった．その後，筆者は1986年（昭和61年）に同じ錦糸町駅近くに精神科診療所「クボタクリニック」を開業した．この1980年代には，通院精神療法料が伸びて精神科診療所が何とか経済的に成り立つようになった．

それでも1980年代前半は，精神科デイケアは厳しい施設基準のためにまだ実施困難であり，その代わりに東京をはじめに全国で地域に共同作業所等をつくる活動が進んでいた．一例だが，錦糸町では1982年（昭和57年）に任意団体をつくり寄付を募りながらようやく街中に部屋を確保し，ボランティア活動によって共同作業所を開設した．この実践を維持できた組織力が評価されて，墨田区からの補助金を受けることができた．これらの活動ではともに活動をするなかで，「当事者と専門家と市民の平等とは何か」，といった課題を激論していた．3つほど地域の拠点ができてきた頃に気づいたが，複数の拠点があると互いにこの街が自分たちの街のような実感が湧いて来たのだった．地域に点在する複数の共同作業所やクラブハウスやクリニックのデイケアがあることで，当事者自身が行く場を選ぶ機会も生み出していた．こうして心の病を持った当事者たちの拠点が，自然に街に溶け込んできたのであった．当時の日本は好景気のバブルの時代であり，東京都からの福祉への補助金は年々上昇してきていた．おかげで，精神障害者の共同作業所は都内でも次々と新設され，1990年（平成2年）頃には200か所を超えていた．この活動のなかで，地域に拠点が生まれた時に「当事者の自発性や主体性が発揮される活動とはどのようなものか」をめぐって論争が起きた．ここから当事者を中心にした当事者活動が育っていった．

さらに，地域の精神科診療所でも精神科デイケアが必要と考えた筆者らは，国立精神・神経センター総長の島薗安雄を通じて厚生省にその必要性を説き，1988年（昭和63年）の診療報酬改定で，診療所でも精神科デイケアが実施できるように制度が改定され，同時に厳しい施設基準も緩和された．こうして，デイケアが全国に急速に広まったのであった．振り返ると精神科診療所でデイケアが可能になったことが，その後の「多機能型精神科診療所」を生み出す原動力になったのであった．デイケアのおかげで，外来にもコメディカル職員が多く雇用されるようになり，精神科外来医療が多職種で多機能チームに発展してきたのであった．精神科外来も，ある程度の人手があってこそチーム医療が可能になり，その人手でアウトリーチ支援やさまざまな相談活動も可能になったのである．現在では，精神科診療所のデイケアは全国で450か所近くあり，デイケアを実施している医療機関は多機能型実践になっているところが多い．

7 多機能型精神科診療所の誕生

1980年代に，地域に福祉的拠点としての共同作業所が多数生まれて，街のなかに当事者たちが堂々と生活できる場を確保できたことは，それまで行く場のなかった当事者にとって大きな進歩であった．その後の1990年代には，地域生活支援センター等の街に広がる福祉的拠点も生まれた．このような地域の福祉的活動の発展は，1990年代後半からグループホームの創出に力が注がれるようになってきた．日本の精神科福祉活動は，この時期に多様になり急増している．同時期には，精神科診療所も全国に急激に増えたのであった．

さらに，当事者自身による生きる権利を求める運動の広がりが巻き起こり，1993年（平成5年）に全国精神障害者団体連合会（全精連）が結成された．

そして，すでに述べたように2000年の介護保険施行によって，訪問看護があたりまえの時代が来たのであった．このような訪問型支援の社会的な広がりを基盤にして，2003年（平成15年）から市川の国立精神・神経センター精神保健研究所では伊藤順一郎らによって「包括型地域生活支援プログラム」（ACT）の試行事業が始まった．ACTは，訪問型医療を中心に実践し，約10人の多職種チームが1人あたり10人以内の担当患者を受けもって，24時間の電話対応を維持し，重い課題をもった患者の地域生活を支援し，再発再入院予防を果たそうという医療活動であった．ACTは，診察室での外来診療はせず，また精神科デイケア等の通所サービスもせずに，訪問型医療を主要な方法として実践していた．この試行事業は5年間の期間限定で2008年（平成20年）に終わったが，その後も関連職員らが理念を引き継ぎ，各地でACTの理念を生かした活動を展開した．ACTは，アメリカでは地域精神保健センターの諸活動のなかで，重症患者を引き受ける一つの部門であったが，日本では器としての地域精神保健センターがないままに，ACTチームのみで単独に実施した点に無理があった．患者が回復した時に，医療費が高額である訪問型医療をいつまで続けるのかという課題もあった．

1990年代から筆者らの精神科地域ケア「錦糸町モデル」では，福祉的活動とも連携した多職種で多機能な地域におけるチーム医療を展開していた．街に広がって点在する拠点を背景にした精神障害者にとって暮らしやすい街づくりは，その後，日本精神神経学会にも評価され，2008年（平成20年）の精神医療奨励賞を受けた．この時の記念講演で「多機能型精神科診療所」の名前が生まれたのであった．

また，2002年（平成14年）頃から厚生労働省は長期入院患者が減らない現状を打開するために，退院促進支援事業を各都道府県の補助金事業として実施した．退院促進支援は，本来は外来医療と連携して実施されるべき活動だったが，実際には多くの実施主体は福祉的事業所が受け持っていた．それでも筆者の診療所では地域に精神科病院がないため，珍しく医療法人が実施主体になった．2009年（平成21年）から2年半のあいだではあったが，墨田区より退院促進支援事業の委託を受けた．当法人にとって委託事業は初めての経験であったが，その補助金によって1人のコメディカル職員を雇用し，その職員が東京近郊の精神科病院へ訪問して回り，墨田区出身の長期入院している患者たちに退院促進の「掘り起こし」を行った．出会った患者たちのなかから，地域へ帰ることを希望した患者の退院を支援したのである．墨田区からの委託事業であったので保健師の協力も得られ，入院患者の全体像もおおよそ把握できて実施しやすかった．委託事業は診療報酬とは違い，その地域に責任をもつが，個々の行為に対して報酬がつくわけではなく，活動内容は目的に沿っていれば自由であった．さらに委託事業であったおかげで，病院へ訪問した際に当院の職員は「墨田区からの委託事業で訪問に来ました」と，半公的立場でかかわれたのが良かった．おかげで，月あたり20人程度の退院促進支援対象患者を常に抱えていた．この事業は，2011年（平成23年）からは相談支援事業内の個別給付事業として障害者自立支援法内に入ったために，それまでの墨田区からの退院促進支援事業は終了した．今度は個別給付として，登録できている患者1件に対して月あたり2万4千円程度の給付があるが，登録前の患者には給付が出ず新規の掘り起こしに対して人手が割けなくなってしまった．おかげで月あたりの地域移行支援対象患者は2人程度に激減してしまった．委託事業のほうがはるかに効果的であった．

2004年（平成16年）には，厚労省は「精神保健医療福祉の改革ビジョン」を打ち出し，「入院医療中心から地域生活中心へ」という基本的な方策を決めた．病気があるからといって人生を病院で過ごすのではなく，人として街で自由に暮らすことを尊重しようということが，ようやく政策になったのであった．

2006年に障害者自立支援法が成立し，それまで通所授産施設や共同作業所といわれていた地域の福祉的事業所は，新法に位置づけられ「障害福祉サービス事業所」になった．これは，就労移行支援事業所・就労継続支援A型事業所・就労継続支援B型事業所・生活訓練事業所等に区分けされた．

また，同じ2006年に障害者雇用促進法に精神障害者が対象に含まれることになった．おかげで，この後は急速に精神障害者の障害者就労が増えることになった．しかも自立支援法では，この障害福祉サービスは実施主体に社会福祉法人やNPO法人ばかりでなく，医療法人や株式会社等が運営することを認めた．おかげで，2010年代は株式会社等の営利法人が就労移行支援事業所やA型事業所の運営に参入するようになり，精神障害者のための障害福祉サービス事業所が急速に増えてきた．さらに，医療法人でも障害福祉サービス事業所を実施し，医療と福祉の統合的なチームを形成する医療機関が増えてきた．医療法人が精神科診療所を中心に，精神科デイケア・訪問看護・訪問診療・相談支援事業・グループホームそして障害福祉サービス事業所等を運営する「多機能型精神科診療所」を形成することで，効果的な地域ケアチームが可能になったのである．さらに深化させ「多機能垂直統合型精神科診療所」という概念を福田祐典が提案した．同一法人内に機能を統合することで，支援的哲学の共有と標準化された支援技術のもとにチームで重い課題をもつ患者を地域で支援する必要があると論じた．福田は，2009年に厚労省の精神・障害保健課長に着任してから，地域精神保健の重要性を行政官として指摘し，このため医療計画への精神疾患の追加，アウトリーチや早期支援の積極的評価，多機能型精神科診療所が24時間電話対応等のミクロ救急を含み，地域精神保健の核になるべきとした．2015年（平成27年）には，これらの多機能型実践を行う精神科診療所の医師等が約170人集まり「第1回日本多機能型精神科診療所研究会」が開催された．札幌の長谷川直実，仙台の原 敬造，群馬の半田文穂，東京の窪田 彰，横浜の斎藤庸男，浜松の大嶋正浩，彦根の上ノ山一寛，大阪の三家英明，徳島の宮内和端子，大分の太田喜久子，宮崎の早稲田芳男らが世話人になって発足した．今後は，地域ケアに力のある多機能型精神科診療所が，市町村等の自治体から精神科地域ケア業務の委託を受けることができれば，日本にも責任担当地域をもつ「地域精神保健センター（仮）」が可能になると提案している．

2016年（平成28年）7月に，相模原障害者施設殺傷事件が発生した．この事件は日本の精神医療制度の欠陥をあらわにした．医療保護入院の長期入院者の退院時にはケア会議が義務づけられているにもかかわらず，措置入院患者の場合は退院後の支援制度はまったくないのであった．相模原事件の犯人も措置入院を経験しているが退院後の支援はなく，孤独だったことが推測される．今後は，そのような患者に対しても支援の手が差し伸べられる必要がある．

さらに，2017年（平成29年）には「これからの精神保健医療福祉のあり方に関する検討会報告書」が出され，このなかで「精神障害者にも対応した地域包括ケアシステム」が語られ，今後の精神科地域ケアの方針が示されている．2018年（平成30年）には，この厚労省の方針が新アウトリーチ事業および精神障害者の退院後支援ガイドラインとして動き出している．

8 日本の精神科地域ケアの課題

なぜ日本の精神科医療は，欧米に比べて入院への依存傾向を脱却できなかったのか．

G7の主要先進国のうち，キャッチメントエリアごとの「地域精神保健センター」もしくは同様のチームが整備されていないのは日本だけである．皮肉なことであるが，日本が世界に誇るべき国民皆保険による自由診療体制にこのような事態を招いた原因の一つがあると考えられる．自分から受診する者は治療対象になるが，受診しない者は対象にならない．つまり，患者が来るのを待っている「受け身」の医療機関ができていたのである．自ら治療を求めるうつ病等の患者にとっては，自分で医療機関を選べて敷居の低い精神科診療所の存在が，精神科専門医にかかりやすくしている利点があった．一方で，病気の自覚がなく受診を拒否する患者は，精神科外来につながりにくく，ひきこもったままに放置されることになった．たとえば家族だけが外来に行っても「本人を連れて来なければ診ることができません」と，そのまま返されることになっていた．これでは，重い病状をもった患者は，病状が悪化してから入院して治療が始まることになる場合が多い．また入院しても回復後に地域に帰ろうとしたときに，重い課題をもった患者を診てくれる多機能な精神科外来が少ないために，簡単には退院できないのが日本の課題であった．

精神科外来がある程度の重い病状をもった患者を支援できる体制がなければ退院が困難になる．つまり，重い症状をもった者を支援できる力のある外来医療チームが育たなかったことが，日本に長期入院患者を多数生み出した背景にあると考えられる．これには，厚労省にも責任がある．1990年代に厚労省が出していた日本の精神科医療の見取り図では，左半分は入院医療が占めており，右半分にはグループホームや通所授産施設等の福祉系支援施設が占めていた．そして精神科外来医療は図の下の方にわずか1行で書かれているのみであった．これは，精神科病院を退院したら，あとは福祉系施設が充実していれば，地域での生活が可能と考えていたと思われ，地域支援を担う外来医療チームの必要性が念頭になかったと思われる．実際には，福祉系施設が全国に1万か所を超えても，日本の精神科病院への入院患者は30万人超えからいっこうに減らないのである．これは，福祉拠点だけではなく地域の医療チームもともに必要だったということを示している．欧米では，人口10万人に1か所の地域精神保健センターもしくはチームが，退院後の支援を行うことによって精神科病院は短期入院に移行していったのであった．イタリアにおいては，1980年代に地域精神保健センターとグループホームの連携による地域型支援が，精神科病院にとって代わった．イギリスにおいては，1990年代に収容所型の精神科病院を廃止して，総合病院内に40床程度の精神科病床をつくった．2000年代に入ると，その病床を地域精神保健チームの急性期病床として機能させて，人口数十万人に対する複数のアウトリーチチームを展開している．こうして，人口1万人に対する入院患者数は主要先進国では10人以下である一方で，日本では25人以上おり（図1），世界一の入院中心体制を示す数字である．

今日的課題は，重い課題をもった患者を地域で支援できる精神科外来チームを形成することである．少なくとも，外来診療に加えて精神科デイケア，訪問看護ステーション，グループホーム，コメディカルによる相談支援体制，就労支援等の機能が必要

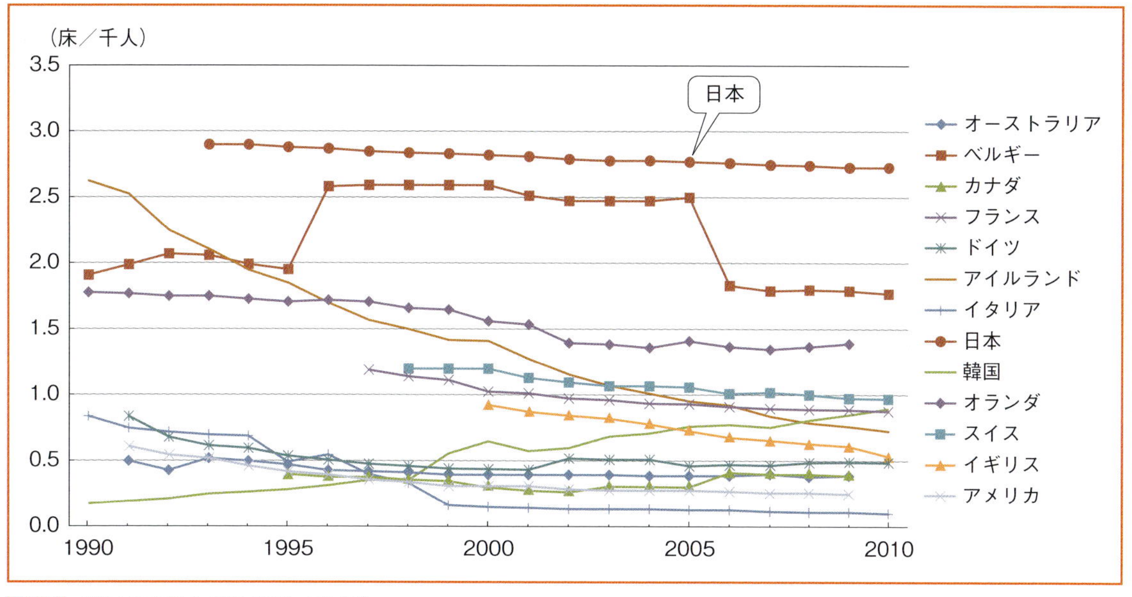

図 1　精神病床数*（諸外国との比較）
*：各国により定義が異なる.

（OECD Health Data 2012 より）

である．日本にそのような体制をつくるために可能性があるのは，各地域の民間の地域ケアに力のある多機能型精神科外来医療機関に「地域精神保健センター（仮）」の役割を，市町村が「委託する」ことである．行政区分からいっても市町村単位で地域精神保健センター機能があることが現実的であると考えられる．

ここであえて「委託事業」の重要性を述べるのは，行政からの委託という形をとることによって地域への責任体制が生まれるからである．1つの市町村から委託の補助金を受けることでその自治体への責任が生まれ，半公的役割を取ることができて保健師とも連携できる．その自治体の住民であれば誰でも何時でも24時間の相談を受けることができて，重い患者も断らない．ひきこもった患者には訪問支援を行う必要がある．しかし，このような臨機応変の支援は診療報酬にはなじまず，診療報酬制度のなかでは地域への責任は生じない．また治療契約が成立していないひきこもりの患者に対しては，診療報酬では訪問支援はできない．自治体からの委託事業であってこそ，このような見守り支援が可能になるのである．

9 おわりに

日本における近年の精神科診療所の急増は，精神科への受診を容易にし，精神疾患の軽症化の背景の一つになってきた．一方で精神科地域ケアの発展を振り返り，地域に責任をもつ精神科地域ケアが育たなかった背景も検討した．今後は，心の病があっても人が街で生活することの基本的権利を尊重し，病があるからといって差別されない地域づくりのために，各市町村からの委託事業の形で責任担当地域をもつ「地域精神保健センター（仮）」が必要と述べた．2017年に「精神障害者にも対応した地域包括ケアシステム」が厚労省より示されており，その事業で市町村から民間医療機関に精神科地域ケアへの委託事業が生まれてくる可能性がある．こうして日本でもようやく責任担当地域をもって，重い課題をもつ患者への精神科地域ケアが始まることを期待している．

参考文献

- 伊藤順一郎．ACTのわが国での可能性：ACT-Jの実践報告から．精神経誌 2009；111（3）：313-318.
- 呉　秀三（著），金川英雄（訳・解説）．[現代語訳] わが国における精神病に関する最近の施設．青弓社；2015.
- 金川英雄．日本の精神医療史―明治から昭和初期まで．青弓社；2012.
- 精神保健福祉行政のあゆみ編集委員会（編）．精神保健福祉行政のあゆみ．中央法規出版；2000.
- 社団法人日本精神神経科診療所協会（編）．日精診25年史．広文社；2002.
- 窪田　彰．精神科デイケアの始め方・進め方．金剛出版；2002.
- 窪田　彰（編著）．多機能型精神科診療所による地域づくり．金剛出版；2016.
- 浜田　晋．心をたがやす．岩波書店；1994.
- 浅野弘毅．精神科デイケアの実践的研究．岩崎学術出版社；1996.
- 浅野弘毅．精神医療論争史．批評社；2000.

1 浜田 晋の姿勢

徳永　進[*1]，小林一成[*2]
＊1 野の花診療所，＊2 小林クリニック

1 著書3冊から

1冊目『病める心の臨床』[1)]

暗い世の中です．みんなが「生きる」ことを見失っている世の中です．あなたが，病者にとって「ただひとりの人」になれるかどうか．それが「病者」にとっても，「あなた」にとっても，再び「生きる」ことを取りもどせるただ一つの道なのかもしれません．

浜田 晋著『病める心の臨床』の最後に登場する一節だ．鋭く，社会や人間を見抜き短い文章で言いきる．浜田 晋の魅力だ．

この本の中に「私はなぜ公立病院を辞めて，町医者となったか」という章がある．1956年に精神科医になった著者は，18年間精神科医として働いた頃，町かどの「精神科やぶ医」に憧れ，閉ざされた空間の大学病院や大きな精神病院にいる病人を診ることに別れを告げ，暮らしの場にいる病人と出会うことにかじを切った．悪の道から正義の道へと変身していくかのようだった．ところが，町かどという正義であるはずの現場で，43歳の分裂病（原文ママ）のY子に出会う．1967年，著者41歳の時の

徳永　進（とくなが・すすむ）　略歴

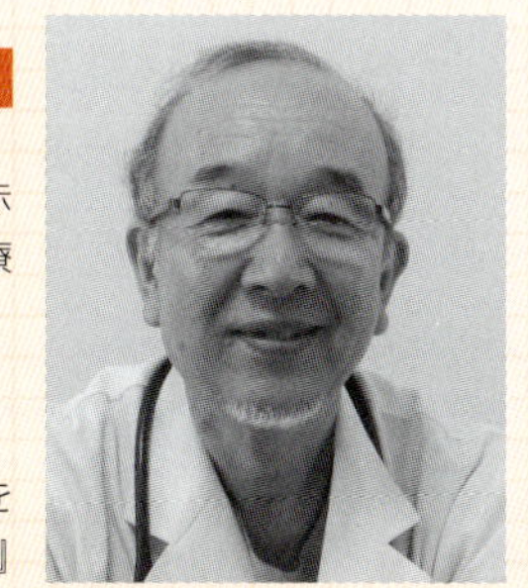

1948年鳥取県生まれ．1974年京都大学医学部卒．京都，大阪の病院・診療所を経て，鳥取赤十字病院の内科医に．2001年12月，鳥取市内にてホスピスケアのある有床診療所「野の花診療所」を始め，今年で17年目となる．
1982年『死の中の笑(え)み』（ゆみる出版）で，第4回講談社ノンフィクション賞を受賞．1992年，第1回若月賞（独自の信念で地域医療をしている人に贈られる）を受賞．
著書には『隔離』（ゆみる出版，1982），『野の花ホスピスだより』（新潮社，2009），『死の文化を豊かに』（ちくま文庫，2010），『こんなときどうする?』（岩波書店，2010），『死ぬのは，こわい?』（イースト・プレス，2011），『ケアの宛先』（鷲田清一との共著．雲母書房，2014），『詩と死をむすぶもの』（谷川俊太郎さんとの共著．朝日文庫，2015），『野の花あったか話』（岩波書店，2015），『在宅ホスピスノート』（講談社，2015），『団塊69』（佼成出版社，2015），『どちらであっても』（岩波書店，2016）など．

こと．

Y子は26歳で発病，錯乱，興奮あり，1時間半離れたA病院に入院．1年で軽快退所し自宅に戻ったが，6か月後に再発．2時間半離れたB病院に入院，そこで10年間．自宅に帰ると薬を飲まずまた再発．遠くのC病院へ入院．正義の場のはずの町かどは，「ひどい精神病院よりもっとひどい情況を抱えていて」，「病人はぶたのような生活を強いられていて，病院医療からも棄ててしまわれている」と著者に映った．正義はどこにもない，という臨床報告に説得された．読み終えて，「この医者は信じられる」と思った．

初めて浜田 晋に出会うのは，今から26年前の1992年．佐久総合病院を立ち上げた若月俊一さんが創設した，地域医療に汗を流す人たちを称える「若月賞」の第1回の授賞式（浜田も徳永も受賞する）へ行くバスの中でだった．この人が『病める心の臨床』を書いた精神科医か，と思った．授賞式の後の宴席で，「よう，お前が徳永か」と浜田 晋は長テーブルの前の席に座った．「ハンセン病者の聞き書きしてたんだろ」と，僕の本のことも知ってくれていた．初対面．「なんか，ずっと前から，お前に会ってたような気がするんだなあ」．お酒が回り始めていた．「先生の名は晋，僕は進．すすむ&すすむフォーラムと銘打って，全国，巡業しませんか」．はずみで言ってしまった．22歳も年上，しかも日本の精神科界の重鎮の医師は，「いいね，面白そうだ．一丁，やるか」と気安く返してきた．それから9年間，「すすむ&すすむフォーラム」は合計12回，全国を巡業した．そのきっかけとなったのが，『病める心の臨床』に登場するドロドロと清らかの混じる文章たちだった．

忘れられない言葉を一つ．著者が開業して間もない頃，患者数少なく，時間のゆとりがあった．浜田 晋は73歳の老婆の訴えをゆっくりと聞く．訴えは，左足の痛みとお腹の張り．老婆は一流大学，一流病院をしらみつぶしに訪ねた．そして失望していた．「どこでも一分か二分．こんなていねいに話を聞いてくれません」と老婆は言い，こう続けた．「私はもう治らなくてもいいんです．でも私はここへ一生かかります」．ホスピスケアを目指している者の一人として，この一言はズシンと心に落ちた．

2冊目『町の精神科医』[2)]

内科医として二年→大学精神科二年→総合病院神経科二年→私立小精神病院一年→公立医大病院九年→大学精神科（講師）二年→精神衛生センター二年→もとの医大病院一年→開業（昭和49年，49歳）

「お近づきのしるしに」とこの本を著者からもらった．そこには上記のような履歴も書いてあった．僕の開業年齢は，諸先輩に笑われながらの53歳．著者は49歳．若い出発だ，と思った．

『町の精神科医』は「浜田クリニック」を東京・上野にオープンして17年目の年に出版されている．大学病院や大きな精神科病院から脱出して，町の精神科診療所を全国に広めよう，という著者の意気込みが込められている．どうやって資金の調達をす

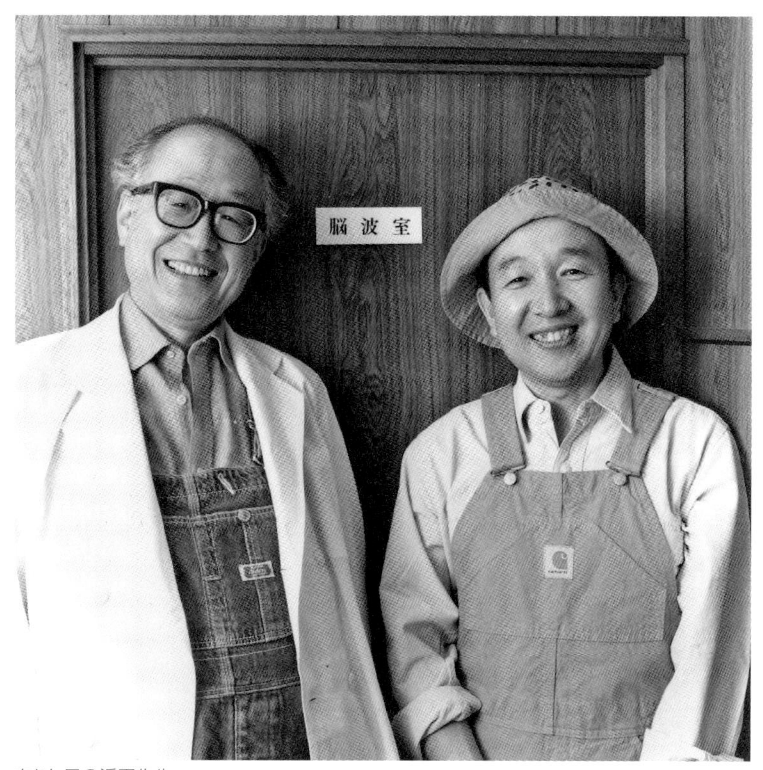

在りし日の浜田先生
「すすむ&すすむフォーラム　1993 年」のチラシのために写した写真
（左が浜田先生，右が著者）

るか，運転資金はいくらあればよいか．あいさつ回りはどうするか．開業の場所は貸しビルの一角にするかどうか．どんな職種の人を雇うのがいいか，薬剤師はいるか，ソーシャルワーカーはどうするか．脳波室はいるかいらないか，心だけ診ていればいいのか，身体は診なくていいのか．いたれり尽くせりの精神科診療所開設に向けての，先輩医者からのガイドブックにもなっている．ところが，この本のもう一つの味は，何気なく書かれている短文で，どれもが浜田 晋の世界の通奏低音となって響いている点だろう．

- 「一般診療所」に比べ「精神科診療所」は少ない．なぜこうなったか？ これでいいか！ と私は叫び続けて二十年がたった．
- われわれは人里遠く離れたところにいっぱい精神科病院をつくって来た．それでいいのか．
- 臨床はベッドサイドにあるのではなくて，人々の暮らしの中にある．
- 医者の成長は，患者との出会いの中にしかない．
- まず怒りが必要な気がする．
- 私はシステムの中の一員としては動いてないし動きたくもない．
- 町医者は，「なんでもやる」精神がなければなるまい．

- ともかく「生きる」ことを前提に物事を考える．「思想」は後からついてくる．

長くなるがもう少し引用をさせてもらおう．

- おそらく日本で初めての精神科診療所は，函館の旧友，渡辺 博君の父，渡辺栄市先生だ．ダットサンで，自転車で，馬ぞりで，徒歩で往診．一日に三十～四十軒の往診．地域の中に多くの地獄を見られたのだろう．淡々と話す旧友の言葉から，久しぶりに胸のときめきを覚え，涙が出そうになった．
- 患者へのアプローチは，四十八手くらいあってもよかろう．
- 「背中を診る」ことも忘れたくない．
- うまがあったときにしか，関係は続かない．
- 精神科医はどうせ心のどこかに「患者に殺されても仕方がないなあ」と思っている．しかし，従業員がやられたら，私の立場はない．

長くなった．あと3つ．

- 「診療所をはじめたがつぶれてしまった」記録，など貴重である．サクセスストーリーはもう飽きた．
- 私たちは，今，途方にくれている．何と豊かな，困難な時代を迎えたことであろう．
- 社会の中で，精神科医の存在理由が今きびしく問われている時代であろう．そんな時代にいきていることを，私たちは誇りとしよう．

3冊目『一般外来における精神症状のみかた』[3)]

浜田 晋が65歳の時に上梓した本で，たとえば，僕らのような何でも屋の内科医に向けて精神疾患が書かれていて，具体的な指導も記されていて面白い．

精神疾患も国際統計分類のような操作的診断法による記し方でなく，自分の経験を基にする分け方で書かれている．1. 躁うつ病，2. 分裂病，3. 神経症（ノイローゼ），4. 心身症，5. 睡眠障害，6. 老人性精神障害，7. 脳器質性疾患と症状精神病，8. 中毒．個性があり，読みやすい．

- 「嫌な患者」も大切にしてほしい．
- ある開業医「分裂病だろうがなんだろうが人間だろう．来ればちゃんと診ますよ」と．その心意気を大切にしてほしい．
- うんざりしても怒らない（医師は「忍」の一字）．

などの宝石言葉がちりばめられているが，何といっても圧巻は，51例の症例が挿入されていることだろう．症例は臨床の根幹をなす．「疾病性」のみを追求し，「事例性」を忘れる現代医学への批判が，症例をさしはさむこの本の構成のなかに生きている．

2つの症例．一つは症例①の，「私の後半生を決めたある老婆との出会い」．その最後のくだり．～この老人の死を知らされたある保健婦は言った．「先生……できることならあのおばあちゃん，あの家で死なせてやりたかった．私たちはあれでよかったのでしょうか．（あれとは，本を手に読んでみて欲しい）」．それが私の後半生の転機となった．私は何もできないかもしれないが，彼らのそばにいてやろう―と～

もう一つは「症例⑲」だ．身動きも言葉もない30歳の精神病のアリスの横に，毎日30分間，横に静かに座ることを助言されたシュヴィングの症例．ある日アリスは動き，口を開く．「あなたは私のお姉さん？ 毎日会いに来てくれた．今日だって，昨日だって，一昨日だって！」．著者はコメントする．「シュヴィングは分裂病者への新しい接近を試みた．それはかたわらにあり待ち控える態度，相手の身になって感じる能力」と．

浜田 晋は「そばにいる」，「かたわらにあり待ち続ける」という態度を選び，「寄り添う」を避けた．そこに浜田 晋の姿勢をみる．

若き精神科医へ届けたい次の文章で，この本は書き終えられている．没後8年が経つ今も，浜田 晋の肉声が聞こえてくるようだ．

今後とも若い医師へのラブコールを，私は送り続ける．（中略）専門化され，分割され，高度技術化され管理化された身体病偏向の医療に対するチャレンジャーとして，私は「一人一人の町医者復権」をうたい続けよう，生ある限り．

（徳永　進）

2 浜田 晋―力ある言葉の紡ぎ手

若月賞―若月俊一の業績を記念し，全国の保健医療分野で草の根的に活躍されている方を顕彰するために制定―の第1回（1992年）において，浜田 晋（市井の医師として東京下町の地域医療を実践，地域社会での精神科クリニック活動の先駆けをなした），そして徳永 進（地域医療における末期医療，さらにハンセン病患者の隔離差別問題に取り組み著書を通して社会に訴えた）が受賞している．小骨の折れる仕事で右往左往している私に，浜田や徳永にコメントなど冷汗ものである．が，若月俊一とは懐かしい．学生時代セツルメント活動をしていた頃，よく著書を読んだ．授賞式で知り合った2人は，その後「すすむ&すすむフォーラム」を全国で展開されたとのこと．

浜田はどんな方だったのだろう．

私は“松沢育ち”と思っている．松沢キャンパスでは病院，東京都精神医学総合研究所（当時），東京都立中部総合精神保健福祉センターに出入りした（1981～91年）．大学での精神科研修を終えたばかりの私は，浜田のいう“官僚とともにある巨大精神病院”において多くを得た．そのなかで得たものは，机に向かって得られるものとは別物である．当時の松沢病院の雰囲気は，元精神科部長の坂口正道の言葉がぴったりあてはまる．―“松沢”は輝かしくも重い伝統と責務をあわせ持っている．ひとたびそこに入り込んだものは，圧倒的で錯綜した現実に直面して多少とも戸惑いながら，精神科医療に対する激しい情熱と炎の燃えるのを見て，すっかり“はまってしまう”のである．……松沢は来るべき新世紀の日本の精神科医療のあり方に向けて，絵空事ではなく自らの体験とその反省に基づき実践すべく，若きものは海外に学び，われわれは戦線の軌を一にして，ここに集まって意気軒昂であった―．

浜田も“松沢育ち”という．松沢の名簿をみると，1957年，1959～68年，1972～74年在籍している．1968年からの2年間東大精神科在籍中，東大紛争のなかで精神医療のあり方に対する根源的問いかけが，浜田のなかに大きな変革をもたらし[4]，1974年“悪の道から正義の道に変身する”（徳永）ように松沢を辞し，精神医療過疎にあった東京下町での開業に至る（東大紛争って何ですかと問う若い世代に対して，私はあったという事実は知るが答えは知らない）．松沢からは下町は関心の外かもしれないが，下町に愛着をもち関心を寄せていた浜田にとり，無関心で何も語らないことは不正義だったのだろう．松沢には取った刀で容赦のない太刀を浴びせ，それを鞘に収めることなく歩を進め，症例提示においては“失敗に失敗を重ね，うんざりすることに耐えて仕事をする”（浜田）という骨のある姿勢をみせる．それを伝える浜田は力のある言葉の紡ぎ手である．記述は情熱的で，背後に血の通った一人の人間が立っている．読者の感性に強く訴える．のだが，情緒的記述は実相を伝える際には間違えることがある．事実はときに真実とは異なる（浜田は「下町に立ったのは論理的帰結ではなく，情念である」という）．私は情緒的な症例提示は，“精神科医のセンス”を後輩精神科医に伝えるための方便と理解している．

1960年代の精神医療について，当時東大精神科教授を退官し国立武蔵療養所所長にあった秋元波留夫はその著書[5]のなかで次のように述べている．1960年代は抗精神病薬の開発により施設収容から地域ケアへと，精神医療の変革が現実となった時代である．1963年ケネディ教書では脱施設化とノーマライゼーションがうたわれ，1968年クラークはWHOへの報告に，日本は精神保健政策にリハビリテーションの視点が欠けていると批判した．それを取り入れた精神保健法は，わが国では1987年まで待たなければならない．ただし，精神障害者の社会復帰の制度化は著しく遅れたが，それが存在しなかったわけではない．民間の草の根障害者運動から生まれた無認可小規模作業所がそのさきがけである（1976年）．さらに精神医療の根源的な問題は，1つ

小林一成（こばやし・かずなり）　略歴

1954年兵庫県尼崎市生まれ．
1979年順天堂大学医学部卒．順天堂大学精神科，都立松沢病院精神科，都立中部総合精神保健センター，小田原市立病院精神科，国立横浜病院精神科等を経て，1995年小林クリニックを開業して現在に至る．

は医療法（1948年施行）の特例で精神病院の医師，看護職などのマンパワーが一般病院よりも格段に少ないこと，2つ目は精神科医療に関する社会保険診療報酬が一般医療に比べて低額にすぎることなどの精神科差別，3つ目に一部病院経営者の経営至上主義としている．“精神医療体制の構造に問題がある”のではなく，構造の変化に対応できない“政治に問題がある”，“精神医療の貧困ではなく，政治の貧困”であると．また浜田が開業した頃，秋元は沖縄の精神医療の過疎状況を知り，精力的に取り組んでいる．そこは下町以上に遅れた状況にあった．

『病める心の臨床』[1]では，浜田の父の一流病院での死から始まる．一流病院では患者を正当に遇しない，人間扱いしないというエピソードであるが，この類の話は，あるものは誤解だとしても，よく耳にした多くの人の不満であった．精神医療もまた，人権に配慮のない遅れた分野として伝えられがちであった．問題を問題であると，感じなかったとすればそれこそ大きな問題であり，浜田はおおいに疑問に思うのだ．厚生省の制度設計の遅さや公的巨大精神病院の凡庸（？）な精神医療の隙間から浜田が誕生し，“医療の中のおかしな”（浜田）疑問を書き綴った．そのなかで精神医療を地域に根づかせる“手仕事”には長い時間が必要なことは，浜田がいちばんよく知っていた（浜田が京の鞍馬で見つけた極相林の言葉のエピソードより）[4]．その長い時のなかで，凡人は世間の垢を付着させ青臭い理念を摩耗させるが，浜田は変わらなかった．3冊の本は浜田の墓標である．墓碑に刻む彼の筆は後輩精神科医への開業のすすめにもなっている．現在は浜田の時代に比し，開業する覚悟はだいぶ穏やかなもので，「診療所の増加は著しく，医者が病院にとどまらない現象」[6]に至った．精神科診療所は，『メンタルクリニックが切拓く新しい臨床』[7]にあるように豊富なメニューがそろっている．そして浜田の症例提示のいくつかは，無用なものになりつつある．でもそのことを浜田は喜んでいると思う．徳永はこのような変化は感じておられるだろうか．

（小林　一成）

3 持続するもの

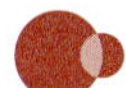

半世紀が経って

浜田 晋は他界するまでのあいだ，臨床医を54年間していた．半世紀以上を精神科臨床という場に片足を置いて生きていたことになる．画像機器の目を見張る進歩，新薬の開発，社会のIT化，少子高齢化に伴っての老人施設の急増．それに伴う家族関係の変化．身体の解剖構造は600万年間不変なのに，社会構造，政治構造，保育・教育環境，医療体制などは，半世紀のあいだに大きく変わった．

半世紀のあいだの身体の疾病構成はどうか．死因割合はどうか．結核はかなり前から減少，脳血管障害も減少，癌が相当な勢いで増加．認知症，老衰も相当な増加を示す．精神の疾病構成も半世紀のなかで大きく変わっていよう．

身体病の変化の要因は，栄養，生活習慣，感染症の元となる菌やウイルスの変化，環境，それらに影響を受ける免疫力の変化などだろう．精神疾患の変容の原因は何だろう．はっきりとはとらえられないが，社会の風，とでも呼んでおきたいものの変化だろう．

統合失調症の時代

精神障害が差別の世界の一本の大きな柱だった時代，精神科医のなかには，人間を人間として遇するという使命を覚え行動した人が多くいた．使命感だけで心の病気の世界を掌握することはできない．思わぬ方から吹いてくる社会の風が，精神疾患の様相を変化させてきたのだろう．浜田は社会派の一匹狼のようにして臨床医として生きた．「精神分裂病」が好きで，ライフワークとした．

ある時，京都の楽友会館で座談会があり，終わって裏道を歩いている時だった．電信柱に向かって独り言を吐き捨てる青年とすれ違った．「いたいた，分裂だ」と浜田は小声で話した．嬉しそうだった．まるで，霊長類学者がジャングルでゴリラに出会ったかのようだった．浜田は，差別を受け，人間として扱われなかった人たちの心の土壌に，自分の片足を下ろしていた．

最近の土壌は，その頃の土壌ではもはやない，という小林一成氏の指摘は的を得ている．

変わらぬ気概

浜田クリニックの疾患割合が『一般外来における精神症状のみかた』に記されている[3]．「分裂病 30 %，躁うつ病 17 %，神経症 26 %，その他 27 %」(1974〜79 年）とのことである．このうち分裂病は 50 %がなじむが，神経症の 80 %は逃げてしまう，とある．最近の精神科クリニックの疾病割合は大きく変化していよう．クリニックによる差も大きかろう．「軽症うつ病」,「発達障害」,「パーソナリティ障害」,「摂食障害」,「適応障害」,「強迫性障害」,「社交不安障害」などが増加しているのではないだろうか．浜田はきっと，どれも得意ではなかった．時間がかかる，ということもあったが，いちばんは，人間的同情心が湧いてこない，という理由ではなかったか，と憶測してみる．“松沢育ち”第一世代ゆえか．精神科診療所創成期と半世紀が過ぎた今とでは，社会に吹いている風は違う．風が違えば風紋は異なる．異なっても異なっても心は形を変え，病む．病む心を前に「どうしましたか」と問い，変わらぬ同情心と，はやらぬ言葉だが，使命感を気概としてもちあわせた医療者があり続けていくこと，そのことを浜田 晋は，小林も述べているように，強く望んでいたと思う．

（徳永　進）

文献

1) 浜田　晋．病める心の臨床—手づくりの医療と看護への接近．医学書院；1976.
2) 浜田　晋．町の精神科医—精神科診療所開業のすすめ．星和書店；1991.
3) 浜田　晋．一般外来における精神症状のみかた．医学書院；1991.
4) 浜田　晋．街かどの精神医療—続・病める心の臨床．医学書院；1983.
5) 秋元波留夫．新 未来のための回想．創造出版；2002.
6) 仙波恒雄．最近の精神科医療の課題とこれからの方向性について．2002.
7) 原田誠一(編). 外来精神科診療シリーズ メンタルクリニックが切拓く新しい臨床—外来精神科診療の多様な実践. 中山書店；2015.

2 藤澤敏雄著『精神医療と社会』をめぐって

浅野弘毅[*1]，森山公夫[*2]
＊1 東北福祉大学せんだんホスピタル，＊2 陽和病院

1 藤澤敏雄の生涯と「診療所運動」

藤澤敏雄は1934年に新潟市に生まれ，1961年に新潟大学医学部を卒業後，1962年に東京大学医学部精神科教室に入局した．1966年に東京都立松沢病院，翌1967年に国立武蔵療養所に勤務した．1973年に精神衛生実態調査の阻止を掲げて東京都地域精神医療業務研究会（東京地業研）を立ち上げ，長いあいだ代表として活躍した．1981年に国立武蔵療養所を退職し，一陽会陽和病院院長となり，同時に新宿に柏木診療所を開設した．さらに1985年には立川市に，にしの木クリニックを設立した．同年秋に陽和病院院長を辞し，にしの木クリニックの院長に就任した．1986年には，東京精神医療人権センターを設立し代表となった．1990年，医療法人社団東迅会を設立し理事長となった．そのほか，雑誌『精神医療』編集委員会代表，立川保健所専門委員会委員長などを歴任した．7年に及ぶ長い闘病生活の末，2009年に永眠した．享年75歳，文字通り身を削るような精神医療改革運動への挺身であり，寧日とてない生涯であった．

藤澤にはたくさんの論文があり，また東京地業研名義の見解・声明のほとんどは藤澤の起草によるものであるが，単行本は1982年に著された『精神医療と社会』（『精神医療』編集委員会刊）のみである．同書は1998年に『増補新装版 精神医療と社会』[1]として再刊されている．

浅野弘毅（あさの・ひろたけ）　略歴

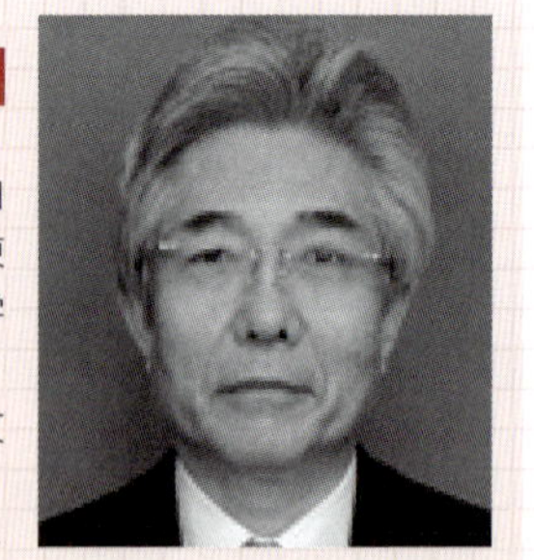

1946年宮城県生まれ．1971年東北大学医学部卒業．仙台市デイケアセンター所長，仙台市太白保健所長，仙台市立病院神経精神科部長，認知症介護研究・研修仙台センター副センター長，東北福祉大学教授，東北福祉大学せんだんホスピタル院長などを経て，2017年から東北福祉大学せんだんホスピタル名誉院長．
著書に『精神科デイケアの実践的研究』（岩崎学術出版社，1996），『声と妄想－臨床精神病理論文集成』（医学出版社，2014），『精神科デイケア学－治療の構造とケアの方法』（M.C.ミューズ，2015），『精神医療論争史－わが国における「社会復帰」論争批判』（2000），『統合失調症の快復－「癒しの場」から』（2005），『ゆらぐ記憶－認知症を理解する』（2008），『こころの診療雑記－精神科医の聴心記』（2016）〈以上，批評社〉，などがある．

同書は，当時国立武蔵療養所で展開されていた「生活療法」に対する批判を主眼としており，多くの紙幅が費やされている．藤澤の「生活療法」批判については別稿で詳しく取り上げたことがあるので[2,3]，ここでは外来診療について藤澤が論じている部分についてのみふれることとしたい．

同書において，藤澤は旧来の精神科の入院医療のあり方に対する反省から，外来診療活動のあり方について以下のように記している．

「受療者の側から言えば，時間外あるいは緊急時の対応に病院あるいは診療所がどの程度うけてくれるかということがひとつのポイントであり，もうひとつ重要なことは病状悪化時に『入院』ということだけでなく，どのように対応できる能力を外来診療がもっているかということであろうと思う」(pp93–94)[1]．

「地域で生活する精神障害者は病院入院をいまわしい体験としてしか受けとっていない人が多いし，実際に精神病院の多くが，そうした感情を病者に与えるものでしかないということは，どんなに繰返し強調してもしすぎではない．そして，病院受診が即入院を意味するのではないかという危惧を病者が抱いてしまうような過去の精神医療のあり方が確実に存在していたし，現状でもそうした判断をする病院や医師達がいることは否定できないのである」(pp98–99)[1]．

「病院の外来や診療所が，病者にとって気楽に来れるところとする努力も必要だが，家族や地域で活動する人びとと協力して，医者が地域に出ていく努力も外来診療活動の拡大という点からみて重要に思われる」(p102)[1]．

「外来診療活動の拡充は，地域活動とむすびつくことによって従来安易な入院ということで落着していたことをくいとめ，不必要な入院をへらしうるということは事実であろう」(p105)[1]．

そうした考えから藤澤は，東京地業研における議論を経て，東京における精神科医療，なかんずく精神科病院を治療の場にふさわしい風通しの良い自由な病院に変えていくための運動と診療の拠点として「診療所運動」を展開しようと構想したのである．その先がけとなったのが新宿の柏木診療所であった．医師だけの運動としてではなく，当初から地域の多職種の人々を巻き込んだネットワークを構築しようとしたところに同クリニックのユニークさがあったといえる．「診療所で病院を包囲しよう」というのが東京地業研のスローガンであったと思う．

しかしながら状況は藤澤の予想をはるかに超えるスピードで進展した．地域活動とは無縁な診療所が，その後，全国的に増加し，サイコバブルと称されるほどの盛況を呈することになったのである．精神科病院に通院する人たちとは病態も生活実態も異なる患者さんたちが診療所にあふれるようになったのである．

診療所の増加は日本の精神科病院に風穴を開けることには寄与しなかったのである．夜間休日は対応せず，予約外の患者さんを診ないビル診療所がほとんどで，地域との連携も希薄なままであるとの批判が絶えない．

藤澤の後を引き継いだ岩田は「柏木診療所設立とともに始まった『診療所運動』は2診療所開設までの黎明期のあと，運動としての，めだった成果を得ることなく停滞し，やがて，その言葉も関係者の話題に上がらなかった」[4]と述懐している．

藤澤は国立武蔵療養所に在籍中の1968年に短期間沖縄に派遣されたことがあり，その体験から訪問診療の重要性に目覚めたという．翌年から立川保健所精神衛生クリニックの嘱託医となり地域活動に精力的に取り組んだ．

藤澤は往診の大切さを説き，「懐の深い対応」を勧めている．受療につなげるまでの過程をていねいに扱うことがその後の経過に大きな影響をもたらすことを指摘し，「出会いがしらの対応」やその人の生活を「根こぎ」にしてしまう入院を戒めている．

藤澤は別のところで，往診と訪問について次のように述べている．

「往診や訪問は，精神科医に精神医学の無力さを骨身にしみてこたえさすものだと私は体験してきた．それは，精神医学的診断だけに安住していては何もかわりはしない地域社会に住む病者のあり方である．診断し，要治療，入院と決めてみたところで病者がその先どう生きていくかについて無力であったり，有害であったりするからである．精神科医が訪問や往診に気軽にでかけることに私は賛成である．しかし,「気軽」にでかける時に，心しておくことがいくつかある．それは，医者が地域でチームワークを作りだそうとする発想をもち，チームメイトの発想に耳を傾けるということが第一である．保健婦や福祉事務所のケースワーカー，家族や時にはアパートの大家さんとか民生委員，そして自分の所属する機関の看護婦やPSWなどである」[5]．

「入院治療や外来治療とはちがった，往診精神医療の領域があるようである．精神科医が自分のアイデンティティをよりおびやかされる治療活動と言えるかもしれない．それだけに，保健婦や地域のケースワーカーに学ぶことが多いし，その体験が病院の中での看護チームとの交わりを豊かにしてくれるといったことのようである．往診や訪問はそうした意味で，精神科医にとって実にすぐれた研修の場だと私は考えている」[6]．

増補新装版への序で，藤澤は「日本の精神医療に欠けているのは，責任性（Responsibility）と継続性（Continuity）である」(p272)[1]と指摘している．

往診と訪問は地域精神医療の根幹をなす活動であり，そこでは地域に対する責任と継続的なかかわりが欠かせない．わが国でも近年，ACT（包括型地域生活支援プログラム）や訪問診療に取り組む診療所が増えつつある．藤澤が先駆けた活動がいまようやく生かされようとしているのである．

一方で，過剰なパターナリズム（父権主義）から通院患者さんの生活を丸抱えにして，デイケア・デイナイトケアに囲い込んでいる診療所の存在が報道されたりしている．

「いまわれわれが獲得すべきことは，『関係性』の問題から逃げない『状況』論であり,『状況』に目をつぶらない『関係性』論なのである」(p129)[1]．「『状況』の視点とは，『病者』がおかれている精神医療の抑圧的，権威主義的な構造を見すえる視点のことである．そして『関係性』の視点とは，治療者そのものの変革をせまらずにはおかぬ『病者』との関係性の持ち方のことである」(p129)[1]という藤澤の声がいまも響いている．

藤澤の提唱した「診療所運動」とは，旧来の精神科病院におけるパターナリズムとインスティテューショナリズム（施設症）からの脱却をめざし，地域で暮らす精神障害を有する人々との関係性を問い直す活動の謂いであった．

（浅野　弘毅）

2 藤沢敏雄の医療実践

1962年春，温容あふれる藤澤敏雄が東大精神医学教室に入ったとき，広田伊蘇夫，石川信義ら錚々たる仲間たちが同時入局した．共に当時上昇気流にあった学生運動を共有していた縁から，私たちはすぐ親しくなった．私たちは社会精神医学的な開放グループをつくり，若手精神科医が結集する「全国大学医局連合」の結成を図ったり，'64年のライシャワー事件を機に生じた法の緊急改悪に反対する一翼を担ったり，活発に運動を展開していった．

当時，私たちには未来を切り開くという希望があり，仲間があった．その根底に共有されたのは，精神科医になり初めて直面した精神病院のあまりにも悲惨な状況への憤激だった．私たちは状況改善にとりくみ，無惨に弾き飛ばされたのだった．

わたしたちの入局当時，東大精神科は臨床的には荒れており，治療的ペシミズムが支配するなかで生物学的研究に耽る医師が主流派だった．教室には長らく「精神療法」的伝統が不在で，森田正馬を生んだ痕跡も皆無だった．それを見かねてか，秋元教授は'63年春，当時アメリカ留学を経て方向を模索していた精神分析家の土居健郎氏を非常勤講師に呼び，以後毎週「精神療法ゼミナール」が開かれた．患者の苦悩をどう理解しそれにどうことばを返すかが議論の中心で，私たちは当初，熱心にそこに参加した．

次いで'66年精神科教授に着任した臺　弘氏は，積年の荒れ果てた病棟改革のためアメリカ帰りの中久喜雅文氏を病棟医長に任命し，中久喜氏はただならぬ決意で民主的な「治療共同体」方式の東大精神科病棟への導入を図り，献身した．この改革は大

森山公夫（もりやま・きみお）　略歴

1934年長野県生まれ．1959年東京大学医学部卒．
1960年東大精神医学教室に入る．1964年神経研究所付属晴和病院勤務．1969年東大病院精神科に戻る．同大学講師を経て，1990年陽和病院院長就任．現在同院名誉院長．
著書：『現代精神医学解体の論理』(1975)，『狂気の軌跡―構造論的歴史主義の視座』(2000)〈以上，岩崎学術出版社〉，『心と“やまい”―性格と心と身体』(三一書房，1982)，『和解と精神医学―〈病むこと・癒すこと〉の構造』(1989)，『統合失調症―精神分裂病を解く』(2002)，『躁と鬱』(2014)〈以上，筑摩書房〉．

きな衝撃を周囲に与え，当時すでに外に出ていた藤澤君も私も，改めてこの動きに大きな影響を受けた．

そこへ'68年，東大闘争の嵐が襲ってきた．そして'69年には金沢学会があり，'70年には東大精神科病棟自主管理闘争が開始されたのである．歴史は激しく動いていた．

'67年春，藤澤君は国立武蔵療養所に秋元波留夫所長に引かれて就職し，その夏から'74年初夏まで7年間，社会復帰病棟を担当した．当時「3類看護」下にあった同病棟は，60人の患者に対し，医師1人，看護婦（士）4人，精神保健福祉士（PSW）1人という無惨な人員配置だった．これでは徹底した抑圧的管理体制を敷くしかなく，実際「生活療法」がそれを行ってきた．

彼はそれを逆手にとり，民主的な治療共同体方式に切り替えていった．ほぼ連日の全体集会，週1回の小集団ミーティング，そしてそれ以外の諸活動と医師・PSWの個人面接．治療活動はこの3レベルでなされた．

この改革運動を彼は，もちまえの粘り強さと懐の深さで，ときには寝食をも削り，熱心に遂行した．したたかな手ごたえはあった．これを彼の「治療コミュニティー体験」と呼べば，これが以後の彼の諸活動の原点になっている．彼の訪問活動も外来診療も，また地域業務研究会活動も，全部がこれと同じ線でつながってくる．

反動の季節がやってくる．'74年6月，外来医に飛ばされた．だが彼は挫けず，従来軽視されてきた外来活動を充実させ，保健所嘱託医としての地域活動を活発化する．'72年秋には地域精神医学会の再建委員を引き受け，翌'73年春には精神衛生相談員らとともに「東京都地域精神医療業務研究会」を結成する．同年秋に厚生省が実施予定だった精神衛生実態調査反対にふみきり，関連諸団体とともに阻止した．ここで彼も地業研も変わった．

1980年初め，東京地業研は東京の精神医療変革のため診療所運動の展開を決定した．ここには藤澤君ら地業研メンバーの閉塞感と悲痛な決意がこめられていた．個々の努力はいずれも跳ね返される．この磐のように硬い精神医療状況に少しでも風穴をこじ開けていくために，まずは拠点診療所をつくり，精神病院を包囲し改善していくしかない．こうしてまず柏木診療所が，次いで'85年にしの木診療所がつくられた．

だがこの診療所運動は最初から予想以上の困難に出会い，理念通りの展開をみるに至らなかった．困難の一端は，経営危機に直面していた陽和病院の労働組合と医局からの強い懇願で，彼がその院長職を引き受けるしかなかったことにもある．'81年2月，彼は陽和病院院長に就任したが，諸困難の前にさすがの彼も疲れ果て，やがて病に倒れた．幸い再起したが，以後のことを書こうとすると長くなるので，また別の機会にでも書くこととしたい．

風穴がわずかに開き始めたのは，'84年宇都宮病院事件を機に全精神医療運動戦線が動き，日本全社会を，さらに国連組織をもまきこみ，'89年精神衛生法改正を生んでからだ.

いま彼が生きていたら，この以前とはやや風景を異にする精神医療状況をどうみるだろうか．おそらく同じくチームを，関係性を，状況を論じるだろう．そして新たな診療所運動を説くかもしれない．それは，訪問・往診を含めた多職種のチームによる外来診療所活動であり，診療所間の連携であり，また病院改革との連携でもあろう．あるいはまた「新たなコミュニティーの創出」をめざす永久改革の運動を説くかもしれない．

（森山　公夫）

3 精神衛生実態調査阻止闘争のこと

森山さんのコメントに接して，1970年代の熱い闘いの日々が想い起こされた．それは藤澤敏雄の「診療所運動」を産み落とした背景の事情でもある．

当時の精神医療界における政治課題は「刑法改正＝保安処分新設阻止闘争」であり，個別の精神科病院における実践課題は病院の「開放化運動」であった．

そうした状況のなかで1973年（昭和48年）に，当時の厚生省が精神衛生実態調査の実施を決めた．同調査は戦後10年ごとに行われてきたもので，前回の1963年（昭和38年）の調査では入院を要する精神障害者の推計が行われ，昭和40年代の精神科病院の増殖に根拠を与えたのである．1963年に13万床であった精神科病床は1972年（昭和47年）末には26万床にまで膨れ上がっていた．結果，世界に類をみない収容所国家ができあがり，精神科病院の不祥事が相次ぐことになったのである．

不必要といえるほどの病院収容が完了したその時期に，調査されるべきは地域に暮らす精神障害者ではなく，精神科病院の実態であるとの主張で，全国に実態調査反対の運動が湧き起こった．精神科医をはじめとする精神科医療従事者のみならず，精神障害者本人や家族なども積極的に運動に参加した．運動は自然発生的に起こり，全国に広がり，後に「指導部なき闘い」と評されることになるのである．

1973年の調査は，精神衛生実態調査をカモフラージュせんがために，国民健康調査，保健衛生基礎調査，国民栄養調査，結核実態調査を合わせて国民健康総合調査として実施されようとしていた．

藤澤らは東京都地域精神医療業務研究会（東京地業研）を結成して反対運動を起こし，東京都の調査中止を勝ち取ったのである．

仙台の地でも1973年9月30日に「精神衛生実態調査反対連絡会議」が結成され，仙台市および宮城県に中止を申し入れ，仙台市は実施を見送り，宮城県でも調査にあたる精神科医の辞退が相次ぎ，事実上調査は骨抜きとなった．

当時の私たちの反対理由は，① 調査の目的が「精神衛生対策の基礎資料とする」とあるが，精神衛生対策の欠陥を指摘する資料は十分すぎるぐらいあり，改めて調査する必要はない，② 調査に伴う重大な人権侵害が予想される，③ 調査の目的はむしろ政治的に利用されるおそれがある，というものであった．

全国600か所の対象地区のうち，268か所は実質的に調査中止に追い込まれ，調査を実施した地区でも，有効回収率は70％にとどまった．

この闘いのなかで結成された地業研の運動が，先に述べた「診療所運動」につながったのであり，全国各地でさまざまな運動体の結成を促したのである．

（浅野　弘毅）

文献

1）藤澤敏雄．増補新装版 精神医療と社会．批評社；1998.

2）浅野弘毅．精神医療論争史．批評社；2000.

3）浅野弘毅．藤澤敏雄論－「生活療法」批判を中心に．『精神医療』編集委員会（編）．『精神医療』別冊，追悼 藤澤敏雄の歩んだ道－心病む人びとへの地域医療を担って．批評社；2010．pp81-88.

4）岩田柳一．診療所運動のその後－排除の論理に抗して．『精神医療』編集委員会（編）．『精神医療』別冊，追悼 藤澤敏雄の歩んだ道－心病む人びとへの地域医療を担って．批評社；2010．pp72-80.

5）藤澤敏雄．往診あるいは訪問（1）－受療をたすける往診・訪問．精神医療 1988；17（3）：84-86.

6）藤澤敏雄．往診あるいは訪問（3）．精神医療 1989；18（2）：79-82.

3 生村吾郎を読む

岩尾俊一郎[*1]，高木俊介[*2]
*1岩尾クリニック，*2たかぎクリニック

1 衝迫と含羞―病者の世間を広げる疾走

生村吾郎には生前単行本の著作がない．1967年から40年以上精神科医として臨床の場に立ち続け，数多くの論文を執筆し，全国各地で講演を行いながら，まとまった著作集は編纂されていない．そのため今回の3著作も今手に入れやすいもののなかから選んでおきたい．

生村は，彼の臨床感覚だからこそつかめた発見を日常語に置き換えて平明に表現している．そのため彼の著作はするりと読み込め，根源的な問いかけをしているのに，全体の印象は場面展開のある物語のようでもある．そんな生村の語り口鮮やかな代表的論文から紹介したい．

回復をはばむもの―精神医療の侵襲性について[1)]

1991年に神戸で開催された第14回日本精神病理学会で発表され，翌年に『臨床精神病理』に掲載された論文である．1978年の開業から生村が差し出してきた生村神経科医院の待合室が，利用者の世間として定着し円熟を迎えた時期に書かれている．

生村は「私の暮らしと客の暮らしがいわば地続き」な生活圏が近接する近所精神医療を営むことで，医療中断とみえて忘れた頃に再来する客が「わたしを診に訪れる人たち」であり，「治療関係がどうしようもなく人間関係であること」，「自分が診られる側に席をかえていること」に気づかされると書き出す．「今日，回復をはばむものとして精神医療の侵襲性を検討するのは，精神医療それそのものが巨大な荷物として病者に実感されているのではないかという素朴な危惧に発している」と問題提起する．

「分裂病とは病むものではなく生きるもの」として「『回復とは』と問われれば『身軽になること』とでも答えるしかない」，「精神疾患においては自然治癒力が絶対的に

岩尾俊一郎（いわお・しゅんいちろう） 略歴

1984年神戸大学医学部卒，同年京都第一赤十字病院研修医，1985年神戸大学医学部付属病院精神神経科研修医，1986年関西青少年サナトリューム，1993年兵庫県立光風病院，2013年同病院退職，2014年1月岩尾クリニック開設，院長．

有力」と展開し，「入院精神科治療は治療有効性を問われないまま100年が経過しようとしている．そもそも近代精神医学という規範（制度の知）は治療や回復への実践とまなざしを著しく欠いている」と指摘する．

次に生村は待合室の日常を紹介する．「わたしは，受診日以外には自宅の閉め切った部屋から一歩も外に出ない人や暮らしの中で一切の社会的空間を喪いつつある人たちにむけて，ほっと一息つける世間の場を差し出したいと考えていた」と開業当時の意図を明かし，しかしそれが「縁日の路地裏じみた空間」になるまでに出会った女性のエピソードを紹介する．ある日，生村がもっと空いている時間帯に来院するように提案すると彼女は「わたしはわざと混んでいる日を選んで来ている」と即答した．その時，生村は「彼女が医療の供給よりもむしろ集う場と集う人たちとのあからさまではないにしても交流を求めている」と気づかされる．その後「わたしは精神医療が治療者−患者関係や治療技術−疾患という関係を主軸として現に展開しているとも展開されるべきとも考えなくなった」とする．自らの近所精神医療の課題として医療の縮小を意識し「精神医療という装置をもっとささやかなものに喩えれば赤チンやヨーチンを塗る程度の装置に縮小すべきではないか」と提案する．

待合室の中心にいつもデイステイする人たちは「その人としかいいようのない存在感，診断をはじく存在感」があり「その人固有のカルチャーが病にまつわる巨大な規範の侵襲をまぬがれえている」とする．「病んでいてもその人らしさを喪っていないかれらが，その人らしさ，つまりその人固有のカルチャー（…）の否定・剝奪から関係を始める入院精神科治療と相性が悪い」として「精神医療の侵襲性の最たるものは，私的属性の否定にある」と断じる．人間関係を結ぶ相手と場を喪っているかれらの人間関係が待合室で再開し，それが深く厚く編まれるにつれ，かれらの立ち居ふるまいと暮らしぶりに生気が戻る．生村は待合室で繰り広げられる利用者の交友を見ながら「人間関係の再獲得と暮らしへの取り込みが回復の根幹」と自らの視点を確立する．

「近代天皇制」が精神医療構造に与えた影響─「府県統計書」並びに「行幸啓誌」の分析を通じて[2)]

生村は，精神保健法が施行された1989年，精神医療審査会の委員となった．そこで退院請求・処遇改善請求があまりに少ないこと，そのことに世間がこれほど無関心になれるのかとショックを受けた．そのため明治以降の範囲で精神科医療の発生と展開を調べようと意図した．同年生村の呼びかけで始まった「暮らしと病い研究会」の会報１号で，生村は「日本の，少なくとも近代は，精神「病」者を無化する歴史であったと考える．有史以来，各々の時代の「病」者観は病いそのものの発現や病いの構造，病いの装いと深く係わっており，それがそのまま「病」者の処遇とその暮らし，生き死にを圧倒的に規定している．…私達は，まず，歴史の中に「病」者の匂いや影をさぐりあてることから始めなければならないし，…言うまでもなくそれはすぐれて臨床的な課題であり，「病」者の尊厳に寄与することを目的としている」と宣言している．神戸の若手精神科医が多く参加したこの研究会が調査研究した項目は多岐にわたるが，特に，① 天皇の行幸啓が精神障害者に与えた影響，② 兵庫県内にあった民間精神病治療施設の調査，③ 戦時中に廃絶された神戸精神病院，須磨精神病院の聞き取り調査に生村独自の視点が光る．

この論文は日本病院・地域精神医学会で発表され，1995年に『病院・地域精神医学』に掲載された．府県統計書，帝国統計年鑑，行幸啓誌など数々の歴史資料を読み解きながら，生村は大正大礼から昭和大礼までのあいだの行幸啓時の精神病者取り締まりの変化を明らかにする．1881年（明治14年）の東北巡行時には「酔狂発狂人等不体裁の者あらば脇道に退けさせ不都合を生ぜざる様注意すべし」(原文旧字）と，行幸当日の現場での取締，警備に限局されていた．1914年（大正3年）明治天皇大葬時には「精神病者は何時発作するも測られず其危険なり此大葬儀に當り人心感動の際最も注意を要するを以て各警察署に於いて其の管内に在る精神病者に対し監置非監置につき其注意を施し其の数を挙げたり」(原文旧字）と組織的な精神病者調査，監視が始められた．それが1928年（昭和3年)，昭和大礼時には徹底され，様相が一変する．その結果，1928年には全国で7,000人も精神病者数が増加する．このほとんどは監置を要しない精神病者—警察にとってとりたてて処遇を問題にする必要のない精神病者—であり，すべてを洗い出す徹底した戸口調査が行われたと推定する．「このような現象が大正大礼以後の行幸啓のたびに繰り返され，それがわが国の精神医療構造や精神病者に対する社会規範や疾病観，精神病者の暮らしを決定づけていった」と結論し，「近代天皇制の時間は，天皇が垂直に上昇するのに反比例して精神病者が垂直に落下した時間と解される」と結ぶ．精神病者の暮らしを奪っていった近代天皇制というシステムへの生村の批判が鋭い一編である．

開業日記—私が這っている精神医療の道[3)]

生村が1995年「赤石本二」のペンネームで出版した単行本である．オリジナルは，1980年に生村たちが結成した兵庫県臨床精神医会が年1回発行していた機関誌に同名タイトルで連載されていたもので，発刊に際してフィクションとして改変されている．しかし，生村の日常診療が垣間見られるような臨場感にあふれている．

いいにくいことをはっきりと言う人は，それがあまり頻繁でなければ得難い人である．…本当のことしか口にしない人に私は決して不足していない．「なぜ先生が話しやすいかというと鈍感やから」のB夫人，「最近の先生をみていると話よりも薬で稼ごうとしているのがよく分かりますね」と端正な風貌のC青年，もう半年前になるが，年に4回しか着替えしないD嬢に「先生も自分と自分の家族の幸せしか考えられない畜生ね」と不当に正しく評価された時にはさすがに三日は活気がなかった．（同書 p.25）

どのページにも，高い声で「おはよう」と話しかけ，いつもせわしなく動き回るはにかんだ生村の笑顔が思い浮かぶ．

その瞬間，少し大げさだがわたしは電撃的な啓示を受けた．この待合室を必要としているのは，だれよりも私自身であると．（同書 p.143）

この一冊で，利用者の生きる世間を少しでも広げようと40年以上疾走していった生村吾郎の実像をつかむことができる．

（岩尾　俊一郎）

2 生村吾郎に帰れ，という旗を

晩年の生村さんに一緒にインタビューに行ったのはいつでしたっけ．今調べたらもう10年前なんですね．あのとき，生村さんは体力の低下を隠せず，ずいぶんと気弱になっておられました．震災以後自分が精力を使いきってしまったと嘆きながらも，精神科医になってからの自分の原光景となる話をしてくれたのを思い出します．

生村：私が戦時中疎開してた淡路島の寒村に，ちょうど開戦直後から戦後にかけてですから，精神病院から恐らく食糧難で退院させられたと思われる人が何人もいたんです．その中で１人，村の人にドテキチって呼ばれている男性がいて，朝から晩までずっと海岸線の土堤をパンツ一つで歩いていた．僕はまだ小学校上がる前ぐらいだったんですけど，その人の目には村や村の人たちがどういうふうに見えてるんやろと，それがすごく気になっていて，医者になったらもう当然精神科医と決めていたと思います．（中略）
岩尾：本当に子供のときに見たドテキチさんの目に戻っていったわけですね．
生村：ええ，そうですね．これは後づけで考えたことだけど，あの保護室のちっちゃい小窓から世の中を見れないといけないじゃないかと当時思いました．今でもそれは精神医療に従事する者の基本的な視点ではないかなと思いますね[4]．

生村はエッセイの達人で，その洒脱な文章と，精神医療改革の渦中に身を置きなが

高木俊介（たかぎ・しゅんすけ）　**略歴**

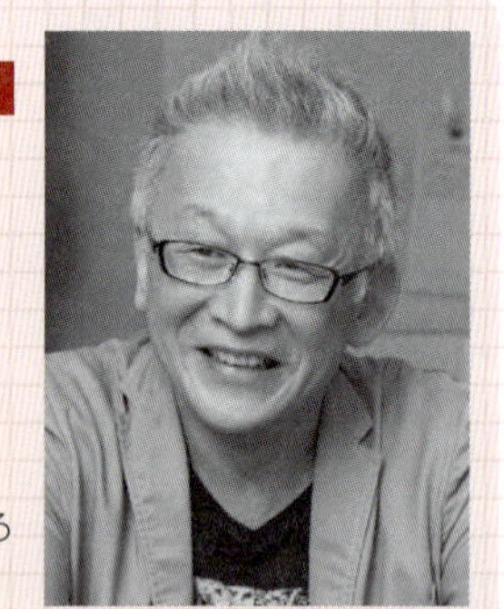

1957年　広島県生まれ．
1983年　京都大学医学部卒，京大精神科評議会入会．
1984年　光愛会光愛病院勤務．
1992年　京都大学病院精神科勤務．
2002年　同大学退職．
2004年　たかぎクリニック開設，現在に至る．
著書として，『ACT-Kの挑戦—ACTがひらく精神医療・福祉の未来』（批評社，2008），『こころの医療宅配便』（文藝春秋，2010），『精神医療の光と影』（日本評論社，2012）などがある．

らも決して声高になることなく，ちょっと自分の日常から身を引きはがしたところから韜晦のように語られる日常診療の風景は，現場から逃れられず，目の前にことに巻き込まれて流される私たちに，ふといちばん大事だったものを思い出させてくれる．

たとえば，『開業日記』[3] はこんなふうに始まる．「開業だけはすまい，と心に誓っていたのに，さっさと開業して二年が過ぎた．すぐ決心が変わるのが年来の性癖で自分で自分が信用できない．開業前に『儲かったら「開業のすすめ」を書きましょう』と高らかに抱負を述べたスタッフのK氏は『「開業のいましめ」なら書けそうですね』とゲンナリしている今日この頃」．

では，開業だけはしたくなかった彼は，開業して何をしたのだろう．それを開業して10年を過ぎた「待合室が利用者の世間として定着し円熟を迎えた」時期に書かれた『回復をはばむもの―精神医療の侵襲性について』[1] が語っている．「私の暮らしと客の暮らしがいわば地続き」であるような開業環境のなかで，「治療関係がどうしようもなく人間関係」となることで，はたして治療というものがあったのか，果ては治療すべき対象である疾患はあるのかという根源的な問いにいきつく．そこから「精神医療の侵襲性の最たるものは，私的属性の否定に」あり，「人間関係の再獲得と暮らしへの取り込みが回復の根幹」であるという視点が確立する．

そのような生村の目には，現在の精神医療はどう映るのだろうか．病をもった人間としてではなく，ほんとうは千差万別の内容をもつ症状を脳の障害として同定したつもりになり，それに対してマニュアル通りの薬物を処方することで精神科医の役割を果たしたと考え，一通の指示箋でリハビリと称した生活へのかかわりを他職種に託す．こうした現在の精神科医のあり方は，当然，患者以上に疎外された存在と映るだろう．

だが，その患者である精神障害者は，はるかに深く歴史と社会によって刻印された疎外を生きている．そのことを，多くの歴史文書を掘り起こして実証したのが『「近代天皇制」が精神医療構造に与えた影響』[2] である．このなかで生村は，大正期から国家による組織的な精神障害者への監視が強まり，1928年（昭和3年）の大礼時に徹底され完成したことを見出す．この経緯のなかで，精神障害者が社会規範を乱す危険な存在とされ，保安の対象となっていく差別の構造を指摘し，「近代天皇制の時間は，天皇が垂直に上昇するのに反比例して精神病者が垂直に下降した」と，日本社会に根づいた差別の根源をえぐり出す．

この生村の主張を読むたびに思い出すのは，石牟礼道子が記す自らの祖母のエピソードである．『花をたてまつる』[5] というエッセイ集におさめられ「切腹いたしやす」というタイトルで書かれたエピソードである．石牟礼の母方の祖母は盲目の精神病者であったが，水俣チッソ工場に天皇が行幸するという時，狂人はチッソ対岸の無人島に隔離するよう警察からの通告があった．石牟礼の家に警察署長がやってきて祖母を引き渡すよう迫ったが，石牟礼の父は，このあわれな親（義母）を罪人のように縛れと言うなら「陛下の赤子として親を縛る人間として切腹いたしやす」と啖呵を切り，警察署長を追っ払った．1931年（昭和6年）の行幸の時である．

天皇を親と見立てて国家と家を相同視することで近代国家を形成していったこの国

で，天皇という権力機構と現実の親に対する庶民の実感のあいだに，このエピソードが示すような葛藤があった．生村の論文は，最後に付け足しのようにではあるが，このような共同体感情の機微にふれている．このような管理体制の完成前，「少なくとも明治中期までの社会や国家権力中枢の精神病者観は近世の病者観の延長上にあり，当時，巷間ではやされマスコミに喧伝された高名な精神病者像は一様にトリックスター性を帯びている」という一文である．

生村の歴史研究が，自身がたどりついた日常臨床と結びつくのは，この一文を通してである．『開業日記』発表後も生村はその卓抜なエッセイを書き継いでいるが，その最後のものに属する一編がある．「A 氏の消息」[6] と題されたその一編に紹介された A 氏は，その「迷惑行動」によって行きつけの喫茶店に出入り禁止となる．ところが，その後もその喫茶店の店主店員や常連客は彼を気にかけ続けていて，その死を知った彼らがさも大切な友人を亡くしたように，主治医である生村に彼の死を悼むのである．生村が収集して読み込んでいる古い新聞記事には，危険視されて排除の対象となる精神病者像と異なる「奇妙な精神病者」の一群が描かれている．彼らの「発狂のトリッキーな姿」に「読み手は自らの心情をひそかに発狂人の振舞に託していたのではないか．A 氏の死をあのようにくやみ嘆く人々もまた，自らの内なる A 氏の境涯を悼んでいた」と生村は書く．そのように市井の人々と精神障害者とのあいだの隠された親密な交流を，晩年の生村はひそかに感知し，そこに自分の診療所開業を超える可能性をみていたのではないだろうか．

もし生村が生きていれば，おそらくそのような構想のもとに，診療所精神医療から本来の地域精神医療へと自らのフロンティアを広げ，そこでの共同体を構想し夢見たのではないだろうか．そこで生村は，あのドテキチや A 氏，彼らをとりまく人々と暮らす共同体のなかへと溶解して行こうとしていたであろう．

岩尾さん．今の私たちの営みは，市民社会が監視し排除しようとする精神障害者に対して，その選別前哨基地となりはてたかのようにもみえます．今，生村の残した文章にふれて，「生村吾郎に帰れ」という旗をおずおずと，ひそかに挙げていたいと私は思うのです．それでも生村吾郎という異形の，しかしどこかなつかしい生きざまは，私自身はとうてい到達できない，遠い山の峰なのですが．

（高木　俊介）

3 世間の多義性を超えて

高木さん，ほんとごぶさたしています．一緒に生村吾郎のインタビューをしてからもう 10 年経つんですね．2008 年あのインタビューの時には，生村の体に直腸癌，そして肝転移が見つかっていました．生村はその後 3 年足らずの闘病の末，2011 年 4 月にこの世を去ってしまいました．高木さんに「生村吾郎に帰れ」と呼びかけられて，生村が市井で生きる精神障害者の生活の場が少しでも広がるように努力し続けていたことを思い起こしました．その第一歩が1978年開業当初から始めた待合室の開放だったと思います．診療所の真ん中に60 m^2 も取った待合室で，利用者は日がな一日無料のコーヒーやお茶を飲みながらゆったりと過ごしていました．生村は当時息を潜めて暮らしていた精神障害者に「ほっと一息つける世間の場を差し出したい」と，診療時間以外も生村が出勤して帰宅するまで自由な空間を開放していました．一日デイステイする者を囲んで多層に織りなされる利用者同士の関係性によって，それぞれの利用者は小さな世間を取り戻していました．

生村が心血を注いでつくってきた待合室の中の小さな世間を，開業から17年後に阪神淡路大震災が襲いました．生村は，阪神淡路大震災後，被災者のケア，被災した精神科診療所の救護など精力的に活動しました．その日々をふりかえる一文[7]に，「近年のコミュニティ精神医療は小さな世間を利用者に提供し始めている」，「これこそが，これまで私が街の精神科医として目指してきたこと」としながら，「私は世間の中にもうひとつの世間を作ることに精魂を傾け」，「つまるところ，精神医療という窮屈な世間で暮らすことを人々に求めていたようだ」と苦い述懐を残しています．

震災から6年後，生村は浜田 晋さんと石牟礼道子さんの話を聞いたことがあったようです[8]．高木さんが言及していた彼女の母親の村には「村で何か事故や事件があると…駆けてきて人だかりの後ろから首を突き出したり顔を横にしたりして覗き込む，言葉は出ないけど体を捩ったり手をくしゃくしゃさせながら必死の様子で見ている」人がいて，石牟礼さんはその人をもだえ神さんと呼んでいました．石牟礼さんの話に触発されて生村は，障害者を「人々は長い歴史を通じ畏怖と蔑視，疎外の間で引き裂いて」きたが，「わが国の近現代の国家はその両義性を否定し，精神障害をひたすら疾病化することで，異化し医療に囲い込み排除する方向を選択し」，もだえ神さまをわれわれの暮らしから消し去ったと述べています．そして「一番精神障害者を差別し，偏見と蔑視を抜き難く所持しているのは国家そのもの」と断じています．

生村が関心を払ってきた民間療法の一つに「拝み屋さん」があります．拝み屋さんの特徴として「無名性」をあげ，拝み屋さんには固有名詞がなく，世俗の権力，権威やカリスマ性（人格的影響力）から縁遠い存在で，こころの癒やしはひっそりこっそりと営まれるのが本筋だとしています．そして生村は「総じて拝み屋さんの方法はとてもノンディレクティブで洗練されてい，侵襲性のなさは癒しの背景に救済というモチベーションが働いている」として，「救済という理念の欠落こそが近代精神医療の矛盾の根源にある」としています．

生村を思い出しながらかなわないなと思うことは多々ありますが，その一つに支援は「その人のあり方を丸ごと肯定し，そのカルチャーを擁護する視点」でかかわることを徹底していたことです．生村は，利用者のいろいろなあり方を尊重しなければ，地域での生活支援が入院治療の延長の「正常な日常生活習慣」を押しつける不公平で差別的な所為になると思っていました．

高木さん，確かに1枚の指示箋でどのようなかかわりを訪問看護師，ホームヘルパーに伝えられるだろうと思います．できるだけ平場で利用者を囲んでケア会議をしたいと思いながら，結局誰もが頭を抱える問題が頻出してからその人にかかわる人々が集まり，ああでもないこうでもないと話し合うことになるのが私の現状です．それでも昨年ACT-Kのスタッフが地域の自治会長をまきこみ地域でケア会議を重ねて利用者が生きる場所を確保している報告を聞いて，これが地域精神医療の可能性を広げる試みなんだと思いました．どれだけ利用者の生活の場に足を運んで，「その人のあり方を丸ごと肯定し，そのカルチャーを擁護する視点」で，利用者の生きる場を確保して広げるのかが地域精神医療の現実課題だと思っています．

生村にとって世間は精神病者が発病と同時に失うものであり，だからこそ診療所の中に小さな世間をつくって差し出したのでしたが，それが窮屈な世間であったことを思い返し，再度近現代の国家と権力の精神障害者排除の歴史と構造を洗い出しました．そして世間のもつ「同質性を求め排他的な側面」，「民間の相互扶助性」などの多義性を見つめました．そのうえで生村は，晩年「ほとんどの病気は世間と時が治してくれる」[9] と世間を肯定的にとらえようとしました．私は今，生村が「国家と比べると地域社会や世間の方が精神障害を病む人々に対して寛容で懐が深い」と見定めたこと，精神病者一人ひとりがもっているトリッキーではあるが，「お祭りの神輿のようなあかり」を頼りに進みたいと思っています．

（岩尾　俊一郎）

文献

1）生村吾郎．回復をはばむもの―精神医療の侵襲性について．臨床精神病理 1992；13：9-16.
2）生村吾郎．「近代天皇制」が精神医療構造に与えた影響―「府県統計書」並びに「行幸啓誌」の分析を通じて．病院・地域精神医学 1995；36：155-162.
3）赤石本二．開業日記―私が這っている精神医療の道．批評社；1995.
4）生村吾郎（談），岩尾俊一郎，高木俊介（聞き手）．私が這ってきた精神医療の道―保護室の小窓から世の中を見る．精神医療 2009；（54）：8-26.
5）石牟礼道子．花をたてまつる．葦書房；1990.
6）生村吾郎．A氏の消息．精神医療 2004；（34）：97-99.
7）生村吾郎．精神医療と世間―阪神・淡路大震災の経験から．精神科治療学 1996；11（1）：1233-1237.
8）生村吾郎．こころを病むことの意味．治療の聲 2002；4（1）：35-40.
9）生村吾郎．引き出し―精神科街医者の外来から．精神科治療学 2005；20（6）：609-611.

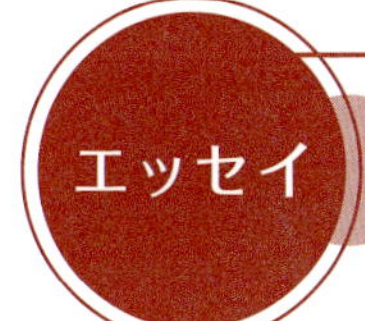

クリニックおぐらの要覧

小倉　清
クリニックおぐら

1．海外で学んだこと，日本の病院で出会った子どもたち

私は高校１年の夏，ある事柄が契機となって将来は精神科医になろうと勝手に決めたのであった．1952年（昭和27年）に大学に入り，1958年（昭和33年）に卒業して，１年のインターンの後に翌年６月末にアメリカへ行ったのであった．私は学生時代からあちこちの精神病院を訪ねて歩き，相当数の重症な患者さんたちとよく話をした．そこで驚いたことは，重症な方ほど，そのお話の内容がご自分の赤ちゃんの頃の話をされるということであった．それはどこの精神病院にいっても同じことだったので，精神病の源流は赤ちゃんの頃に体験した事柄と関係があるのだなと強く思った．しかしその当時，精神科医が赤ちゃんや幼い子どもを扱うということなどあろうはずはなかった．ちょうどその頃，アメリカの精神科関係の本がどんどん翻訳されるようになり，それらに強い影響を受けた私は1959年（昭和34年）7月から1967年（昭和42年）6月まで，アメリカで日本とはまるで違った種類の精神医療の実践にどっぷりつかることになったのであった．

アメリカでの８年間のうち前半の４年間は，私の人間としての教育というか，やき直しの期間であったというのが正しいところだろう．後半の４年間はメニンガーの子ども病院での勤務で，これはとても充実したものだった．

その後，私はヨーロッパの10か国を訪ね，それらの国の，合わせて20くらいの子

小倉　清（おぐら・きよし）　略歴

1932年和歌山県新宮市生まれ．1958年慶應義塾大学医学部卒．1959～67年米国イェール大学およびメニンガークリニックへ留学．帰国後，関東中央病院精神科勤務．1996年クリニックおぐら開設，現在に至る．
著書に，『子どもの精神療法ー乳幼児期から青年期まで』（岩崎学術出版社，1980），『初回面接ー児童精神科臨床 1』（共著．1980），『入院治療 2 ー児童精神科臨床 4』（共著．1983）〈以上，星和書店〉，『精神保健ー新現代幼児教育シリーズ』（東京書籍，1994），『子どものこころーその成り立ちをたどる』（慶応義塾大学出版会，1996），『治療者としてのあり方をめぐってー土居健郎・小倉清対談集』（チーム医療，1997），『子どもの臨床ー小倉清著作集 1』（2006），『思春期の臨床ー小倉清著作集 2』（2006），『子どもをとりまく環境と臨床ー小倉清著作集 3』（2008）〈以上，岩崎学術出版社〉，『子どもの精神科医五〇年』（論創社，2012）など多数．

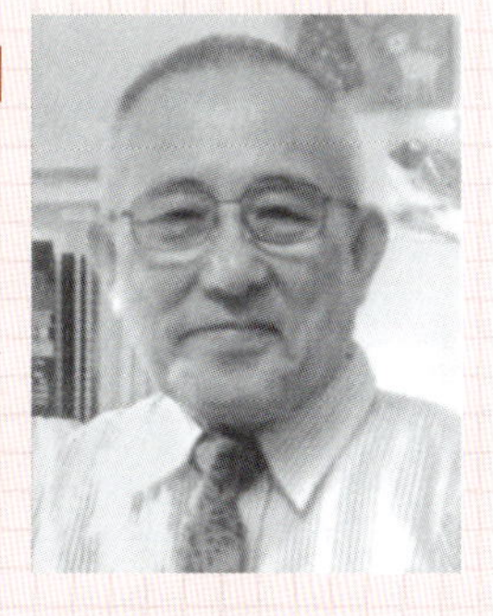

どもの精神科病院を見学して約３か月を過ごし，1967年の夏の終わりに帰国した．東京とモスクワ間の定期便の第１号のターボジェット機で羽田に着いたのだった．

日本の精神病院は８年前とまるで変わらないままであった．その当時あちこちにあった結核病棟がすっかり空き家になっていて，もと結核療養所であった関東中央病院も８棟の病室が空き家になったので，そこを精神科病棟としていた．中庭つきの小学校の廃屋のような感じで，鍵がかかる部屋などなく，ガラス窓も自由に開けられる状態だった．精神科の患者さんも静かに療養するところだったのである．保護室など無論ない．私は医者の当直室であった畳部屋をプレイルームにし，当直室は病棟の端にあった物置き部屋に手を加えて，それにした．後に外来棟という立派な建物が追加されたので，４つの外来診療室と当直室と医局という部屋もつくられて，他の科と同様の扱いをうけることになった．

国立小児病院，都立梅が丘病院，清瀬小児病院と関東中央病院，と子どもを診る精神科が同じ世田谷区とそして清瀬市にできて，それぞれが特色をもった治療を行うことになった．

結局，私は関東中央病院には28年間もいることになった．初めの頃は「自閉症」(いろいろな病型があることになった）とか生来の脳障害のある方が多かったが，やがて不登校，家庭内暴力，やせ症，ひきこもりなどの状態が増えてきて，それなりになかなか対応が難しい人々が増えてきた．激しい暴力とこだわりの強い人，小学生でも死にたいという人々，つま先でしか歩けない子，かかとでしか歩けない子，天井に向かってピョンピョンと跳び上がる動作をやめられず，一日中それを続けて倒れてしまう子，女性の下着を集める中学生男子，男の子のように危険な暴力を振るう中学生の女子，初めは２階から飛び降りていたのが，だんだんと高いところから飛び降りるようになり，下で落ちて来た子を抱きとめる父が骨折をするようになったケース，まるで本物の泥棒のような盗みを繰り返す子，などなど．それぞれの子はその時代がもっていたさまざまな問題点と関連があるかのような問題行動を起こすように思われるのであった．社会的な問題を自分が代弁しているとでも言わんばかりの状態の子どもたちである．そして，成人の精神病の状態そのままをあらわにする5～6歳の子，それに近い状態の3～4歳の子どもさえみられるようになってきた．思春期よりも前の年齢ですでに重症な状態の子どもの治療はなかなか苦労するのだが，一定の期間の治療でよくなったと思っても，結局は成人してから再び重篤な状態になって戻ってくるという人々がかなりいて，これは治療を始める最初の時点が問題なのだなーということになってきた．つまり，赤ちゃんの時から治療を始めなければならないということである．

2．クリニックおぐらの誕生

しかし，関東中央病院に28年もいた私には，その後も引き続いて診なければならない患者さんが80人くらいもいらして，診療を続けなければならない．それでやむなく私の自宅のすぐ近くのビルの２階のフロアー（60坪）一面を借りて，それを防音を考えて6つの面接室（1つは大きなプレイルーム）に間仕切りをした．もちろん待合室，受付の場，スタッフの部屋も用意した．トイレとエレベーターホールも60坪の中に入っている．

1996年（平成8年）6月にこのクリニックは始まったのだが，赤ちゃんを診療の対象にするつもりではあったものの，さて実際にはどうすべきかが問題になった．虐待のケースはそれ以前から何例も診ていたが，そんなことになる前に，つまり子どもがひどい外傷を受けたり，死亡するケースが何例も出るようなことがないようにすることが肝要だと考えていた．それにはさまざまの地域の機関と日頃からよく連絡をもっていなければならない．まずそこから入るべきで，それなしには何も始まらないということになった．実際に親子のケースが何例も受診してくることになったら，さまざまのことを用意しなければならない．それはたいへんなことだと思った．でもとりあえずは虐待のケースを積極的に治療の対象にしようということで，地域機関との連携の機会も増やすようにしていった．

このクリニックを始めた時には医者は私一人と受付の方一人のみだったが，あとは関東中央病院時代に研修にみえていた臨床心理の先生3～5人をパートで雇っていた．しかし患者さんはどんどん増えてきて，その対応に押しまくられるようになり，十分なことができなくなってきた．そこで，同じく関東中央病院時代に研修にみえていた生田洋子先生にも初めはパートで来ていただき，その後にはフルタイムの勤務にしていただいた．そうやって普通のクリニックになっていったのであった．普通といっても新患は60～90分，一般の方の診療は50～60分として，だいたいは毎週来ていただくやり方であった．6つの面接室では数が足りなくなり，やや大きめの一室を2つに仕切って，少し狭い部屋2つにした．

プレイルームはピンポンもできるくらいの大きさではあったが，3～4歳の子どもにとっては必ずしも大きさが十分ではなかった．思春期や青年期の人々は，むしろ狭い部屋のほうが少しは安心できるようで，小声で用心深く話すようだった．私の担当の方でものすごく暴れた方は，このクリニックでは40歳くらいの激しく怒っている女性一人だけだった．このクリニックの20年間に自死された方は東大卒だがニートの男性と，70歳の女性のお二人だった．

20年も経つと建物が古くなって，クーラーは壊れるし，トイレは狭くて暗くて旧式のままだし，計算してみると家賃はなんだかだで2億円近くも払っていることになっていて驚き，そもそも建物は環七に面していて，かなりやかましいのも難点であった．もうここではこれまでと決断した．

3．新生クリニックおぐら—本格的な母子デイケアを目指して

それで生田先生と相談して，本格的な母子のデイケアを始めようということになったのである．それは精神科的な問題のすべては非常に幼い年齢のうちにその基礎がつくられて，もう3～4歳でははっきりしているものと考えられ，治療を始めるのが6歳を超

えるとなかなか難しく，10歳を過ぎてからではもうだいたいは一生ものになるという経験的な知恵・思考に基づいている．

それから二人はまずいろいろな観点からみて適当な土地探しを始めた．多摩川のあたりはある意味ではいいのだが，「津波」が襲ってくる可能性がある．世田谷で土地が高い安全な場所を考えた．交通の便がいいところで，しかも古くからの人情が残っているようなところを一とずいぶん探し回った．そんなところはありうるのか？ あったのである．値段は無理してもよいと思える場所が．

吉田松陰は歴史の教科書から消されることになるらしいが，松陰神社通り商店街は昔ながらの人情にあふれ，人々は親切で，どの店も格安で遠くからでも人々がやってくる所である．神社にお詣りにみえる人々の往来も多い．当クリニックはその商店街の一本裏通り，周囲にはアパートやマンションが多く，比較的閑静な地区にて開院することにした．とりあえずここでこれから30年を一応のめどに，本格的な母子の毎日のデイケアを始めることにしたのである．

この新しいクリニックは，全体坪数が約88坪でまわりにはまだ空き地がある．ここに大手の建築業者によって3階建ての建物を建てていただいた．道路からは1.5 mのセットバックをしなければならないし，両隣からも80 cmだったか離れていなければならない．3階は隣家の日照権を守るために斜め屋根にしなければならない．そのために1階は46坪，2階は43坪，そして3階は27.5坪ということになった．土地と建築と合わせて3億近くの借金をした．そのためにはその銀行に1,000万円の預金をすることが求められた．そして，私を含めて3人の役員の個人調査も実に3か月もかけて行われて，やっと借金が認められたのである．建物そのものについても，実にたくさんのことを選択決定しなければならない．土地探しから最終的な完成までには約10か月くらいもかかったろうか．建物は私としては三原色を使いたかったのだが，そんな建材はないとのことで緑と濃い黄色で妥協するしかなかった．これまで近所からの苦情はない．

スタッフとしては常勤医5人，非常勤医1人，常勤臨床心理士3人，非常勤臨床心理士5人，常勤看護師2人，非常勤看護師1人，非常勤精神保健福祉士（PSW）1人，非常勤理学療法士1人となっている．受付には常勤3人，非常勤の人が2人で，非常に重要な役割を果たしてくださっている．あとデイケアの昼食を作るために，近くの栄養大学の学生さんが毎日3時間だけバイトとしてみえていてとても助かっている．開業して初めの頃は人件費が8割を超えていたが，現在では6割で収まっている．

3階建ての1階にある面接室7つのうち，2つはプレイルームで，その1つはかなりの広さ，多いときには8人くらいの人で話し合いをすることもできる．玄関を入って正面が受付になっていて，その背後にはきれいなカーテンが大きく張られている．その内側には現在来院中の人のカルテがドッシリと収納されている．古いカルテは3階にある収納庫に保存されている．待合室は背中合わせになっている長いソファが1つと，子ども用のコーナーとがある．受付の隣には事務室がある．トイレは3人分とおむつを替える台も用意されている．だいたいはうす緑のトーンの1階である．ちなみにプレイルームの天井には2つの動く高性能のカメラが備えてあって，隣室の事務室のコーナーで操作ができるようになっている．駐車場はないが自転車置き場はかなり広い．

2階全体が母子デイケア専用の場所である．大きな部屋が3つあって，間仕切りのカーテンを上げると隣同士の2つの部屋が相当広い広間になる．2階の真ん中には調理室があって，栄養大学の学生さんがいろいろ工夫された食事を作ってくださり利用者に提供される．2階のもう一つの大きな部屋には，走り回れるくらいの年齢の子どもさんたちを念頭において，テント，トンネル，種々のサイズの段ボール箱，マットなどが用意されている．男性の心理士がここにいることが多いだろう．そしてこの部屋の片隅に診察台があって，理学療法士がその仕事をする．お母さんたちがあちこちに痛みやこりを訴えて“マッサージ”を求めるが，生まれて間もない赤ちゃんも全身がまるで岩のように硬くて，母親に抱かれたがらない状態があったりする．理学療法士が長くて30分くらいをかけて手当てをすると，やっと柔らかい身体になって，表情も和らぐ．難しいケースと向き合う治療者も，ときとして全身あちこちが硬くなって，同じく療法士のお世話になることもままありうる．

2階には和室もあり，窓には厚手のカーテンもあって，部屋を暗くすることもでき，そこでお母さんが授乳したり，あるいは昼寝をすることもある．また，お母さんのためのロッカー室，小さな子どもさんのためのかわいいトイレ，大人用のトイレ，シャワー室，洗濯機，そして横に長い鏡がついた大きな洗面台がある．生まれたばかりの赤ちゃんのための小さなベッドも2つあり，ゆっくり回る飾り物のついたベッドメリーもある．その小さなベッドのそばには，お母さんが寝ることができるマットレスも置いてある．デイケアは朝10時から夕方4時まで毎日行われている．

デイケアではお子さんだけでなく母親のケアもする必要があるため，当初は12家族の受け入れでスタートしたものの，お子さん2人の家族がいたりすると利用者人数が25人以上にもなりとても目が行き届かないので，現在は8家族，平均20人前後の受け入れまでとしている．利用者は産まれてすぐの赤ちゃんから3歳くらいまでの子どもさんとその母親とが対象で，現在虐待が進行中の人もいるし，そうでなくても年齢が近いきょうだいがいて，もうどうしていいかわからないと感じているお母さんもいる．また赤ちゃんを産んでから，母親自身が赤ちゃんだった昔のことをいろいろ思いだして苦しむお母さんもいる．1歳半にもなると，自分自身を傷つけるような子もいるし，ほかの子に乱暴をする子もいる．3歳をすぎるとだいたいは幼稚園や保育園へ「卒業」していく．あるいは1階のプレイルームに毎週通うことになる子もいる．お母さんたちは個々に，あるいは小グループをつくって，さまざまのことについて話し合いをすることもある．昼食で集ったあと，お母さんたちグループが1人のスタッフを囲んでさまざまの質問やら相談のような形での話し合いが40分くらいあるようになっているが，だいたいは現実的，個別的な相談や話し合いが部屋のあちこちで行われる．

お母さんには1階での個別的な主治医が決まっていて，精神療法や薬物療法が行われる．妊娠中から外来に通っていて，出産を経て後に週1回外来に通院するお母さんもいるし，そのときにはお子さんと一緒に2階を利用することもある．

生まれた時点では相当に病んでいても，3年間デイケアに通っているうちに，母子ともに状態がよく改善される方々もみられる．成人してから後に始まる治療の内容になるものは，結局は妊娠中から始まって3年くらいのあいだに体験されることがその中心となるものと考えられる．

3階には6畳くらいの和室があって，一応休憩室ということになっているが，休憩する人はいない．ただ個人の荷物やコートなどを置いておく部屋である．TVがあるが，誰も観ない．マッサージ機があるが，これもほとんど使われていない．そんな時間がないのである．

20年くらい古いカルテ庫があるが，もういっぱいになってしまっている．物置部屋があるが，そこには季節によって使われるものが置かれている．3階にはトイレが2つある．スタッフのための小さめのロッカーの部屋もある．

3階のいちばん大きな部屋はスタッフルームで，机と椅子とテーブルが複数ある．一面の壁は図書が相当数納められている．冷蔵庫，電子レンジ，流しなどのほかに，コピー機やパソコンなどの機器がそろっている．

この部屋では22人くらいまでの人が集まる勉強会も行われる．母子デイケアは月曜から金曜まで行われるが，毎日，朝と夕に40〜50分の話し合いが行われ，プログラムとかケースの振り返りとか，問題点などが話し合われ記録される．家庭への往診もここで議論される．一つの家庭から父・母・子ども2人の4人が通院されるケースでは4人の治療者が担当するので，ここで全員が参加して議論されて，記録される．また，このクリニック全体についての議論が2か月に1回，そして一つのケースについての討論が2か月に1回行われる．必要に応じて話し合いがもたれる．これらの議論は外来がすべて終わってからなので，だいたいは19時半から21時半くらいまで，夕食付きで行われる．

4．受付の重要性

精神科クリニックの受付の方々の言動は非常に重要な意味をもっていると思う．おおかたの人はまず外来受付に電話をかけてきて，診察の予約を求めてくる．その際には，15〜20分はかけていろいろな質問を受け，こちらも質問する．お名前，年齢，電話番号，紹介者のお名前，お子さんのご様子，どんなことでお困りなのかなどである．当院の治療者として男性か女性いずれをお望みか，都合のよろしい曜日や時間のこと，こちらへ来られる電車やバスのこと，そして料金のことなどについて，心を込めて対応をする．

そして初めてみえられた時には丁寧にご挨拶をする．それらのことは初診の面接がうまく進むかどうかを分けるほどのことなのである．

5. 精神科医療の意義

そもそも医療の目標は疾患の治療にあるのではなく，予防にあるというべきであろう．特に精神疾患の場合は，単に疾患による個人的な直接の被害，損失，苦しみだけでなく，国家にとっては種々さまざまの膨大な損失を意味する．そして，精神科全体で働く者全員にとって，その仕事上の責任は実に重いものであることが十分に認識されなければならない．精神科の分野でも予防とともにその早期発見，早期治療がなかんずく重要であろう．精神疾患が<u>青年期に発症する</u>というのは常識ということになっているのだろうが，本当は青年期に<u>発症する</u>のではなく，やっとのことで遅まきながら，それとしてまわりの人々に<u>「気づかれる」</u>というのが実情で，実はそれは<u>「急性増悪」</u>をさしているのであり，したがって早期発見，早期治療とはほど遠いことになり，その治療はなかなかはかどらないことになってしまうというわけである．このことの重大さに精神科関係者は強い思いをもつべきであろう．

これから母親になろうという人にとっては妊娠・出産・子育てという，「とてもたいへんな事柄」が並んで存在している．周りの人にとっては「お祝いごと」ではあっても，母親にとっては精神的にも肉体的にもとても負担の大きい大仕事なのである．もちろん赤ちゃんを産むという大きな喜び幸せを感じることはあろうが，事態はそれだけではないということである．ことに生まれてから3歳くらいまでのあいだに両者が体験する事柄のすべては，一方向のもので，その時にしかもてない体験であり，赤ちゃんがそこに寄せる思いはとても重いものであろう．それはその人にとってしかないものであり，その人の最も基本的なものとなる．しかもその大部分はご本人には記憶されないことが多いので，その人の人生を左右しかねないほどのものとなる．人は自分の過去の体験をもとにして種々の判断をするということからすると，それも重大なことになる．この重大さについては，普通は哲学者なり詩人や作家なりが深い認識をもたれることになろう．一般的にいって精神科医のほとんどの人は，このことについて一顧だにしないのはゆゆしきことともいえるし，悲しいことでもあろう．ちなみに3歳というのは，いわゆる「物心がつく」頃といわれていて，その由縁として「自分」という意識が定まる時期であるといえるだろうからである．たいへんな日々を送っている赤ちゃんが毎日の母子デイケアで，だいたいは3年のうちには幸せで楽しい日々を送れるようになるものなのである．

このことの重要さは精神科的な問題の予防，早期発見，早期治療に直接つながるということを考えれば，納得がゆこうというわけである．私たちは誰でも，胎児の頃の記憶，赤ちゃんの時の記憶を実はもっているのである．ただそれはそのご本人にとってはあまりにも苦しい事柄なので，それをそうとは認めたくないにすぎない．精神病様状態に現在なっている人々はそういう記憶がさまざまの状況に出会った結果，否が応でも思いだしてしまっているのである．だから55年くらいも前，私が医学生だった頃にきわめて重症な人々に出会って，その方たちが赤ちゃんの頃の話しかできないということに，ただならぬものを感じたが，私としてはその時にはよく理解できかねたのであった．でもこれは何か重大なことを意味しているのだろうと考えたのであった．私たちだって時としてまったく訳のわからない恐ろしい夢を見て冷や汗をかいたりするものであろう．深酒に酔って日頃とはまったく違った人柄を示して，周りの人々にひどい迷惑をかけ，しかも後でそのことをまったく記憶していないということになったりするのである．老齢に至って，記憶がしっかりせずひどく困惑することがあるが，そういう人でもずっと昔のごく幼い頃のことだけは，はっきりと思いだせるという例を日常的に見聞するわけだが，これも故なしとはしないというべきであろう．

エッセイ

クリニックから考えたこと

墨岡　孝
成城墨岡クリニック

私は 1973 年に慶応大学医学部を卒業して精神医学の道に進んだ．当時の精神医学は，学生運動の名残りと，「反精神医学」の潮流のなかで混乱をきわめていた．私もまた，当然のようにその流れのなかで精神科医の一歩を踏み出したといってよいだろう．現在，私もすでに古希を過ぎ，その間にさまざまな精神医学，精神科医療の変化を体験してきた．今は一抹のなつかしさとともに，いまなお患者さんとともにあることという心象は深く心に刻みこまれているように感じる．

さて医局を出ると，私は都内でも有数の歴史とベッド数をもつ I 病院に勤務することになった．正直にいって，私にはその場所は想像を超えた辺境の地のように思えた．同僚は，毎朝通勤で通る格子の窓からあいさつや叫び声を聞きながら，「あの人たち」とつぶやいていた．愛情をこめて「あの人たち」．「あの人たち」と．

そこでは私はまったく能力のある医者ではなかったと思う．「良い医者」でもなかったであろう．仕事に忠実とはいえなかったし，ほとんどの時間を病棟で患者とばかり過ごしていた．それでも I 病院には 7 年間勤務させていただいた．今では感謝さえしている．

その後，ついに私は病院勤務に耐えられなくなり，自分なりの納得のいく（現在でもなお納得はしていないが）精神科医療を求めて，地域にとび出した．

その頃の心情を書いた私的な文章がある．

1. 若き日の思い

現在私たちが日常生活の諸相のなかで，人間の狂気について語り，狂気についてふれ，

墨岡　孝（すみおか・たかし）　略歴

1947 年静岡県生まれ．1973 年慶応義塾大学医学部卒．
医療法人社団風鳴会グループ理事長，詩人．
精神病理学，社会精神医学などの立場から，社会の変化と心の問題をあつかってきた．自治体など各種委員を務める．

著書『ストレスとどうつきあうか』（日本放送出版協会，1993），『「パソコン病」に負けないで』（毎日新聞社，2000）など多数．

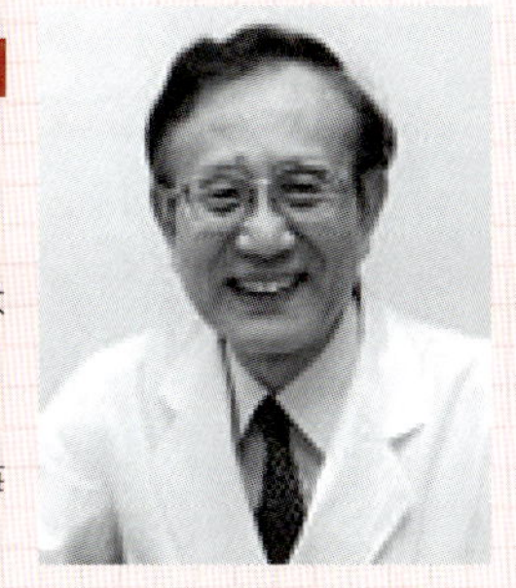

この狂気をとりまく最も蓋然的な方法論としての精神医学に関与するとき，それはまさに人間の精神障害を現代日本の医療的，経済的，政治的，法的状況として把握すること以外の何ものでもない．

狂気とは，まさしく古典的に疎外以外の何ものでもない，と言いきることとは別に，現在もなお進行中の現実的収奪の構造としての医療状況に私たちは目を向けなければならないのである．だから，ここでは精神医学そのものも状況論としてしか定位できない．

かつて，はなばなしく狂気の復権が唱えられ，〈症状〉としての狂気が人間の深奥を照らすものとしてもてはやされた．それはそれで事実なのだろうが，私たちはこうした文学的レベルのなかでは，ついに狂気さえも狂気からみごとに奪いとられてしまうという苦い構図を手にしただけであった．さらに，私たちは一歩足を踏み込んで状況論として狂気を見つめうる地平にまで達してしまったというべきかもしれない．

人が精神病院（その 80 %以上が私立精神病院である）に何らかの理由で足を踏み入れることがあったならば，まずその人は精神病院の立地をめぐってひとまわり歩いてみるとよい．精神病院の立地条件ほど，その精神病院の内部の構造を象徴しているものはない．それは，その精神病院の歴史を物語り，その精神病院の質を物語り，その精神病院の地域における機能を物語っている．

そして，このことに関する認識がなければ私たちはその精神病院の内部で行われている精神病者に対する〈医療〉について何事もふれることはできないのだ．

さらに，視野を広めて，なぜこのように精神病院が地域の一区域に偏在し，なおかつ乱立しているのだろうかと問い続けるとき，私たちの認識は精神病院をめぐる経済学と治安管理を中心とした国家的規模での法的政策の問題とにまで直結してしまうのである．

こうして，精神病院がその立地条件のもとにすんなりと機能しているとき，そこにいったいどのような医療状況が生まれてくるというのだろうか．

交通不便な山のなかに精神病院をつくらせ，障害者を隔離しておきながら医療として語る社会復帰云々も何もない．このときたとえば，交通不便な場所にしか精神病院はつくれなかったはずだというのはとんでもない論法なのであって，それはおのおのの条件下でどこにあっても苦しい状況に追いこまれている精神病院変革の運動がすでに身をもって明らかにしていることである．

精神医学を，真に狂気とともにあるものとして把握するための一つの方法として，私たちは状況のなかの精神医学の措定を希求してきた．このとき，私たちの最初の共感は当時全世界的に吹き荒れていた精神医学概念への挑戦，すなわち反精神医学運動に注がれたのであった．R.D. レイン，D. クーパー，T. サス，などといったそれぞれ細部の論点では必ずしも一致しない人物たちの鋭く激しい主張は私たちの精神科医としてのアイデンティティを確実にゆるがしたのであった．

しかし，あれほど激しく吹き荒れた反精神医学運動も 1975 年頃から下火になっていった．原因はいくつかあげられるだろう，おのおのの理論がその実践を通して鋭く試されることによって，反精神医学を主張する一人ひとりの基本的認識がついに離反していってしまったこと，状況の変革を主張しながら，あまりにも巨大な権力構造の前にたたきつぶされてしまったこと，変革をラディカルにと突き上げて行った人々が，ついに抑圧をされる側の狂気と大衆の支持をも見失ってしまったこと…….

反精神医学を最初の試金石としたラディカル・サイカイアトリー（ラディカルな精神医学）はまだ始まったばかりなのである．と同時に，すでに始まってしまった精神医学上のこうした方法の所産はもうどうしようもなく既存の精神医学を変質させはじめているのである．もう，あとには戻れないほどに．

しかし，この事実は考えてみれば当然のことなのであって，誰がみても本質的な論理の矛盾によって組み立てられていた既存の精神医学が崩壊していくのは時間の問題でもあったわけである．だから，反精神医学を含むラディカルな精神医学を目指す運動を，単なる一派としてかたづけようとする権威的モデルはいずれも失敗しているのである．

そして今日，精神医学を状況論としてとらえようとする流れはいくつかの方向性を具体的に提示しうるところにまで至っている．

2. いざ開業

開業の前に，私は友人の臨床心理士たちや精神保健福祉士（PSW）と研究会を発足させた．したがって，開業当時からパラメディカルのスタッフと協力したクリニックを目指していたといってよい．

しかし，いざ開業となると，現在では考えられない現実につきあたった．当時世田谷区内には精神科を標榜する医院は 2，3 件しかなく，地域の偏見もまだ強く，開業するための場所がない．精神科と口に出したとたんにビルのオーナーや不動産屋からはことわられ続けた．ようやく承諾してくれたビルでは，精神科はやめてほしい，せめて神経科としてほしいと注文があった．医師会にも当時は開業制限があり，入会申請をしてから，何やら審査審査とのことで，1 年も待たされた．ようやく許可が出たが，地域の各科の先生方に迷惑をかけませんと宣誓させられた．それに比べれば，地域の行政・保健所（当時）はよく理解を示してくれた．今ではなつかしい思い出である．1981 年 10 月に開業をした．

あれこれあっていざ開業してみると，くる日もくる日も患者さんは 1 人も来ない．1 人目の患者も 2 人目の患者も同じビルで働く従業員が風邪をひいたという．看板を見て来る患者などいないということがつくづくと実感された．それでも I 病院でつきあいのあった患者が少しずつ来院するようになり，1 日 2 人とか 5 人とかに患者が増えた．

ひまな時間が多いのでスタッフと勉強会を続けたり，今後の精神科医療について語りあったりした．当時のスタッフは大学の学部長になったり，大学を退職して NPO 法人をつくったりしている．非業の死をとげたものもいる．

同時に，世田谷区管内の福祉事務所のケースワーカーや福祉に興味がある職員たちと月 1 回の勉強会を行うことになった．これもなつかしいが，そのなかから区の管理職や，副区長など要職に就いたものもいる．

3．クリニックと地域医療

開業から2年ほどたつと，患者さんの数も十数人に増えたが，一方で行政のほうでも地域医療がとりざたされるようになった．区内の保健所（現在の保健センター）でデイケアを始めるというので私に相談がきて，スタッフの人選やら，参加者の面接やら，区のデイケアの立ちあげを手伝うことになった．当時は精神科デイケアに大きな期待がよせられ予算もかなりのものが獲得できた．1983年である．それから2年後の1985年に私のクリニックでもデイケアを始めた．しかし，デイケアといっても30坪程度のビル診で，狭い会議室を利用してのものであった．

当時のデイケアは東京都からの補助金によるもので，診療報酬化されるのは10年くらいあとである．

とにかく，仲間とつくりあげるという気概は高く，同僚の臨床心理士が受付をしてくれたりもした．家内も手作りの弁当を毎日届けてくれたりして，感謝している．

時間もあるので，私は先進他国の地域医療を勉強したくて，カナダのバンクーバー，ローマ大学およびイタリア精神医療の原点であるトリエステなどでも学んだ．

わが国では当時の厚生省が，さまざまな中間施設構想を打ち出したが成功はしなかった．県ごとに精神保健センターを設置することにもなった．私たちは，独自に地域医療の実践を試行し，まずいくつかの作業所（当時は共同作業所といったが）をつくることをはじめ，隣接した狛江市の保健相談所（現在は保健所の再編により存在しない）にもかかわって，市の嘱託医でもあった関係で，狛江市とも一体となり家族会の協力のもと作業所づくりを始めた．現在世田谷区にある，就労支援事業所，にゃんこの館，風の谷，陽だまりの庭，MOTA，狛江市のワークインたまがわ，ざしきわらし（現在のnikoRi）を立ちあげた．先の4か所は現在は独立したNPO法人などが運営している．相談支援事業所は，サポートセンター砧，狛江市のリヒトをつくってきた．これらはすべて私個人ではなく若い情熱のある仲間たちが自然発生的につくりあげたものである．

1990年に医療法人化を行ったが，精神障害者のグループホーム，ケアハウスなども併設していった．

医療のなかでは，設立のいきさつから当初からカウンセリングも重視し，身銭を切って，患者さんには無料のカウンセリングを，現在でも行っている．

現在，いかにも新語のようにオープンダイアローグなどということがいわれるが，私にいわせれば何も目新しい方法論ではない．認知行動療法などもその通りである．

何回か法の改定があり，公費負担制度は自立支援医療となり，障害者福祉にかかわる法律のなかで共同作業所は就労支援A型とかB型とかに区別されるようになった．

4．これからの精神医療

以上，思いつくままに筆を走らせてきた．興味のない方には自慢話のようでまことにおもしろくない歴史であろうと思う．

ところで，今の私は，これからの精神医療にはあまり明るい希望をもてないでいる．端的に言って，医療よりも福祉に片寄りすぎていると感じているし，その福祉や国の考えている地域医療サービスの連携の構図はあまりに図式的である．たとえば J-ACT の広がりのなさ，あるいは就労支援型事業が営利企業の参入のためにいかに歪められているのか，考えてほしいと思う．

地域医療の連携の理想はすばらしいとしても，常にそこからこぼれおちてしまう精神障害者や営利の犠牲になってしまう障害者がいることを考えてほしいと思う．情熱をもった若い世代にぜひ問いたいと思う．

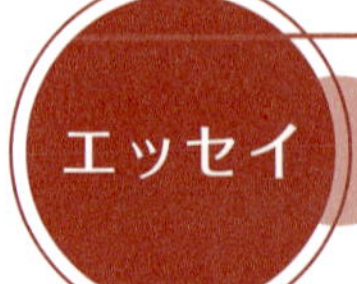

日本の外来治療における比較精神医学

中久喜雅文
なかくきクリニック

1．はじめに―日本の精神医療

私は，日本において医師資格を取得後，渡米し，アメリカの資格も獲得し，開業した．したがって私は，バイリンガル，バイカルチャルな精神科医として，日米両国で活動してきた．このような背景で，日本で開業を行ってきたので，両国のメンタルクリニックにおける私の経験をここに報告したい．日本と違いアメリカの精神科医は，薬物療法だけではなく，心理療法的介入も行っている．

私が日本での研修医の頃，当時の開業医の目標は，外来の開業というよりは，自ら精神病院を建てたり，買ったり，院長として開業することであった．したがって，当時の外来での開業精神科医の治療対象は，統合失調症，躁うつ病のみ，いわゆる内因性の精神病である．その後，治療を受けた入院患者が退院するにつれ，外来のクリックにおける受け皿が必要となってきた．入院治療を受けない患者の数が次第に増加し，初めから，治療を外来のクリニックで受けるようになってきた．それと同時に精神科開業医の治療対象は内因性の精神障害のみならず，心因性の精神障害が増えてきている．これらの患者は，薬物療法だけではなく，心理療法が必要となる．当然，精神科医は自ら心理療法を行うか，あるいは臨床心理士を紹介することとなる．このようにして，精神科開業で

中久喜雅文（なかくき・まさふみ）　略歴

1930 年茨城県生まれ，1953 年東京大学医学部卒．
1961〜1962 年　フルブライト研究員としてピッツバーグ大学にて精神薬理の研究．
1962〜1966 年　コロラド大学にて精神科レジデントの訓練．
1966〜1969 年　東京大学医学部講師，東大病院精神科病棟医長．
1969〜1973 年　コロラド大学精神科助教授．
1969〜1979 年　デンバー精神分析協会にて精神分析の訓練．
1980〜1995 年　デンバー市にて精神科個人開業．
1996 年帰朝．聖マリアンナ医科大学精神科客員教授．同時に東京にて精神科個人開業．
著・訳書として，『精神科的診察の実際－一般医家のために』（金原出版，1968），『新しい育児と教育－在アメリカ精神科医の提言』（弘文堂，1982），『ヤーロム　グループサイコセラピー』（川村との共監訳．西村書房，2012），『力動的精神療法入門－理論と技法』（岩崎学術出版，2014）がある．

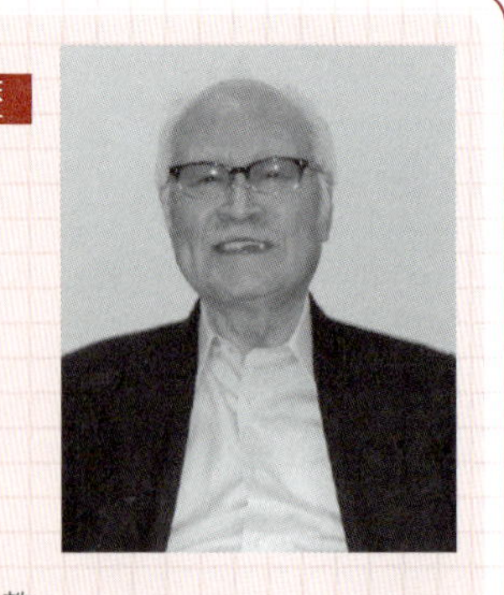

は，初めて外来のメンタルクリニックにおける，精神医療が行われるようになった．

2. アメリカの精神科医療

最初にアメリカのシステムについて，簡単に述べたいと思う．大学には医局という制度はなく，教室（department）がある．また，大学の関連病院というものもない．研修医＝レジデントは，department で研修を受けるが，関連病院がないため，関連病院やクリニックで働くということができない．また，大学のしがらみにとらわれるのを嫌って，自ら独立しようとする．したがって，レジデント訓練が終わると，大学を離れて，自ら開業することが多い．さらに，日本との大きな違いは，入院しても，患者の主治医が変わらないということである．患者が薬が必要な場合には，主治医が引き続き薬物療法の責任を負う．退院後も，外来で患者をフォローする．アメリカでは，病院には常勤の勤務医がいない．したがって，スタッフが患者のことで治療の指示が必要なときには，直接主治医に連絡する．その程度は 1 週間に，1, 2 回である．入院患者の治療方針は，月に 2, 3 回の，病棟でのケースカンファレンスで討議され，決定される．そこでは，患者も出席することが多い．患者は，現在自分に対して行われている治療が，投薬や心理療法も含めて，自分にあっているかどうか，意見を述べる．

アメリカでは，入院治療は病院の勤務医が行うのではなく，患者の主治医が病院に出張して，病院のチームと協力して治療にあたる．このような，開業精神科医の独立性は，患者やその家族のニーズにかなっていることが多い．日本では，入院すると，病院の勤務医が治療方針を決定する．それにより，患者の薬も変わってしまうことがある．そのため，患者が混乱することがある．アメリカでは，主治医が変わらないので，治療の継続性と一貫性が保たれる．また，主治医は家族の状態をよく理解しているので，家族の状態に治療的に介入することが容易である．家族が治療の障害になっているときには，それを容易に特定することができる．

このような，精神科医の独立性は，レジデントの訓練内容の質の高さに支えられている．アメリカでは，レジデントはスーパービジョン（SV）において，バイザーがレジデントに，病理や精神力動について1対1で詳しく教えることが多い．日本では，バイザーがレジデントに言葉で詳しく教えるという機会が少なく，自分の態度や行動でレジデントの教育をする傾向がある．したがって，レジデントの学習は表面的に終わることが多い．また，レジデントの研修内容も幅広く，実践的である．レジデントは，最初の2年間に精神医学全般について病棟研修で学び，後半の2年間は，神経内科，家族精神医学，心身医学，小児精神医学の訓練を受ける．病棟研修では，毎朝1時間のコミュニティ・ミーティングに参加する．患者・スタッフが一堂に会して，その日のこと，あるいは前日に起こったことを討議する．患者はその場で何でも持ち出し，議題となる．病棟内の問題，個人的な問題，妄想も持ち出される．レジデントにとって，そこで示される患者の言動は，個人療法におけるそれとは異なることが多いので，患者の病理をいろいろな側面から勉強することができる．開業後のセミナーも，内容がきわめて実践的であり，日常の診療に役立つことが多い．これらの日米の違いは，保険システムの違いも大きな要因である．開業医の場合，一人のクライエント（CL）は，50分200＄を支払い，処方薬によっては月に4回来院する必要がある．

私はアメリカでの訓練において，治療のメカニズムをきちんと教えてくれて，実際にCLが良くなる現場を見た．そこがおもしろく，アメリカで開業することにした．開業のメンバーは，臨床心理士（男性1人，女性2人），ソーシャルワーカー（男女1人），ナース（女性1人）と私であった．私は，メディカルディレクターとして機能した．

3. アメリカでの開業経験から―2つの症例

ここで，私がアメリカで開業中に体験した2つの思春期の症例を報告したいと思う．1例は，17歳の女性（高校生）で，学校における対人関係の問題．クラスメイトとうまくいかず，先生と良い関係をつくれなかった．学校でスクールカウンセラーが治療にあたっていたがうまくいかず，学校から紹介された．けんかや暴れるなど，行動を抑えられず，外来での治療構造は十分ではなかったため，私立病院の思春期病棟に入院となった．入院後も同じような問題があり，周囲の患者とうまくいかず，スタッフに対しても攻撃的で安定した治療関係がつくれなかった．そこで，閉鎖病棟で，看護師室と直結している保護室に入院して治療を続けた．この患者は，一日病室にいて，外の病室の活動に参加しなかった．少しずつ保護室内の行動が落ち着いているように見えるようになったときには，少し外の活動にも参加できるようにした．少しでも行動の異常が認められたときには，誘因を特定し，それに伴う感情を言葉で表現できるように治療を導いていった．次第に，セラピスト（TH）に心の内をみせ，信頼関係ができるようになったところで，THに父親との関係を話せるようになり，父親からの性的な虐待があったことを告白した．そこで，家族のなかで父と娘との分離を考慮したが，この時点では家族関係が安定していなかったので，ここで分離を遂行すると，家族がさらに不安定になると考えられた．そのため，もう少し様子をみることにした．この時点で，THの個人精神療法だけではなく，チーム体制で治療することにした．THは娘の治療を継続し，私が父親の個人精神療法をすることとなった．父親は，大手航空会社のパイロットをしていて，社会的に認められ，対人関係も良かったようである．個人精神療法とともに，家族精神療法を行い，患者の妹と母親も参加した．こうして治療を続けるうちに，父親は問題への洞察を深めていき，自分の母親との関係を顧みて，そこに大きな葛藤があることを認めるようになった．そして，娘に対する行動の非を認め，娘に陳謝した．娘はそれを受容し，家族関係は全体として調和的になってきた．患者の行動が全体として安定してきたので，退院計画を行い，患者は病院から次第に分離個体化して，治療終結となった．

次に，男子の思春期症例を報告する．高校生17歳，家庭内の重篤な問題があり，不登校を続けていた．スクールカウンセラーの治療を受けていたがうまくいかず，私の関係している病棟にリファーされた．父親はかんしゃくもちで，ときどき不機嫌になり，子どもに暴力をふるっていた．父親に反抗していたが，逆らってもかなわないと観念し，不登校という形で行動化していた．治療は，保護室ベースで行われ，前の症例と非常に似ている．ドメスティックバイオレンス（DV）には，バックグラウンドがある．私が個人精神療法を行って，傾聴共感し，父親は変化した．自分の母親との葛藤を，子どもに移し替えていることに気づき，気持ちが穏やかになった．家族のなかでもやさしいお父さんになり，息子との関係も改善し，治療終結となった．両方とも非常にタフなケースであったが，チーム医療により治療終結に導くことができた．特に，最初のケースでは，THの独立性の高さが大きな治療要因となった．アメリカでは，THも能力が高く，意見を尊重しあい，チーム医療を行うことができる．

4．日本の開業医として—あるうつ病症例

最後に，私が日本で開業医として治療したうつ病の症例を報告したいと思う．患者は，初診時60歳代の女性，結婚しており，2人の子どもがいる．私立有名大学を卒業後，大手放送局に就職，その後，職場結婚した．主訴は抑うつ気分，不安症状，診断は中等度うつ病，汎発性不安障害．40代の時，舅死亡により姑との同居が始まった．50歳代の時，乳癌を患い，手術を受け，抗癌薬の治療を行った．その後，親友の死，実母の死，恩師の死，息子の結婚独立，夫の急病と入院，本人の退職と，ストレスの多いイベントが次々に起こり，だんだん追いつめられて，現在の状態に至ったという．神経内科，精神腫瘍科の診察を受けたが，病気の原因が明確でなく，心療内科に紹介された．心療内科では，医師の薬物療法がメインで，投薬量が増えていくものの，状態は好転しなかった．そこで，当クリニックに紹介された．私は，患者の15年間のさまざまな喪失体験を心理療法的に扱い，共感的に症状を聴取し，彼女の自己対象として機能した．症状を一つひとつ詳しく聞き取り，患者に共感した．ただ症状を症状として聞くだけでなく，

その裏にある患者の葛藤や気持ちを理解し，それに応じて適当な治療的なコメントをした．約３年の治療の後，状態が安定したので，治療を終結した．この治療体験は，彼女の人生において，きわめて重要な治療的なアタッチメントの体験であった．それがこの患者の症状の改善に大きく貢献したと思う．

5．むすびに

このエッセイにおいて，私が日米両国のメンタルクリニックで体験した精神医療の現実を報告した．精神科研修医の訓練と非常に大きい関係があると思ったので，詳しく報告した．日本の精神科医には，精神療法の訓練が足りない．これは，私が日常のSVで感じていることでもある．患者の病気に対する，力動的なアプローチの重要性をここで強調したい．患者の症状を症状面のみから診るのではなく，患者の人格を含めた総合的アプローチが重要であることを強調したい．特に最後のうつ病の症例においては，私の全人間的なかかわりが治療要因と思う．

1980年代のアメリカの精神科医は，症状を徹底的に分析して，全体に帰し，患者全体の人格との関連をみる．症状の発生機序に人格がどう関係しているかについてアプローチし，治療方針を決定する総合的アプローチである．日本は，患者を症状の集まりととらえる．日本の開業医は，薬を処方するのみであるため，症状しか聞かない．これは内科と同じである．日米両方の訓練を受けた私は，症状は人格の一部にすぎないというスタンスで，診療やSVを行っている．治療のためには，全体像を把握する必要がある．症状だけでは全体性をみられない．症状は，人格のなかの葛藤の表現なのである．

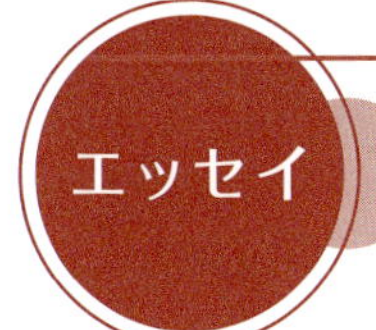

開業当時から現在までの所感

高桑光俊，山田真弓
あんしんクリニック

1．雇われ院長，迷走す―どくとるマンボウ後悔記

私は以前，この『外来精神科診療シリーズ』中の一巻『メンタルクリニック運営の実際』のコラムで，共同開業（経営）の経験からそのメリット・デメリットについて論じた．

ふりかえってみると私はこの共同開業以降は，医師人生の多くを「雇われ院長や理事長」として送ってきた．

以下，当時から現在までの所感と，メンタルクリニックのありようについても述べてみたい．

経営の主体からクリニックを分類してみると，まず，自分（たち）の治療方針に基づき，経営もする．

大学医局関係の講演会等で私が見聞きした例をあげると，先達の浜田 晋先生の「精神科診療所ことはじめ」は実に感動的だった．

さすがに先達の仕事はすばらしいしすさまじい．精神療法も算定されない時代でさぞやたいへんであったろう．メンタルクリニックとしては実に味があり，専門性，地域性等どれをみてもその精神科医にしかできない仕事である．ただ，身体でもこわしたら成

高桑光俊（たかくわ・みつとし）　略歴

1984年群馬大学医学部卒，東京大学医学部精神医学教室入局．
職歴：医療法人緑雲会多摩病院医長，医療法人風鳴会成城墨岡クリニック分院院長，医療法人松原会祐天寺ハートフルクリニック理事長，医療法人社団共進会あんしんクリニック 院長．現 顧問．

山田真弓（やまだ・まゆみ）　略歴

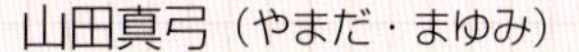

1983年神奈川県生まれ．2006年日本女子大学人間社会学部心理学科卒．国立成育医療研究センター臨床研究センター臨床研究員，医療法人松原会祐天寺ハートフルクリニック相談員，医療法人社団共進会あんしんクリニック相談員．

り立たなくなる危険をはらんでいる．

最近は個人で志をもって開業しても，後述するような資金にまかせて拡大してくる「チェーンクリニック」に患者さんを奪われ，体調も精神状態も悪くなり，撤退する例が増えてきているようである．

そのような中で，「精神療法と精神科外来診療」鈴木 龍先生．

「こどもの臨床の視点」小倉 清先生．

「精神分析は精神医学にどう貢献するか」藤山直樹先生．

「軍医たちの無念」森山成林先生は高名な作家（帚木蓬生）であり，ギャンブル障害の診療のパイオニアとして異色の開業医である．

そして，「性同一性障害の概念と治療」針間克己先生と独自色が続く．

経営は治療方針に包括されており，公私ともに方向性がはっきりして，ある意味理想の形態であろう．

一世代前にはオーソドックスな個人の開業を含めて，しばらくすると患者があふれ，「分院」が必要となることが多々あった．ここで「雇われ院長」は分院院長として必要とされる．実働はするのだが，全体の治療・経営方針はオーナーがほとんど決定する．

私の「雇われ事始め」であったそのクリニックは，本院も合わせると 1 日 250 人以上の患者さんが来院する．さぞかしてんてこまいになると思われたが，そこは歴史のある「本院の院長」のやり方を見習って医師は処方（ほとんどは do 処方）に専念し，後はカウンセラーにまかせるとうまくいく．しかし，雇われ院長も当然管理者であるから，クリニック運営上の全責任を負う．かつてカウンセリング代金にかかわる件で行政から再三の呼び出しや，処分も経験した．また患者さんは「本当の院長」が誰だかわかるから何かあるとすぐに訴えに行く．「メンツの人」では傷つけられることも多い．

一方，医師以外の経営者が実質的オーナーとなり，すでに他の医療（在宅など）を行っていたが，精神科を開業するケースも増えてきている．クリニックの開設計画から，資金調達，箱物，スタッフ集めまですべて行う．「雇われ院長」は駒として，ほとんどパート医的に診療する．何らかのノルマがあり，治療，経営方針に縛られるが診療内容の自由度は結構ある．

診療だけしたい精神科医としては，経営という重荷がなく，また趣味にのめり込んでしまった人にはライフ・ワークバランスは悪くない．ただ，オーナーの資金がショートして身売りされたうえに「男性専門脱毛」クリニックの中に精神科を立ち上げるように指示された経験もある（数か月後，私は網膜剝離で入院した）．

オーナーがそもそも精神医療を知らず，単なる金儲けの道具としてしか考えていない場合も多い．医師-患者関係という基本的な理念も無視される．身と心を守るためにも，オーナーと交す「契約書」を熟読していただきたい．突然，診療の土台が崩れ，自分の精神が破壊されるおそれすらある．

比較的多いのが，新たに医療法人を設立するために利用されることである．個人のクリニックをまず作る．その後，法人化するときの先発隊長として，そこの「雇われ院長」となる．将来の計画（主に金銭面）が決まっており，自分の方針で診療をすすめる自由が限られることが多い．

大手法人，企業の下でチェーン展開の道具として使われることも少なくない．E社長はかつて「コンビニ・メンタル」と称して，精神科以外の医師によるマニュアル診療を考えていた．雇われ院長はそこのリーダーとして，他科のパート医と一緒に働くというのだ．幸いなことにこの計画は資金と人集めで頓挫した（精神科医はかたくなで使いにくいとこぼしていた）．

そして，ひととおりチェーン展開が終われば，週に１～２回の実働．「雇われ院長」は立位置としてはやや高めではあるが，名誉院長，顧問的な立場となる．ただし「えらいとの評価」や「補償」がありそうでほとんどない．

経営者はその精神科医を，かつて法人に貢献したので，丁重に扱うはずである．また「後輩を連れてきてくれる」，「えらい教授先生との橋渡しをしてくれる」などの期待がもたれる．ただこれとて再度オーナーが変わったりすると「いちばんムダな経費」として即クビになったりするのだ．

ただ，経営に徹する医師がいたり，現在いろいろな形態，パターンのクリニックが混在する．資金調達などは証券ファンドになっているとの驚くべき話も聞く．

また，「雇われ理事長」などやっていると，自分でも「えらい」のではないかと錯覚することもあるが（対銀行），最悪の場合，全財産をなくすことだってありうる．「髙桑理事長，ご苦労様でした．まあ，すべて自己責任の世界ですから……」ともなりかねない．

冒頭で述べた「共同開業」についてのコラムで登場いただいたK先生とは，先日別件でお会いした．体調を崩し，「色と小金」へのこだわりも色あせてしまった私を見て，親切にも小金をかせぐ算段をしてくれていた．まさに今またK先生とは再び「共同経営者」になったのかとその時は思った．

実は「また雇われ院長をやらないか」とのK先生流の，win-winの提案だったのである．よからぬことをも含めあれこれと考えた．その時の私は，これまでの雇われ院長の過重労働のためか，腰ヘルニアの後遺症でルーチンワークもままならなくなっており，自宅にいる時間が以前の数倍になっていた．寝たり起きたりうろついたりの生活であった．

「髙桑さん，それでご臨床のほうは？」，「ご開業ですか？」と30歳そこそこのN病院のペイン科医師はおもむろに聞いてきた．

「いや～そんな者ではなく，雇われ院長みたいなものをいろいろと……もちろんそれはクビになって今はアルバイトで，昔の３分の１程度の仕事量です」と私は恥ずかしげに答えた．

要は「貴殿の日常生活能力はいかほどか？」,「痛い痛いと何年も言っているようだが，どんな生活を送ってるんでしょうか？」との初診時のありきたりの質問だった．だがなぜか私は聞かれた瞬間になぜ彼のようなまっとうな道を歩もうとしなかったのだろうとの「後悔の念」にかられ，恥じ入ってしまった．と同時にあの時のK先生の言葉がとっさに浮かんだのだ！！

「先生！ 同級生からいちばんえらいと思われる人はどんな人か知ってます？」,「まずは何といってもT大医学部教授．これは誰もが認めるところ．次は旧帝大，それから地方国立大，有名私大の教授でしょっ」,「国公立病院の院長・部長や国立の研究所所長」と続き，「民間病院の院長」．最後に「われわれのような開業医はいちばん下にみられるんですよぉ」と…….

かつての共同開業といってもK先生が実質オーナーで，私はただの「雇われ院長」だった．当時も今も私は開業医（はオーナーであるから）のもっともっと下，存在自体が危うい…….

ペイン科では，まる1日の問診，X-P，血液・尿検査がやっと終わり，「脊髄刺激療法」の治療方針の説明中だった．が，熱心さを全身で具現しているその医師は，気の毒そうに「あまりにも痛そうにしておられるので，今日神経ブロックもしておきましょうか……」と言ってくれた．その後，私は「激痛」から一時逃避できた．

腰椎椎間板外側ヘルニア．2回目の手術後も「激痛」は勢いを増し，アマチュアオーケストラの「チェリスト」の席のみならず，「精神科医」としての仕事も奪おうとしているのだ．

基本的にはこの2つの役割しか私にはないので，仕事もなく家でごろごろしていると同居人との軋轢も加わり，さらに痛みに過敏となる．通院中の整形外科で私は精神科の患者扱いとなり，認知行動療法（CBT）の絶好の適応とされている．それにしても最近，整形外科でのCBTとセロトニン・ノルアドレナリン再取り込み阻害薬（SNRI）の投与は精神科より大胆である！

K先生は今や私と（一緒に？）立ち上げた大医療法人の理事長．F大学の客員教授．医師会の部長等，開業医としての地位を底上げして，今や「旧帝大」を差したかにも思われる．まさに人生目標としての「メンツ」をとことん満たした状況だ．

一方私は「診療は好きだが，経営はダメだった」と言いふらしながら，小金と（小）色に飛びつき，おかげで買物依存（ヤフオク，アマゾン）にはまり，この先3分の1に落ち込んだ仕事まで失えば，年金受給までに破綻するであろう．

なぜこんなに差がついたのだろう？

ただ，こんな私も今夜とうとうあの佐村河内守氏（実は新垣 隆氏）作曲の「交響曲第一番 HIROSHIMA」の再演指揮者として大喝采を浴びる，というこれまた「人生目標」を達成することになった！？

第２楽章の暗やみから一筋の光が見え，終楽章に入って，あまりに恍惚な歓喜のうねりが聴こえてくる…….

「もうクライマックスだ！」私は金管セクションに，大声でクレッシェンドモルトを指示しようとした……と，その時……同居人からほっぺたをたたかれ「うるさい！」とたしなめられた.

あと数秒でブラボーのスタンディングオベーションがわきおこるはずだったのに，なぜだ！！……と私は，自宅のベッドの上でくやしがった.

かつて都心では，開業すると数か月で予約がいっぱいになるともいわれていた．……不動産屋が１日何軒も物件を案内してくれる……が，家賃が 80 万円，管理費 15 万円，保証金６か月分．JR がすぐそばを走っていたり……．１階が薬局だったり……「脱毛専科」，「美容クリニック」，「AGA 治療」，「足裏マッサージ」などが入っていたり.

ここでも「雇われ院長」は重宝するようだ．まず経営者がすべてを用意して，「雇われ院長」は勤務医同様，経営にはタッチしない．知らない間にピカピカだがコスパはかなり良い物件．一見豪華な内装，イタリア製まがいの椅子と机，BOSE のステレオ付のクリニックができあがる（その裏舞台については“右腕”の山田真弓嬢が後述）.

ポイントは「スマホ検索をトップにもってくること」，「夜間・休日も診療」だ，とE社長は言い切っていた．「あなたのご都合に合わせて診療します！」

どのようにしたのかわからないが，初日から当日問い合わせの電話がやまない.

こうして１日中，１年中予約いっぱい．もしキャンセルが出たら（これが通常予約後２週間も待たせると激増する）そこに即診療希望の人を入れる.

「当日予約可」，「すぐにでもお電話下さい」，「夜遅くまで，休日もやってます」と記載すればいいのだが，院長を含めパート医もかなりこき使われ感をもつ．実際はそこにさらに当日新患が入って夜遅くなることもざらである．血も涙もない経営方針である．診療は当然のごとく質より量となる．しかし経営側とはしばらく持ちつ持たれつの関係が続くのだ.

そして１年ちょっとたつと，院長個人のクリニックをE社長が買い取り，医療法人Gとなって，私は本当の「雇われ院長」となる．このパターンでクリニックをその後，どんどん増殖させる．法人ができてしまえば，「雇われ院長」はほぼノーリスクだと精神科医には思われるのか．普通の勤務医＋αの給料で見つかるようだ．ある時期までは毎年破格の成長率を続ける…….

ただ，そういうチェーンクリニックも別の法人が目をつけて買収し別の医療法人の傘下となったり……．やはり現実はきびしく，もともとの柱であった「在宅」の診療報酬がここ３年で激減，収入が４分の１になって，ついに精神科クリニックもろともH社会福祉法人に身売りするはめになった.

かくして「雇われ院長」だった（当時はヘルニアの入院後でその職を降りていたが）私もまさにシャープや東芝にみるような，企業買収の荒波にのみ込まれ，人身売買のごとくH法人のただのパート医としてそこに残ることになった．

G法人ではそれなりに，「初めてのメンタルクリニックの立ち上げに貢献した人」として評価されていたが，H法人に身売り後はそんなものはきれいに消滅した．これはつらいもので，別の常勤医が来るとそれが優先だからと「あなたはこのワクはなくしてこっちに移りなさい．いやならやめていただいても結構ですよ……」

まさに不当解雇，労基法違反の案件とも思われるが，契約書には「互いに一か月前に申し出れば……契約は解除できる」とあるではないか．つまり，労働者としての最低限の保証も人権すらもない話である．多くの精神科医は社会常識に欠け，いつも入職の時は持ち上げられて気安く判を押してしまうのだ！（いや，私だけか）

もう「患者さんに迷惑がかかる」や「精神科の医師-患者関係は特殊だ」とわめいても，H社会福祉法人の経済哲学にはかなわない．

その使命感あふれる医師は急患で呼ばれたのか，小一時間遅れて私の仙骨部にさっと針を刺し「やっぱり抵抗が強いですね．まあ，あせらずしばらくやってみましょう」と処置室からすぐに出て行った．

そうだった，3分の1だった仕事が来月からフルになるかもしれないのだ．そうなったら，この患者が殺到しているN病院に通い続けられるだろうか．そもそもフルになって働けるはずもないのだ……．

K先生には，「先生，ヘルニアがそこまでいってしまったのなら，あと半年もたたないうちに馬尾症状が出ますよ！ そうなったら，おしっこ垂れ流しの寝たきりですよ」とおどされた．そういえば最近尿意や勢いが乏しい．確かに垂れ流しが近いだろう．

かなり前から，座ったとたん痛みが増強して，立ったまま診察していた．ただ最近は2人続けては立って診察していられない．ベッドで横になっても圧迫痛がひどい．患者さんの「先生もお大事に」というやさしい言葉だけが支えになっている．

「先生にぴったりの所を紹介しますよ」，「医師不足で併設のクリニックも撤退して，先方も困っているようなので人助けにもなります」，「最期は病院長で終わって下さいよ！」とある精神科病院の……またも「雇われ院長」のポストであった．

医療経済学に関して，K先生は異常に頭が働く人である．「週に数日，先生の都合のいい日に来てくださって，給与体系は……」

① ただ来て横になっているだけ　○千円／時

② 外来患者診察１人につき　○百円

③ 入院患者診察１人につき　千○百円

④ 指定医加算が１人につき　○百円

⑤ 新患加算　千○百円

⑥ 診断書一通につき　○百円
⑦ ただし年金診断書は　千○百円
・
・
⑩ 当直 1 回につき　○万○千円
⑪ 休祭日日直 1 日につき　○万○千円
と細分化されている.

つまり私が「垂れ流しの寝たきり」であっても，往復寝たままで運ばれ「院長室で鎮痛薬によるせん妄状態となり，大声で叫んで指揮の真似事をしていたとしても」○万○千円 / 日の収入になるというのだ. もっといえば私が精神病状態の入院患者になろうと，だ……と十分私が錯覚する以上の説得力をもって提案して（いや押し付けて）きたのだ.

「今の院長が理事長と仲が悪くて」，「病院を乗っ取ろうとしているんです……」. そこで「高桑先生のように人当たりがよくて，月のうち 9 か月は人の言うことを素直に聞く（つまり何の思想も信条もない）人が入ればすべて丸くおさまるのです」，「ただ残りの 3 か月は言うことを聞かないのが困る」（作家北 杜夫氏ほどの気分の波はないはずだが）.

「その院長を追い出すのはもちろん私の仕事です」と TV の悪徳病院ものを観ているようなストーリー展開だ.

私は N 病院を出て少し楽になった腰を伸ばしながらお互いちっともかわってない.「メンツ・自己実現」の K 先生と「小金と色」の私では勝負にならない, と 20 年前の「共同開業」の頃（悪夢）を思い出した.

さて，これから私はまた「雇われ院長」をやるのだろうか？
さらなる航海は迷走に迷走を重ねるであろう.

「後悔先に立たず」

と，またあの「交響曲第 1 番」のメロディが遠くから聴こえてきた. とうとう今度こそ「自己実現」の時がやってきたのだ. 私はオーケストラに向かって指揮棒を大きく振り回した……. そして……あの恍惚な歓喜のうねりがクライマックスに達したとき……また急にほっぺたをたたかれた.

「痛い！！」

「赤信号だぞ」と同居人はどなっていた.
やはり K 先生のお誘いは薬剤性のせん妄ゆえだったのか！？

とうとう信号もわからなくなったのだ．

どくとるマンボウは水産庁の漁業調査船に船医として乗り込み，世界を周遊した．一方私はとうとう寄港する港も見失い，「雇われ院長」として，せん妄のなか，誤って「タイタニック号」に乗ってしまったのかもしれない．

願わくは，沈没するまでに新たなロマンス（色）が芽生えんことを……．

（髙桑　光俊）

2．要領がいい「右腕」の落とし穴

どの組織にも，トップがいて，「右腕」になる人物がいるものである．個人経営のクリニックであれば，院長とその妻，または事務長，法人経営のクリニックであれば，院長と理事長，または看護師などが多くのパターンであろう．

私はソーシャルワーカーでありながら，その前職での経験を買われ，「現場で働くコンサルタント補佐」であった．

流れはいつもこうだ．法人本部で新しい医療機関の立ち上げが決定する．すると，会社から持たされている私の携帯電話が鳴る．「山田，立ち上げのチームに入ってくれる？今度○○（場所）でクリニックやることになったから．（ガチャン）」有無を言わさず，チームに加わることとなり，それまでの業務をほかの人にお願いして本部へ向かう．

さて皆さんは，チームと聞いて，何人を思い浮かべるだろうか．

私が言うのも失礼だが，医療機関を立ち上げるにはそれなりの資金が必要である．最初は経費を削減したいもの，それはどこの医療機関でも同様であろう．いちばん経費がかかるのは，医療器材と人件費だ．しかし医療器材については，無論，精神科ではほとんどかからない．となると削るのは人件費であるのは自然な流れ．というわけで，チームはなんと２人，私を含めた人数だった．医療事務員の女性Ｓ氏と私だけで，工事が済んで間もない雑居ビルの部屋に入り，ソファやデスク，PC を買いそろえるところからスタートする．物品が届くまでのあいだに，開設手続きを行い，医師の具体的な要望を聴取し，パンフレットを作成し，営業にも出る．

これだけの作業を２週間で進め，実際にクリニックをオープンするのだから，当然，従事する者には残業が発生する．労働基準監督署では法定労働時間は１日８時間と決められているが，残業代込みの契約で就業する私にはまったく関係ない．ときにはクリニックに布団を持ち込み，泊まりながら作業する．

思い起こせば，心理学科の学生の頃，教授に「山田は要領が良くて調子が良い」と言われていたが，それはほめ言葉だったのだろうか．

確かに効率よく作業を進めるのは得意で，社会に出てからも「仕事が速い」とよく言われ，それに応えるようにスピード感を保ちながら，「業務過多」という認識をもたずにどんどん仕事をこなしていた.

何とか無事に開院し3か月を過ぎた頃も，相変わらず事務員と2人体制だった．期待以上の新患が来る，さらに訪問診療も始めましたで，やるべき業務はとうていその日のうちに終えられない量になり，疲労困憊で半分寝ながら作業していたその時だった.

おつきあいのある施設の方から,「先日ご相談した患者様の件ですが～」と言われても，いつのことなのか，誰の話なのか思い出せなくなった．頭痛や吐気がひどくなり，判断力が低下した.

新患のインテークを任され，「業務時間が長く，残業続きで出社できなくなった」患者の話を聞いていた自分が，同志になった．おかげさまで完全に患者の状況を想像し，共感できるようになった．力尽きた私に対し,医師陣からの理解は深く得られたものの,医療や精神科をほとんど知らない本部の人間からの理解は得られなかった.

会社からすると，やり続けたほうが悪い.

幸い，私は服薬もほとんどせず，休暇を経て復帰することができた．一方で，クリニックはS氏1人体制となり，新たに人員増加するも，不協和音を鳴らし続け，結局，私が復帰してから1年半は復旧作業に費やした.

現在は医師も含めて食事やイベントを企画し，仕事以外のコミュニケーションを取る余裕と環境が整い，開院当初の苦しみは1ミリも感じられない.

経営が安定するまで走り続ける．当然，コストが回らないと継続できない.

しかし，たった一人がすべてを把握しているという体制にはぜひ危機感をもっていただきたい．昨今，業務過多での事故・事件は注目されており，社内のストレスチェックが義務づけられた．時代背景に合わせた労務体制に，いま一度見直すチャンスではないか．誰かに業務が偏っていないか，仲間はずれになっている人はいないか．リスクは分散されているか．医療者も含め，従業員のメンタルヘルス，そして就労に対する満足度を上げるチャンスととらえて，いま一度現状を見直してみてはどうか．一人が倒れたらすべてが終わる，のはあまりにもったいない．私もまた，これを機に，間違っても「タイタニック号」には乗らずに，医療の一端を担えるように邁進していきたいと考えている.

（山田　真弓）

Ⅱ

精神科クリニックの現状と課題

1 精神科クリニックの現状と課題
――大都市の場合①

紫藤昌彦
紫藤クリニック

1 はじめに

国民皆保険制度と自由開業医制に支えられ，われわれは現在のところ場所や規模を問わず精神科診療所を自由に開業できる．それゆえ精神科診療所は都市部を中心に全国的にその数を増し，今や患者にとって最も身近な精神科の医療機関となっている．また，小規模診療所から多機能型診療所まで，精神科診療所の機能の幅も広がってきている．

精神科診療所は入院中心から外来中心への流れ，疾病構造と病態の変化，精神科医の増加と志向性の多様化，診療報酬における通院精神療法・デイケアの点数化などが追い風となり，地域医療を実践する場として発展してきたが，近年は児童思春期，老年期，アルコール，女性，産業精神保健など，専門分野に特化した診療所も増えてきている．

それぞれの診療所の立地や規模，専門性によって診療所の機能は異なる．筆者は東京都新宿区で小規模診療所を開業しているので，ここでは主として大都市における小規模診療所の現状と課題について論じたい．

2 精神科診療所の発展の背景

精神科診療所の経営に不可欠の精神療法（カウンセリング）の診療報酬が，健康保

紫藤昌彦（しどう・まさひこ） 略歴

1954年東京都生まれ．1979年弘前大学医学部卒．国立病院医療センター精神科．1984年国立療養所久里浜病院精神科．1988年外務省在ヨルダン日本大使館医務官．1991年東京都北区赤羽保健所予防課長．1995年国立国際医療センター精神科．1997年東京都新宿区にて紫藤クリニックを開設，現在に至る．

現在，（医）社団コスモス会紫藤クリニック理事長・院長，日本精神神経学会理事・代議員，日本精神神経科診療所協会副会長，東京精神神経科診療所協会副会長，東京都医師会代議員．

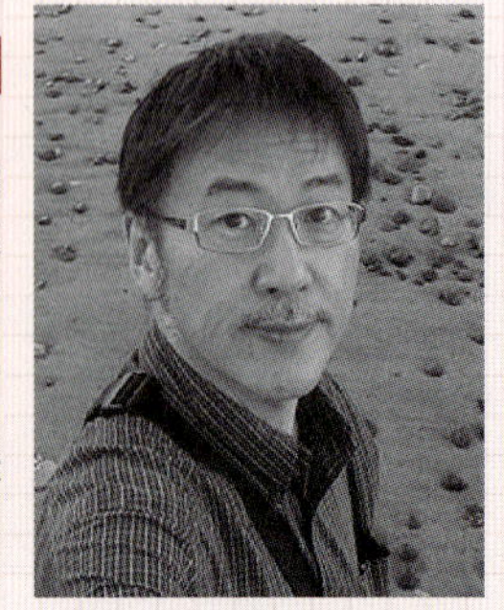

険の点数に初めて採り上げられたのは1972年（昭和47年）である．しかし，それは1回40点にすぎず，その時代の診療所の経営は容易ではなかった．1974年（昭和49年）12月に全国組織である日本精神神経科診療所医会が結成されて，それ以降，精神科診療所が各地に開設されるようになった．1977年（昭和52年）には精神科の診療項目，点数ともに大幅な拡大，引き上げが実現し，カウンセリングの点数は40点から一気に200点となった．

また，昭和50年代から60年代にかけて，精神科医療は入院中心の閉鎖的医療から，開放的医療・外来通院医療へと徐々に変化していった．精神科医，看護師，ソーシャルワーカー，臨床心理士などによるチームをそろえた重装備型の診療所も出現し，1981年（昭和56年）には小規模デイケアの診療報酬が認められた．

1988年（昭和63年）には精神障害者の人権への配慮と社会復帰の促進を図る観点から，主要な入院形式としての任意入院，医療保護入院，措置入院の設定，精神保健指定医や精神医療審査会の創設等を内容とする精神保健法が施行された．そして，カウンセリングの点数は1990年（平成2年）には300点に引き上げられた．1997年（平成9年）には介護保険法が制定されたが，その結果として精神科診療所は従来からの活動に加えて，高齢者問題，介護保険における専門的対応などに関しても，大きな役割を担うようになった．

精神科診療所の診療報酬はさらに拡大し，1998年（平成10年）には通院精神療法が392点に引き上げられた．しかし，この時期をピークにして，その後2年ごとの診療報酬改定のたびに，通院精神療法の点数は引き下げられ，2012年（平成24年）以降は30分未満330点（ピーク時の84.2％）で現在に至っている．

精神科医療における外来志向の流れは続き，日本精神神経科診療所協会の会員数はいまだに増え続けているが，都市部における精神科診療所数の増加や診療報酬の引き下げの影響を受け，ここ5，6年の増加率は鈍化の傾向にある．

3 精神科診療所の現状

厚生労働省の「平成26年（2014年）医師・歯科医師・薬剤師調査」によると，わが国の精神科医師数は同年12月31日現在，1万5,187人（平均年齢51.1歳）である．うち，診療所の精神科医師数は3,774人（同56.9歳）で，精神科医師の24.9％が診療所に所属しており，精神科診療所の医師は全精神科医師の平均年齢より5.8歳高かった．また，2015年（平成27年）に実施した日本精神神経科診療所協会の会員基礎調査報告書[1]によると，会員のなかで精神保健指定医は91.8％，日本精神神経学会精神科専門医は79.9％であった．精神科診療所の常勤医師数は平均で1.16人，非常勤医師を常勤換算して加えた常勤医師数は平均1.38人であった．自らが行っている精神科治療に関しては，診療報酬上の「通院精神療法」以外に，デイケア（16.7％），訪問診療（14.4％）などがあがっている．

これらを総括すると，精神科医師の4人に1人は診療所を開業もしくは診療所に勤

表 1 小規模診療所とは

- 精神科診療所の基本単位
- 日精診の会員診療所の多くは小規模診療所
- 最低，医師一人でも開設可能
- かかりつけ医機能をもちうる
- 患者さんが選んだ主治医がいつでもそこにいる→患者さんの安心感
- 敷居が低く，受診しやすい

（後藤英一郎．精神科診療所から見た精神科医療のビジョンプロジェクト報告書．2017[2]より）

務していることになる．しかも，病院勤務を経験して精神保健指定医や精神科専門医を取得したベテランの精神科医が多い．精神科診療所は圧倒的に少ない医師数で運営されていて，8 割以上がデイケアや訪問診療を行っていない診療所であることがわかる．

いわゆる“小規模な”診療所が大多数なのであるが，ここでは後藤英一郎[2]による“小規模診療所”の特徴を表 1 にあげる．それによると，小規模診療所は精神科診療所の基本単位で，医師 1 人でも開設が可能で，いつ受診しても同じ医師がいることが患者の安心感につながっているという．プライベートな問題は自分が選んだ信頼できる医師にのみ相談したいと思うのは人間にとって自然の心理であるので，小規模診療所の存在意義は大きい．また，小規模診療所はかかりつけ医として地域の医療機関，介護施設と連携し，地域包括ケアシステムの一翼を担っている場合も多く，敷居が低くて受診しやすいのが特長である．

4 大都市における小規模診療所

大都市は人口規模が大きく公共交通機関が発達している．居住地と職場・学校とが県を跨ぐことも多いため，患者の受診行動は多岐にわたる．また，大都市は家賃相場が高いため，診療所として大きな面積を確保しにくい．このような種々の事情により，大都市の診療所には，地域医療を実践するいわゆる「地域型」の診療所と，特定の専門分野に特化した診療を行ういわゆる「専門型」の診療所の 2 つの流れができている．このように考えると当院は地域型の小規模診療所ということになる．

診療所の限られたスペースで地域医療を実践するためには多職種スタッフの活用が重要である．小規模診療所における院内多職種スタッフとしては，精神保健福祉士，臨床心理士，看護師などを配置している診療所が多い（表 2）．精神保健福祉士は就労や生活などの相談，家庭・職場・福祉施設・学校等への訪問活動，患者との同行見学，同行相談などを通して，主として他機関に患者をつなげる仕事を行っている．また，デイケア・ナイトケア実施医療機関においては，デイケア・ナイトケアスタッフとして患者を支援する役割を担っている．一方，臨床心理士は各種心理テストを介したアセスメント，心理カウンセリングなどの相談業務に加え，デイケア・ナイトケアスタッフとして患者を支援する役割も担う．精神保健福祉士の連携業務に対して，臨床心理士は心理専門職として患者の診療の一部を分担する役割を期待されることが多いように思われる．看護師は汎用性のある医療系資格保有者として，医師のさまざま

表 2 小規模診療所における院内多職種スタッフ

◉精神保健福祉士
- 就労や生活などの相談
- 訪問活動（家庭，居宅施設，通所施設，職場，学校等）
- つなぐ：同行見学，同行相談等，他機関につなぐ
- 他機関につないだ後，連携しながら支援

◉臨床心理士
- 心理テストによる評価
- 心理カウンセリング

◉看護師
- 相談，訪問など

な診療行為を補助する業務を担っているが，精神科の医療現場においては，精神疾患患者の各種相談や訪問看護，診療報酬算定下の認知行動療法，デイケア・ナイトケアスタッフとしての支援も行う．

小規模診療所において，精神保健福祉士や看護師は常勤の形態で雇用されることが多いのに対し，臨床心理士は非常勤の形態で雇用されることが多い．前二者が診療所の多様な連携業務，診療補助業務を担っているのに対し，後者は個別患者の診療の一部を分担する場合が多いためと考えられるが，これらの職種配置はその診療所の診療内容によって大きく異なっている．その他，院内処方診療所においては薬剤師を，さらに臨床検査技師，作業療法士，栄養士等を配置する診療所も存在するが，小規模診療所はその規模の小ささゆえ，多くの職種を擁することは難しい．診療所が小さいということは，職種間の緊密な連携が取りやすい反面，配置可能な職種数は限定されるという問題もある．

筆者が開業する東京都新宿区の特徴としては，都庁や防衛省といった重要な行政機関が存在すること，交通網が集中し昼夜間人口比率が 220 と昼間人口が多いこと，外国人割合が 12.4 %で都内 1 位であること，単身所帯割合が 63 %と 23 区で 1 位であることなどがあげられる．一方，精神科を標榜する大学病院が 3，総合病院が 3，精神科病院が 1 あり，精神科診療所に至っては 53 か所存在するなど，豊富な精神科医療資源がある．このような地域特性が個々の診療所の専門性と相まって，それぞれの診療所の個性を形づくっているのである．

5 小規模診療所の地域連携

小規模診療所では院内多職種スタッフ以上に，院外の関係機関の多職種スタッフとの連携・協働が重要である．小規模診療所は小規模ながら地域の一医療機関として院外のさまざまな機関と連携し，それらの機関の多職種スタッフとの地域ネットワークのなかで，多職種連携を実践している．しかし 2016 年の東京都の精神科医療機関連携の調査によると，病院・診療所ともに連携体制の構築は必要と考えながらも十分に連携がなされておらず，特に診療所にその傾向が強いことが指摘されており，医療機関同士の連携体制すら不十分な実態が明らかとなった．

精神科診療所は地域に開かれていなければならない．地域の諸機関との連携に関し，

小規模診療所が実践しやすい方法は，患者の診察に同行してくる多職種スタッフを診察室に招き入れて同席診察することである．同席診察のメリットとは，医師にとっては多職種スタッフからの情報を得ることで患者理解が深まるということである．診察室での限られた時間に，医師の前で患者が語る内容は限られている．多職種スタッフからもたらされるさまざまな場面での患者の行動観察情報は，医師の診療におおいに役立つ．一方，多職種スタッフにとっては，医師の診察に立ち会い，医師と患者とのやり取りを聴くことにより患者理解が深まるなど，双方にとっての利益がある．医師，多職種スタッフ間のやりとりにより，タイムリーなケアマネジメントにつながる．

一方デメリットとしては，たとえば患者の利益と会社の利益が対立し，患者から守秘義務を課せられている場合の対応が難しいことがあげられる．また，患者が遠方から通院してくる場合に多職種スタッフ同席診察は物理的に困難なことが多いと思われる．

地域の機関との日常的な連携には電話連絡が有用である．しかし，精神科診療所の臨床現場において，医師は診療に追われていることが多いため，他機関からの電話に応じる余裕がなく，あるいは応じてもわずかな時間しか割けない場合が多い．そのような現状において，精神保健福祉士が他機関との電話連絡の役割を担うようになると連携はスムーズになる．彼らの仕事の多くが診療報酬評価外サービスになっていることが，彼らの雇用がいっこうに拡大しない大きな要因であろう．すべての診療所で常勤の精神保健福祉士が雇用できるような診療報酬体系の見直しを望みたい．

6 おわりに

本項では大都市における小規模診療所の現状と課題について，地域連携の観点から論じた．精神科診療所の開業医として地域医療に従事していると，あちこちから広範で多様な役割を期待されていることを感じる．身体科開業医からは精神科医としての専門性を期待される．患者・家族からも専門性を期待されるが，一方でかかりつけ医としての非専門性を期待される場合もある．“専門医と非専門医とのダブルスタンダード”が地域型の小規模診療所の特徴である．

本来，精神科の診療は，多くの人がかかわるより，一人の人がかかわったほうがよいという考え方もある．しかし，一人ですべての課題に対処することは難しい．多職種が成熟してきた現在，一人で抱えるよりチームで課題を共有するほうが，診療が深まるのではないか．そのためには多職種スタッフに対する理解と尊敬が必要である．プライベートな問題が持ち込まれやすい診療所においても，多職種スタッフの視点を取り入れて，精神科診療所の機能の向上を図ることが重要と考える．

文献

1）日精診会員基礎調査検討委員会．会員基礎調査報告書 平成 27 年度．日本精神神経科診療所協会；2016.
2）後藤英一郎．小規模診療所．精神科診療所から見た精神科医療のビジョンプロジェクト報告書．日本精神神経科診療所協会；2017．pp47-50.

2 精神科クリニックの現状と課題
―大都市の場合 ②

西松能子
あいクリニック神田

1 はじめに

精神科診療所の概括的な歴史と発展，現状に関しては，すでに本書冒頭の「I-A. メンタルクリニックの歴史」および前項「1. 精神科クリニックの現状と課題―大都市の場合 ①」で詳細に記述されているので，参照してほしい．本項では，主に都市部における多様な機能をもつ診療所の成り立ちと役割について述べる．

2004年9月の「精神保健福祉政策の改革ビジョン」以来，厚生労働省により，精神科病床縮小の促進，それに伴い精神科患者の地域社会での生活支援を行う精神科診療所を促進する方向へ誘導されてきた（図1）[1]．また，訪問診療や訪問看護，デイケアなどにより，包括的に地域生活を支援する多機能垂直統合型診療所が展開していくことが要請されている．24時間救急受け入れをする診療所としてACT（Assertive Community Treatment；包括型地域生活支援プログラム）診療所が2003年に試行され，2008年から本格的に始動し，2017年10月時点ですでに全国で50か所を超えるACT診療所が開設されている．首都圏でもACT診療所は2か所で運営されている[2]．一方では，2006年の障害者自立支援法施行（現 障害者総合支援法）によって，医療法人による福祉施設の運営が認められて以来，介護保険と連携して認知症デイケアを運営する診療所，教育と協働して不登校を対象とする思春期青年期のデイケア，就労移行支援事業所と連携するリワークデイケアなど，都市部の多機能診療所は医療と福祉の協働を多面的に展開しつつある．さらに，軽症化する外来群の増加に対応し，心

西松能子（にしまつ・よしこ）　略歴

1979年大阪医科大学卒．
1994年コーネル大学医学部客員研究員，1996年同大学医学部客員教授を経て，2003年あいクリニック神田を開設する．
2006年立正大学心理学部教授．
女性のうつ病，身体表現性障害の治療を専門とする．

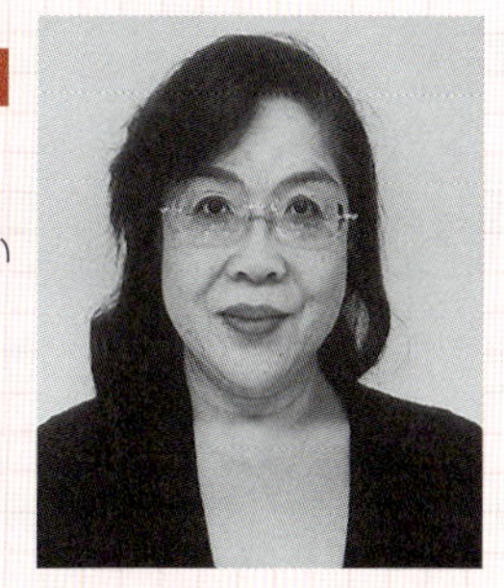

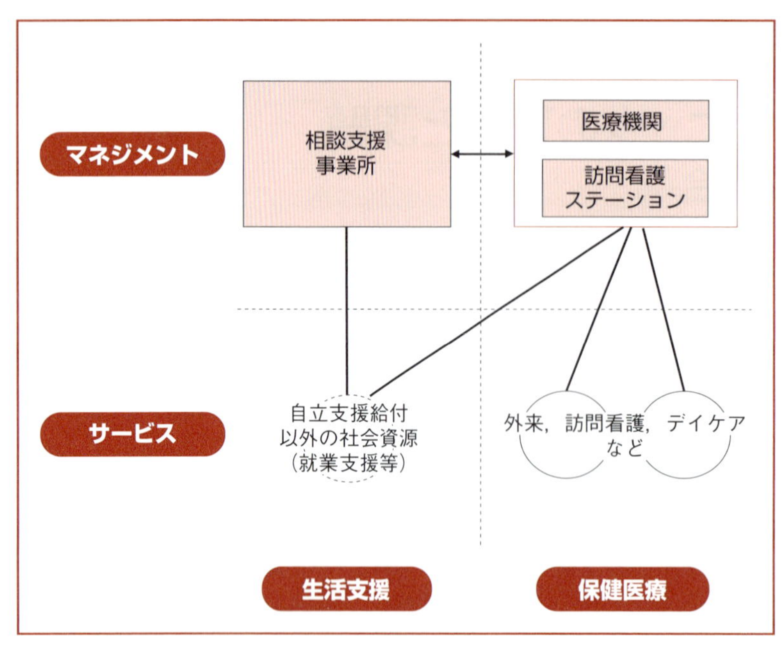

図 1 マネジメント体制の例
（厚生労働省．第15回今後の精神保健医療福祉のあり方等に関する検討会資料3．2009[1]より）

理職と協働する多機能診療所もある．機能分化のなかで生成，発展した都市部多機能診療所の現状と課題について述べていきたい．

2 多機能診療所の生成

日本精神神経科診療所協会の「精神科診療所における地域生活支援の実態に関する全国調査について」(2014年3月）によると，精神保健医療福祉体制が入院医療から地域生活へと転換するなかで，多機能垂直統合型診療所が増加していることが示されている．2013年調査時点で精神科デイケアや訪問看護，自立支援事業所を併せて実施している多機能型の精神科診療所は30％強にのぼるとしている[3]．さらにこの調査は，多機能垂直統合型診療所が精神疾患患者の再発・再入院予防に貢献し，調査時点でのGAF（Global Assessment of Functioning）が30台以下の重度の精神疾患患者への支援を行い，外来で維持していることも明らかにした．一方，一般の精神科診療所においても，30％以上の小規模診療所が訪問看護・訪問診療等のアウトリーチ活動などを何らかの形で実施していることが調査でわかった（いわゆる水平連携型診療所）．一般診療所におけるこのような機能については前項で報告しているので，本項においては多機能垂直統合型診療所の実態について述べていく．

大都市では，診療所として大きな面積を確保しにくく，比較的小規模な診療所が多く，大都市部の垂直型多機能診療所，ACT診療所，多機能認知症診療所は地方に比べると少ないといわれている．しかし一方では，精神科病床が郊外に多く，中心部には病床が少ないことから，エンドユーザーの多機能垂直統合型診療所へのニーズは大きい．都市部では，精神科クリニックは敷居が低く，受診しやすいことが特徴とされ[4]，適応障害など増加が著しい軽症群から重症群まで幅広いエンドユーザーへの対応が求められている．

3 大都市の多機能診療所 ―重症例の外来化，軽症例の増加と多様化

大都市における多機能垂直統合型診療所は，精神保健上の多様な機能をもち，垂直統合型の医療チームを形成し，それぞれの診療所の診療指針をスタッフが共有し，患者情報の共有，多職種による迅速な対応，適時の在宅訪問など，医療・福祉両面からの支援を行っている．それらが相乗効果を生み出し，多彩な機能をもち，在宅で重症を支えることが可能となっている．特に，東京都内においては，「ひまわり」など精神科救急システムへの診療所の参画，24 時間電話対応（メンタルケア協議会による「こころの電話相談」）への参加，前項で述べられているケア会議などへの参加や開催など，病院機能を代行しうる体制が整いつつある．

国際的に精神科病床の縮小促進と平均在院日数の短縮促進が求められて久しい．OECD（Organisation for Economic Co-operation and Development）ヘルスデータおよび厚生労働省病院報告によると，2012 年現在，日本はアメリカの 5.4 倍の病床数をもち，6.1 倍の在院日数である[5]．病床縮小と在院日数短縮を求める国際的潮流の中で，厚生労働省は病床縮小，地域社会におけるノーマライゼーションを進めている．これらの促進は，わが国では先進国中最も高い民間病院比率を背景に，保険点数による誘導によって行われている．その結果，2003 年以降，精神科診療所フィーバーと呼ばれるような状況が出現した．現在はやや鎮静化しつつあるが，なお継続しているといえる．精神科首都圏診療圏では，佐々木病院（こころの風クリニックグループ）や村上病院（村上医院）など病院を廃院し，高度な機能をもった多機能垂直統合型診療所へと転換した例が出始めている．また，一方では，錦糸町モデル[6]として知られる錦糸町クボタクリニックやアルコールデイケアを中心にデイナイトケアを大規模に展開している榎本クリニック，認知症疾患医療センターを中心に地域医療を推進するあべクリニック，福祉・医療の両面にまたがる復職支援を行うメディカルケア虎ノ門，精神療法を中心とするあいクリニック神田や成城墨岡クリニック分院など，都市部における多機能垂直統合型診療所は多彩な展開をしている．適応障害，家族内葛藤など従来の精神科医療では軽症とされる群に対応する多機能診療所は，心理職を数多く配置し，多様な心理療法で対応している（表 1）．

表 1 適応とされる精神（心理）療法（万能の精神療法はない）

代表的な精神（心理）療法	適応疾患あるいは対象
生活技能訓練	統合失調症，発達障害，パニック障害，社交不安症，軽症群，認知症
心理教育	すべての疾患
ストレスマネジメント	統合失調症，双極性障害，発達障害，軽症群，転換性障害，解離性障害，持続性身体表現性疼痛障害
リラクゼーション	パニック障害，社交不安症，全般性不安障害，PTSD，転換性障害，持続性身体表現性疼痛障害
社会リズム療法	双極性障害
支持的精神療法	統合失調症，うつ病，双極性障害，転換性障害，解離性障害（安全の保証，確保），適応障害，身体表現性障害，パーソナリティ障害
来談者中心技法	適応障害，軽症群，健康な相談
対人関係療法	統合失調症，双極性障害，うつ病，社交不安症，強迫性障害，適応障害，摂食障害，パーソナリティ障害（B 群）
力動的精神療法	転換性障害，解離性障害（DID を除く）
認知療法（認知行動療法，マインドフルネスを含む）	統合失調症，双極性障害，うつ病，パニック障害，社交不安症，醜形恐怖症，強迫性障害，PTSD（認知再構成法），適応障害，身体表現性障害，摂食障害，パーソナリティ障害
行動療法（曝露法，フラッディング法，反応妨害法など）	パニック障害，全般性不安障害，社交不安症，強迫性障害，慢性疼痛，身体表現性障害，PTSD，パーソナリティ障害
EMDR，PE	PTSD，PTSD 機制の適応障害
家族療法	摂食障害，アルコールなど依存症，認知症
森田療法	社交不安症，パニック障害，全般性不安障害，強迫性障害，身体表現性障害
内観療法	神経症，摂食障害，アルコールなどの依存症，心身症
キャリアカウンセリング	復職支援

ただし，禁忌とされる精神（心理）療法（たとえば，統合失調症に対して来談者中心技法を行うなど）に留意すること．

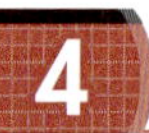

4 大都市における多機能診療所

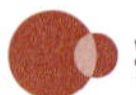

病院機能の受け皿（重症例の外来化）―多機能垂直統合型診療所

精神科デイ・ナイトケアは，原語では“day hospital”あるいは“night hospital”と呼ばれるように，病院機能の一端を担うものである．精神科デイケアの効果として，精神科病床の縮小促進と平均在院日数の短縮促進が期待されている．再入院の予防，新規入院の減少，同時に入院日数，入院回数においても大幅に減少することが，日本精神神経科診療所協会の「精神科診療所における地域生活支援の実態に関する全国調査について」（2014 年 3 月）において明らかになった[3]．また，調査対象の精神科デイケアプログラムでは，多様なプログラムが組まれており，1 週間のプログラム中，「時間を過ごす」機能が最も長く 10 時間以上，次に日常生活の改善・課題遂行能力の改善が 6 時間，対人関係の改善・心理教育・就労就学支援が 4 時間であった．これらの取り組みの結果，デイケア後に 33.3 %が就労または就学したという結果が得られている．また，就労継続支援事業所（作業所）などへの就労系福祉サービスに 33 %が結びついていた．この結果からみると，2013 年時点ではいわゆるデイケアへの沈殿がきわめて少ないことが示唆され，精神科デイケアの社会復帰への有用性が認められた．一方では，ACT や訪問看護などデリバリー型精神科医療がひきこもりや重度の精神病状態への一定の効果を果たしていることもわかった．多機能垂直統合型診療所は，病院機能の一定部分を代替することが可能であるという調査結果であった[3]．

リワークデイケアなど多様化するニーズの受け皿—目的が特化した多機能診療所

◆都市部におけるデイケア—リワークデイケア（産業との協働）

2015年に施行されたストレスチェック制度は，就労者の精神的な健康を促進，維持することを目的に施行され，これにより精神科医療は以前にも増して産業と協働することとなった．

2005年に復職のためのデイケアプログラムが，東京都心で初めて職域病院以外の医療機関において開始された（メディカルケア虎ノ門）．その後，2006年の障害者自立支援法（現行の障害者総合支援法）により，福祉領域の就労移行支援事業所が類似の形で産業と協働することが可能となり，2013年の改正によりさらに促進された．一方，医療法人による福祉領域の施設運営も可能となり，いくつかの多機能垂直統合型診療所は，休職者にはリワークデイケアを，退職者には就労支援事業所への参加を推奨するようになった．企業側もうつ病など慢性の神経疾患に罹患した社員の復職リスクを軽減させ，十分な観察期間を担保するためにこれらの施設を利用するようになった[7]．

◆遷延化，外傷化する適応障害群への対応—軽症とされる群の重症化

東京など大都市中心部の診療所におけるエンドユーザー群のなかでは，適応障害群の割合が増加している．2013年のDSM改訂において適応障害の遷延化，遅発発症が認められた[8]．すなわち，心因となる出来事は定義されているトラウマには該当しないが，従来の適応障害の定義を超えて罹患期間が長期に及び臨床症状が心的外傷後ストレス障害（posttraumatic stress disorder：PTSD）と同様の病態を示す群を呈示した．都心部の診療所においては治療が困難な適応障害群が増加している．治療において，薬物療法と通常の外来通院精神療法では寛解せず，PTSDと同様の技法が要求される．さらに，通院期間もうつ病群と比較して有意差がない．病態水準の重い対象群に用いられる精神療法が要求されるため，心理職との協働が必要となる．また，適応障害群のなかには，背景に虐待など心的外傷をもつ者も実臨床ではときに認められ，精神保健福祉士など心理職以外の多職種との協働も必須となる．重症，遷延化した適応障害群に対応するために，多職種と協働多機能診療所の存在が欠かせない．

◆発達障害群への対応

現代社会の変化に伴い，業務のどの領域においても専門性と同時に協調する力，マネジメント力が求められるようになりつつある．従来のように高度な専門性のみで説明責任を免れることはできなくなりつつある．たとえば医師などの専門職においてもパターナリズムは時代遅れとなり，説明と同意—エンドユーザーの心理を理解し，同意を得ること—が必須となっている．そのような社会的変化や時代背景のなか，軽度の発達障害をもつ人々が，高学歴の専門職であってもつまずきやすくなり，結果として発達障害の事例化が増加している．近年，都市部精神科外来では職場や家庭で事例

化した発達障害群が受診することが多くなっている．WHO（世界保健機関）の簡便な検査を行い，発達障害を推定診断することは可能であるが，詳細な検査を行おうとすると多くのマンパワーを要する．現時点で，WAIS（ウェクスラー成人用知能検査）などの高次脳機能検査が発達障害診断の傍証となるが，これらの精査は心理職などマンパワーを要する．治療においても薬物療法は限定的で，多職種による働きかけや，集団精神療法などの心理教育やピア・トレーニングが欠かせない．多職種協働を行う多機能垂直統合型診療所のなかでも臨床心理職との協働が中心となる施設において行われることが多い．

介護・福祉・教育との協働

◆認知症疾患医療センター

2015年にスタートした認知症疾患医療センターであるが，2017年現在，都内診療所における認知症疾患医療センターは，城東部と城西部にそれぞれ1診療所がある．城東部の診療所は多機能垂直統合型診療所であり，訪問看護センターを併設している．地域包括支援センターや社会福祉協議会と協働し，地域の認知症患者を外来で支えている．

◆福祉・教育との協働

不登校，ニート（not in education, employment or training：NEET）など，在宅ひきこもりに働きかけるためには，精神保健福祉士による行政との連携，ケースワーク，臨床心理士など心理職による訪問など多くのマンパワーを要する．都心部ではACTの形態でこのような福祉・教育との連携を行うニーズがあるため，多機能診療所のなかにはこの領域で積極的に活動している診療所がある．

精神科診療所の方向性の模索に向けて

地域に根差す精神科診療所は，精神科医療のフロントラインである．日本精神神経科診療所協会の「精神科診療所における地域生活支援の実態に関する全国調査について」(2014年3月)[2]によると，精神変調に気づいた日から精神科診療所に受診するまでの期間（duration of untreated psychosis：DUP）が3か月未満55.7％という調査結果を得ている．総合病院や精神科病院へのDUPに比較して短く，早期受診につながっている．一方では大都市圏の診療所の80％以上が予約診療を行っており，緊急対応が困難であり，精神疾患の特性に対応できない側面がある．精神科病院の病床の代替機能をもつためには，公共輸送機関で30分以内でアクセス可能な診療圏に1か所以上の緊急対応が可能な多機能垂直統合型診療所が必要とされるであろう．また，社会全体の都心回帰の流れのなかで，重度の精神疾患患者が都心で生活するために，医療型のレスパイトケア（短期宿泊支援）の場を診療所が協働して運営できるならば，現時点で高いパフォーマンスを有する多機能垂直統合型診療所は精神科病院の代替として十分機能する可能性がある．現代の日本社会の課題である青少年の逸脱，非社会化，就労者の疲弊，認知症患者の増加に，専門性をもつ多機能垂直統合型診療所が有効である可能性をさらに探索していく必要がある．

4 おわりに

大都市圏の多機能診療所は，精神科医療の多面的なニーズの広がりへの対応を求められている．大都市圏の精神科エンドユーザーは，従来の精神科医療が対象としてきた臨床群のみならず，適応障害，特にPTSD症状を呈し遷延化した適応障害，発達障害など薬物療法のみでは対応困難な臨床群の割合が増加している．一方では政策的に重症例の在宅化，認知症の在宅加療も進行しており，多職種による多面的な治療の展開が求められている．

文献

1）厚生労働省．ケアマネジメント・ACTについて．第15回今後の精神保健医療福祉のあり方等に関する検討会資料3．2009．http://www.mhlw.go.jp/shingi/2009/03/dl/s0326-8d.pdf
2）NPO法人地域精神保健福祉機構（コンボ）．ACTガイド　包括型地域生活支援プログラム．2010．http://www.mhlw.go.jp/bunya/shougaihoken/cyousajigyou/jiritsushien_project/seika/research_09/dl/result/07-02b.pdf
3）公益社団法人日本精神神経科診療所協会．厚生労働省 平成25年度障害者総合福祉推進事業「精神科診療所における地域生活支援の実態に関する全国調査について」2013．http://www.japc.or.jp/library/data/kenkyu/H25hokoku％20p1-216.pdf
4）後藤英一郎．小規模診療所．精神科診療所から見た精神科医療のビジョンプロジェクト報告書．2017．http://www.japc.or.jp/library/data/vision/4.share.pdf
5）厚生労働省．第8回精神障害者に対する医療の提供を確保するための指針等に関する検討会 参考資料．2014．http://www.mhlw.go.jp/file/05-Shingikai-12201000-Shakaiengokyokushougaihokenfukushibu-Kikakuka/0000046405.pdf
6）厚生労働省．多機能型精神科地域ケアによる医療継続支援．2016．http://www.mhlw.go.jp/file/05-Shingikai-12201000-Shakaiengokyokushougaihokenfukushibu-Kikakuka/0000141626.pdf
7）秋山　剛．厚生労働省障害者対策総合研究事業 うつ病患者に対する復職支援体制の確立 うつ病患者に対する社会復帰プログラムに関する研究．厚生労働省；2015．
8）American Psychiatric Association. Diagnostic and Statistical Manual of Mental Disorders, 5th edition. American Psychiatric Publishing；2013／髙橋三郎，大野　裕（監訳）．DSM-5 精神疾患の診断・統計マニュアル．医学書院；2014．

3 精神科クリニックの現状と課題
――地方都市の場合 ①

白潟光男
こおりやまほっとクリニック

1 郡山市の特徴

筆者が運営しているクリニックは福島県の中央に位置する郡山市にある．人口は約33万人で東北地方では宮城県仙台市，福島県いわき市に次いで3番目に人口が多い．東北の玄関口として新幹線の駅があり，また県内の交通網としては電車や高速道路の乗り換え口として人々の往来が盛んである．ちなみに福島県の県庁所在地は郡山市ではなく福島県の北部に位置する福島市で，人口は郡山市よりも少ない約29万人である．

医療圏から郡山市をみると，福島県の7つの二次医療圏のなかの県中医療圏に属する．県中医療圏の特徴は，地理的に他の医療圏と最も多く接しているため，他の医療圏からの受診が多いことがあげられる．

精神科医療の観点では，それぞれ他の二次医療圏の中心都市であるいわき市，福島市，会津若松市に比べて入院治療が可能な病院が少なく，特に総合病院のなかに入院可能な精神科が稼働しているところは一つもないというのが現状である．そのためか精神科を標榜しているクリニックは県内の他の都市に比べて多いようである．

2 地方都市の精神科クリニックの現状

薬物療法の現状

郡山市の精神科クリニックは，郡山市内あるいはその近郊の病院で勤務していた医

白潟光男（しらがた・みつお） 略歴

1965年札幌市生まれ．
1994年福島県立医科大学医学部卒，福島県立医科大学附属病院神経精神科，竹田綜合病院精神科，福島県立会津総合病院精神科，寿泉堂松南病院精神科等を経て，2006年こおりやまほっとクリニックを開設し，院長兼医療法人稔聖会理事長．
共著として『夢をかなえる精神科リハビリテーション―当事者が教えてくれる「確かなこと」』（日本評論社，2010）がある．

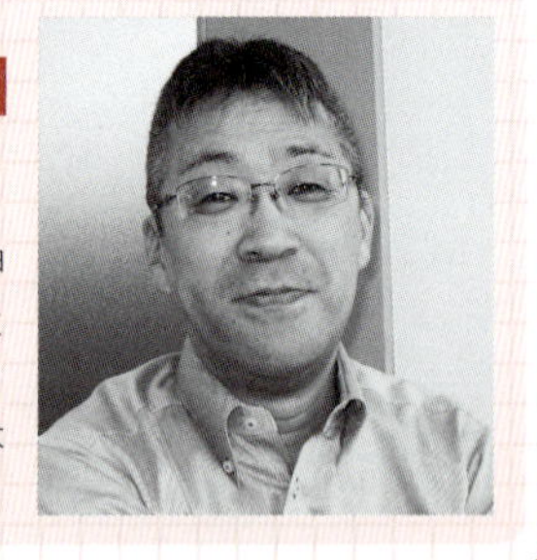

師が開業していて，病院勤務時代に診ていた当事者を長期にわたって診療している場合が多いと聞く．それとは別に福島県のなかでは商業都市といってもよい郡山市の特性として，ストレス反応性の多彩な症状を訴えてくる人や自閉症スペクトラムなどによる社会不適応を主体とする人など，外来治療を希望してくる当事者を診療することも役割の一つであると考える．

しかし，長期にわたって診療されている当事者の多くは地域で福祉的な援助などを受けて医療も継続されやすいが，ストレスなどの環境要因が主体であったり，脳機能の特性により社会不適応が主体だったりする当事者は1つの医療機関で落ちつかず，いくつものクリニックを受診することがまれではない．実際，初診時にこれまでの経緯を聞いてみると，他のクリニックの受診歴を有する人は多く，そのほとんどが薬を飲んで数回受診しているうちに良くなったと感じたか，薬を飲んでもあまり変わらなかったという理由で自ら治療を中断している．なかには同一時期に精神科のクリニックを数か所掛け持ちで受診しているという人もいて，そのことを隠し立てするわけでもなく話していることに驚くばかりである．

冒頭でもふれたように，郡山市は地理的には福島県の中央に位置していて，交通網のためなのか，郡山市を中心に東西方向あるいは南北方向に当事者がかかるクリニックを替えるということをよく経験する．東西方向は郡山市を挟み東にいわき市，西に会津若松市という福島県内では人口の多い都市があり，この3か所のクリニックを転々とするのである．南北方向は南に東北の関所として知られている白河市，北に県庁所在地の福島市である．以前，他の地域のクリニックに受診歴があり自ら治療を中断した人がまた同じような症状に悩まされて当院を受診した時に，なぜ以前かかっていたクリニックを受診しなかったのかと聞いてみたところ，「自ら中断したので怒られるかもしれないから行きたくない」と話していた．自ら中断する時に「症状が良くなったので様子をみたいです」と医師に話して治療を終結しておけば，また調子が悪くなったとしても同じクリニックにかかりやすいと思うのだが，そうは考えないようである．このような行動は，例えは悪いがクリニックの受診をコンビニに行くのと同じような感覚で考えていて，どこに行っても治療内容は同じなので「目に付いたところ」,「行きやすいところ」に行くということなのだろうか．

ただ，この例えはあながち間違いではないのかもしれない．というのは，いくつかのクリニックを転々としてきた人はどこのクリニックにかかっても治療内容は同じと考えている節が見て取れるからである．彼らは受診時，最初から自分の病名あるいは症状を話しだし，治療については以前飲んでいた薬かそれに類似する薬を希望してくる．まるでコンビニで自分の必要なものを決めて買いにくるようなふるまいである．こちらが症状発現の理由を考えたり，再燃の防止を考えたりすると，自分の意にそぐわないのか,「別のところで診てもらうからいいです」と診察室を出ていく人もいる．確かにコンビニで買い物をするのに店員からとやかく言われるのは好まないだろう．ただ医療はコンビニ感覚ではすまないところがあるとこちらは考えるのだが，受診する側にとっては薬をただ出すだけであれば自分の思うように薬を出してくれるところがいちばん行きやすいところなのだろう．地方都市といっても精神科クリニックの数はそれなりにあるので，彼らにとってどこにかかるかはコンビニを選ぶような感覚になるのかもしれない．

医療圏のなかでクリニックの数が規定されていないことやアメリカのように医療圏のなかだけで該当する地域住民の健康を守るという枠組みが明確化されていない日本では，クリニックを転々とすることは避けられない現状なのかもしれない．ただそこには薬物療法の医学的な根拠が置き去りにされているように感じてならないのだが…．地方都市ならではの地域に根差した医療を行うためにもまずはクリニックにかかる人たちが根拠のしっかりした情報を得る機会が増えていくことが重要になるだろう．その意味では偏見などの情報の偏りが根強く残るといった現状をどのように改善していくのかが，地方都市の精神科クリニックの抱える課題といえるのではないだろうか．

精神科リハビリテーションなどの非薬物療法の現状

当クリニックでは症状の改善だけではなく，生活のしづらさを改善することに主眼をおいている．そのため症状を改善するための薬物療法にこだわることなく，認知機能改善のためのトレーニング，自己洞察を高めるための認知療法，行動特性の改善を目的としたリハビリテーションなど多くの選択肢を提示できるようにしている．「薬物療法の現状」でも述べたが，精神疾患の成り立ちに基づいた治療方法を説明しておかなければ「症状に薬」という安易な手を選択してクリニックを転々としてしまう人たちを増やしてしまうと考え，当事者に選択の自由は保障したうえで薬物療法以外の治療枠を提示している．しかし，地方都市の現状といってよいのか，精神疾患＝精神障害者という図式がまだまだ根強く残り，精神科クリニックであっても就労など一般社会での適応能力を高める働きかけを行っているところはほとんどない．これでは精神科治療は薬物のみと思われても仕方がないのかもしれない．

筆者は，一般社会での適応能力を高めることができるリハビリテーション主体としたクリニックを開業理念とし，郡山の地でスタートした．もともと郡山地区での病院勤務の経験はなく，交通の利便性を最優先にあえて知らない土地で開業した．なぜ交通の利便性を重視したかというと，福島県内でほとんど行われていなかったリカバリー型のリハビリテーションを行ううえで，どの地区からでも通いやすいようにと考えたからである．10年以上にわたってそのような理念のもと運営してきた結果，薬物療法以外の治療枠を選択することで当事者の特性に変化が出てきて社会適応能力が高まるケースが増えてきている．しかし，このようなリハビリテーションを行ってみると，地域的な大きな壁が立ちふさがっていることに気づかされる．それは，野中[1]のいう社会参加を制約する障壁そのものであった．

精神疾患により休職を余儀なくされて，個人の特性に向き合って一生懸命トレーニングを行ったケースであっても，復職にあたり職場側が理解を示してくれないことが少なくない．復職までに何度も職場側との面接を繰り返すなどの手は打つのだが，精神疾患に対する古い感覚をもっている職場であれば，腫れ物に触るかのような態度をとられてしまう．場合によっては仕事をほとんど任せてもらえないなど，暗に自主退職の方向にもっていこうとする職場もある．復職ですらそうなので，病歴をオープンにしないで勤めようとしたら，履歴書の空白期間を根掘り葉掘り聞かれたり，試用期間を長く設定されたりということもあり，なかなか就労にたどり着かないというのが現状である．

地方都市では働ける場所も大都市ほど多くなく，一般の人であっても仕事を見つけるのが一苦労の時代にあって，病気を患った後に再度，社会生活を始めようとしたときの難しさはクリニックを始めてから消えることのない課題として筆者を悩ませている．大都市すべての精神科医療を把握しているわけではないが，筆者の生まれ故郷である大都市の一つ札幌市の話を聞くと，取り組みの背景には疾患に対する一般社会の理解が高いことを前提とした枠組みが見て取れる．福島県ではそのようなオープンな感覚は弱く，精神疾患を隠そうとする雰囲気がいまだに強いように思える．そのためなのか，郡山市だけでなく福島県全体でも障害者向けのリハビリテーションを行っているところは多いが，一般就労などの社会適応を目標とするリハビリテーションを行っている医療機関はごくわずかである．本人の目標がどうであれ，精神疾患をもった当事者に無理をさせても再発の危険性を高めるだけだからという理由で，最初から当事者のもつ可能性に目を向けないでもよしとしている感が否めない．そこには，先にあげた野中のいう社会参加の制約のなかでも「社会の偏見」ではなく「内なる偏見」，特に医療者など専門家の偏見が強いのではないだろうか．この偏見をなくすため，当院では医療現場でのトレーニング成果をどのように一般社会へと生かしていくか，その懸け橋になる手立てを考えているところである．

3 地方都市の精神科クリニックの課題

これまで地方都市の精神科クリニックの現状について述べてきた．そこから考えられる今後の課題は，障害者としてではなく疾患の特性をもちながらも一般社会で生活したいという人たちをどのように支えていくかという視点ではないだろうか．その点について筆者の思いを述べておく．

今，考えているのは，当事者の力を最大限に生かせる場をどのようにつくるかということである．ここでいう場というのは働く場所をつくるということだけではなく，トレーニングにおいても昔ながらの“train-place”方式ではなく，社会的な役割を担うことができる場所を決めてトレーニングができる“place-train”方式の場所をつくるということを意味する．アメリカでは最低賃金以上の報酬が得られるための就労制度としてジョブコーチの手法が取り入れられているが，日本でも学ぶことと働くことが同時に行えるような場所が必要である．しかしながら，そのような場所をつくるには企業の協力なしには進まないので，地方都市では難しい面が多い．ただ各地の町おこしなどでは地方都市であるからこそ横のつながりがあって，その土地にあった特色豊かな取り組みがなされている．精神科医療でもそのようなノウハウを生かすことができないかと考えている．

長年，精神科リハビリテーションに携わってきて，その中核をなすものは「学習」であると考えている．最近，脳科学者もこの「学習」について言及することが増えているが，精神疾患をもっていても学び方を工夫することによって学習が進むことはリハビリテーションを通して経験してきている．「学習」はその意味を知り，学ぶ意欲を高めてあげることで当事者が自ら行うことができるので，早い段階から「学習」の本当の意味を知ることができる場所を確保することが必要になる．これは医学では予防医学的な発想になるのだろうが，予防医学がまだまだ進んでいない精神科医療の現状を考えるとすぐには進みそうにない．それならば学びの場を医療現場に限定せず，別の枠組みで進めていくことも一つの考え方ではないだろうか．その考えのもと，筆者は医療とは別の組織と連携して学習の場をつくることに取り組み始めている．そういう場ができてくれば，一般社会で何らかの役割を担いたいという当事者の夢をかなえることが現実のものになるだろうし，その取り組みがモデルとなって社会一般の受け入れ対する大きな障壁に風穴を開けることができるのではないかと考えているのである．

本『外来精神科診療シリーズ』の part Ⅰでも述べた[2]が，脳科学や精神医学の進歩を医療現場で生かしきれていないところがあるように感じていて，医療と医学のあいだで揺れ動いてきた．「もう少し医学の進歩を治療に取り入れたい」とか，「脳科学に基づいたより効果的なトレーニング方法を見つけたい」とか，いつもいろいろなことを考えてはいたのだが，医療現場では制度上の制約があるなど良い答えを見つけるのが難しいと感じていた．しかし当事者を疾患という特性をもった「生活者」と考えると，これらの課題解決を医療に限定すること自体が滑稽な話と思えてきて，当事者が生活していく地域で働きかけができなければ精神医学も精神医療も意味をなさないと考えるようになったのである．その点では地方都市ならではの横のつながりや特色を生かしていくことで，偏見をもたない協力者も増え，当事者が生活者として自信をもって地域で役割を担えるようになると確信している．そんな取り組みをできるだけ早く発信できるように日々取り組んでいるところである．

臺[3]はクリニックの語源について「フランスの哲学者 M.Foucault の著書によると，19 世紀の初め医学が概念論的な症状分類学から抜けきれないでいた当時に，患者のいる現場で見聞し経験したことを先生と弟子たちが討論し合うことが clinique と呼ばれるようになった」と述べている．クリニックという場所を，概念論的な症状分類学に対する対症療法的な薬物療法を行うところではなく，当事者の生活の場から見聞したことに基づいた働きかけを考える場にしたいものである．そこには当事者，家族，専門家だけではなく地域の人も集っていることはいうまでもないのだが….

文献

1）野中　猛．図説精神障害リハビリテーション．中央法規出版；2003.
2）白潟光男．選択できない精神科医療における薬物療法－医療と医学のあいだで考えること．石井一平(編)．外来精神科診療シリーズ メンタルクリニックでの薬物療法・身体療法の進め方．中山書店；2015.
3）臺　弘．精神障害リハビリテーション－発展の理念と展望．村田信男, 川関和俊, 伊勢田堯（編）．精神障害リハビリテーション．医学書院；2000.

4 精神科クリニックの現状と課題 ――地方都市の場合 ②～沖縄県での経験から

山本和儀
山本クリニック，EAP産業ストレス研究所

1 はじめに

地方都市とは国土交通省の定義によれば，東京・大阪・名古屋の三大都市以外の都市のことである．しかし，地方都市のなかには，札幌市，仙台市，広島市，福岡市や北九州市のような地方中枢都市，人口がおおむね30万人以上の那覇市のような地方中核都市，そして人口10万人程度の地方中心都市，人口5万人程度以下の地方中小都市に分類される．

筆者のクリニックは，那覇市の北に隣接する地方中心都市に14年前に開設された．クリニック開設者の医師と総合病院精神科勤務医師らがほぼ月に1回集う親睦会的な会合に開設直後から参加してきた．また公益社団法人日本精神科診療所協会（日精診）の会員および，その地区代表である沖縄精神神経科診療所協会の会長として，全国的な学術大会・総会，地区会長会議等に参加してきた．

これらの会合への参加や自院での診療経験を通して，沖縄県の精神科クリニックの現状と課題を検討することで，地方都市におけるメンタルクリニックの果たす役割や課題を検討した．

2 沖縄県における精神医療と精神科クリニックの歴史

沖縄県における近代精神医療は，他の都道府県よりはるかに遅れて始まった．第二

山本和儀（やまもと・かずよし） 略歴

1953年鹿児島県与論島生まれ．
1981年熊本大学医学部卒．熊本大学医学部附属病院精神神経科，国立療養所菊池病院，沖縄県立宮古病院，琉球大学医学部精神神経科講師，メルボルン大学留学を経て，2004年山本クリニック開設．EAP産業ストレス研究所併設．
主な著書として，『多文化間精神医学の潮流─文化錯綜の現代，そのメンタルヘルスを考える』（共著．診療新社，1998），『産業精神保健マニュアル』（共著．中山書店，2007），『コンシューマーの視点による本物のパートナーシップとは何か?』（共訳．金剛出版，2015），『精神保健医療福祉白書2016年版』（共著．中央法規出版，2015），『「はたらく」を支える！女性のメンタルヘルス』（共著．南山堂，2017）がある．

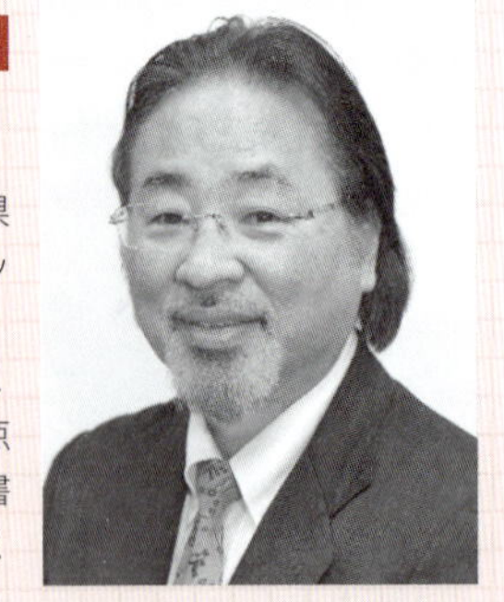

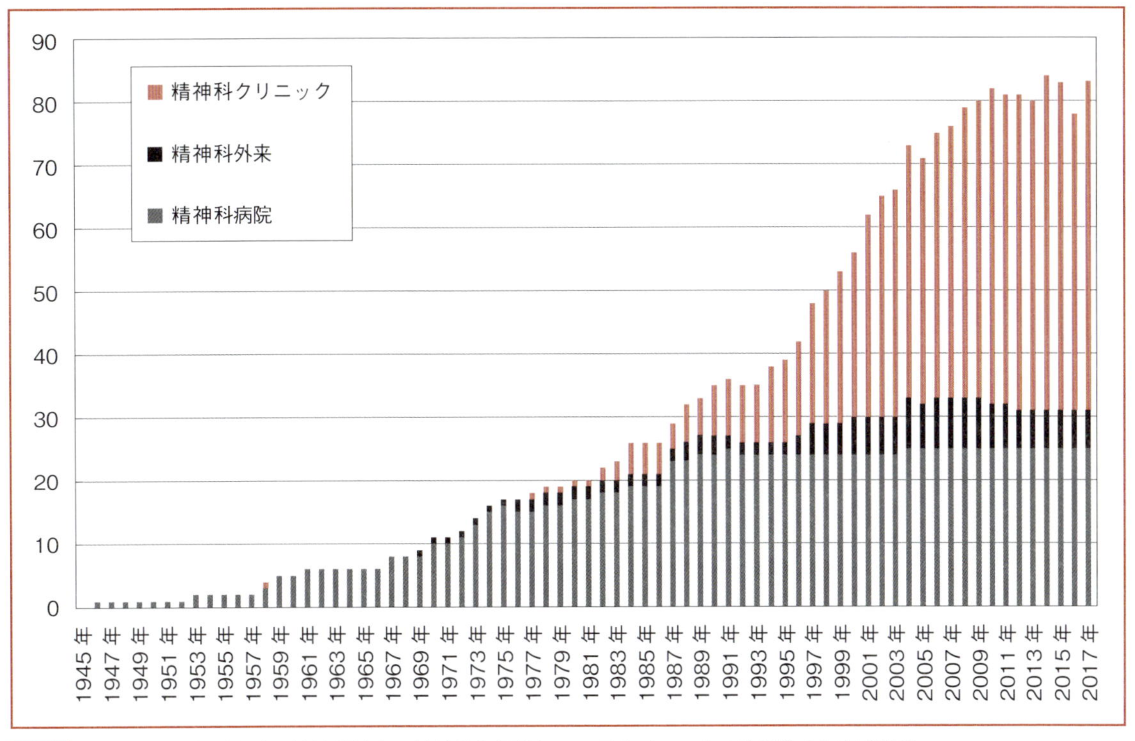

図 1　沖縄県の精神科病院・精神科外来・精神科を標榜しているクリニックの施設数の年次別推移

（文献 2～7 より筆者作成）

次世界大戦中の 1945 年に米軍の野戦病院が民間人のための精神医療を始めるまでは，巫術により心身の癒しを施す民間のユタ等と呼ばれるヒーラーの手に委ねられ，一部は路上徘徊，私宅監置などの劣悪な環境下におかれた．その後，1946 年に宜野座病院精神科病棟の設置，現・国立病院機構琉球病院の前身である琉球民政府立沖縄精神病院（後に琉球精神病院と改称）の開設により，西洋精神医学的な治療が始まった．医師の自由開業が 1951 年に許可されると，有床の島医院をはじめに，次々と民間の有床の精神科医院や病院が開設され，1988 年まで続いた（図 1）[1-5]．無床の診療所としては 1958 年に那覇市に中央神経科医院が開設されたが，1 年後には移転して天久台精神科医院（現・天久台病院）となった[1]．琉球民政府立琉球精神病院の支援団体の琉球援護協会が結成され，沖縄精神衛生協会となり，1961 年に精和病院，1969 年に精神衛生相談所を開設し，メンタルクリニックを併設した．それらの施設は 1972 年の祖国復帰の際，沖縄県に移管され[3]，それぞれ沖縄県立精和病院，精神科外来併設の沖縄県立総合精神保健福祉センターとして存続している．

独立型の通院専門のクリニックとしては，本島中部の無医村，西原村（現・西原町）に 1977 年に開設された城間内科神経科医院（現・城間医院）が最初である．前年の診療報酬改定において，精神科の診療項目，保険点数ともに大幅に拡大し，40 点から 90 点に引き上げられているが，精神科の診療だけでは経営が成り立たず，診られるものは何でも診て，精神科の患者は内科や小児科受診患者に混じって 3 割程度であった．その後，精神科夜間クリニックや，精神科病院のサテライトクリニックなどが開設されたものの，長らくクリニックの開設の動きは少なかった．ようやく，1994年頃からクリニックの開設が急速に増えている（図 1）[6,7]．日本最初の公立精神病院が 1875 年に開設され，昭和の初期，1920〜30 年代には東京，大阪，名古屋などの大都市において診療所が開設されたのと比べると，沖縄県の精神医療や精神科クリニックの歴史は浅く，遅れを取ってきた．

3 沖縄県の精神科クリニックの現状と課題

精神科クリニックは，今日の地域医療において，一定の役割を担っていると思われるが，なくてはならない存在となっていくための精神科クリニックの現状と課題を，日精診の「精神科診療所から見た精神科医療ビジョン報告書 2016」[8] を参考にしながら検討した．

精神科クリニック数の変化，地域偏在

沖縄県の精神医療，精神科クリニックの歴史は浅いものの，急速に発展している．日本精神神経学会の実態調査（2004〜2008 年）によれば，沖縄県の精神科医数 157 人，対人口 10 万人あたり 11.55 人（全国平均 8.55），対面積 100 km^2 あたり 6.90（全国平均 3.00）であり，全国水準を超えている[9]．沖縄県保健医療部の資料「沖縄県における精神保健福祉の現状（平成 28 年）」によれば，2017 年現在，全人口約 144 万人の沖縄県に精神科病院が 25 か所，病院等併設の外来精神科 6 か所，独立型の精神科を標榜しているクリニックが 52 か所あり，精神病床数 5,416，人口万対病床数は 37.6，精神科クリニック数は人口万対 0.36 に達している[7]．すなわち人口 3 万人規模の都市には，おおむね 1 か所の精神科クリニックが存在する．最近，新規開業が年間 2 〜 4 軒ほどのペースで続いているものの，増えるばかりではない．精神科病院のサテライトクリニックの統廃合，総合病院精神科外来の閉鎖，クリニック開設者の高齢化や傷病・死去等に伴う閉院や継承，診療報酬問題での不祥事の後のクリニックの閉院もみられる（図 1）．沖縄県保健医療部の統計資料によると，1998 年に全クリニックの受診患者数が 4,906 人で，精神科病院患者数 14,590 人の 33.6 %にすぎなかったが，2012 年頃から逆転し，2016 年には精神科病院通院患者数 20,130 人（100 %）をクリニックの患者数が 22,773 人（113 %）と超えている．

このように精神科クリニックは精神科病院以上に多くの通院患者を診療できる状態に至っているものの，地域の偏在は大きな課題である．41 市町村のうち，離島町村を含む 23 の市町村（人口の 13.0 %）は精神科の無医地区であり，近隣地区の精神科医療機関への受診や巡回診療，一般科医師による精神疾患の診療に頼らざるをえない．その一方で，中核都市の那覇市および隣接する南風原町を合わせると，人口比率は 24.8 %を占めるにすぎないにもかかわらず，精神科病院 8 か所（32 %），精神科外来 3 か所（50 %），クリニック 26 か所（50.0 %）が集中し，特に精神科病院は南風原町に，クリニックは那覇市に集中している．沖縄県の障害福祉圏域は，北部，中部，南

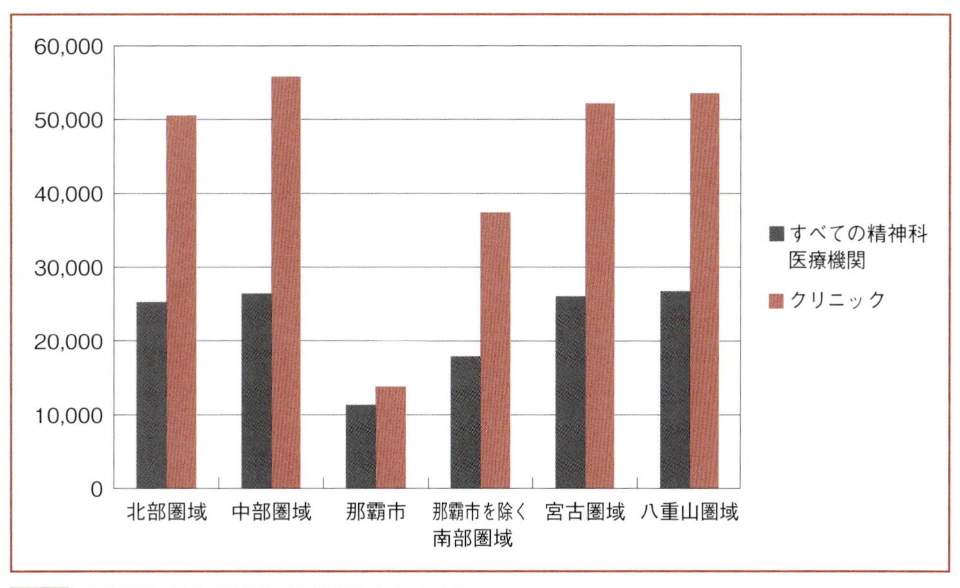

図 2 圏域別にみた精神科医療機関あたりの人口

部，宮古，八重山の5圏域が設定され，それぞれ福祉保健所がおかれているが，中核都市の那覇市には保健所が独立して設けられている．図2に那覇市とその他の圏域別に精神科医療施設あたりの人口を比較した．那覇市に突出して精神科医療施設や精神科クリニックが集中しており，精神科医療機関1か所あたり人口11,400人，クリニック1か所あたり13,900人をカバーしているが，南部圏域を除く圏域では，クリニック1か所あたり50,000人以上の人口をカバーしており，クリニックの普及は十分でない．なお，これらの精神科医療資源を，沖縄県立総合精神保健福祉センターが「こころの支援機関リスト」として選別してまとめているが[10]，2014年現在，精神科クリニックは42か所掲載され，前記沖縄県保健医療部の資料と比べて少ない．こころの支援機関としての掲載に耐えないと評価されたと考えられる．

スタッフ数，活動，機能

クリニックは医師1人および少数のスタッフで運営されている所がほとんどであり，コメディカルスタッフを十分にそろえたクリニックは少ない．上記42か所のクリニックのコメディカルスタッフの配置は，臨床心理士・心理士22か所（52.4 %），精神保健福祉士14か所（33.3 %），作業療法士3か所（7.1 %），理学療法士1か所（2.4 %）にとどまっている．2015年の日精診の会員基礎調査 n=1,348)[11] では，心理職29.9 %，精神保健福祉士21.7 %，作業療法士2.0 %，薬剤師3.0 %となっており，沖縄県では心理職，精神保健福祉士等の採用がやや多いように思われるが，クリニックに期待される多様な機能を果たしていくうえで十分とはいえない．デイケアやナイトケア，デイ・ナイトケアを開設しているクリニックは5か所であるが，デイ・ナイトケアだけしか行えていないクリニックもあり，一般科の医師が精神科を標榜するなどの問題や経営上の課題がある．沖縄県立総合精神保健福祉センターにより全国に先駆けて開発されたうつ病デイケアは，クリニックでは3か所（そのうち2か所はサテライトクリニック）で実施されているだけであり，まだ十分普及しているとはいえず，医療施設以外のリワーク支援に頼っているクリニックもみられる．

精神科病院との関係，中等度または重度の精神疾患，精神科救急

52か所のクリニックのうち，5か所（9.6 %）は精神科病院のサテライトクリニックであり，病院との連携は比較的容易と考えられるが，大多数のクリニックは，個人開業医として，後ろ盾もなく孤軍奮闘しており，連携はスムーズでない．精神保健医療福祉のビジョン「入院医療中心から地域生活中心へ」の基本的方策に示されるまでもなく，大病院，すなわち精神科病院よりも，小規模のメンタルクリニックが好まれる傾向がある．複数回の入院歴があり，一定水準の生活障害もある中等度から重度の精神疾患をもった患者もクリニックへの受診を希望することがあるが，慢性の統合失調症の治療と入院防止，社会的支援に積極的に取り組むクリニックはサテライトを含めて少ない．一部のサテライトクリニックに受診中断者や未受診者への訪問診療・看護に積極的に取り組んでいるところがあるものの，統合失調症や自殺念慮のある方の診療を対象としていないと明示しているクリニック，患者の転院希望を受け付けないクリニックもある．統合失調症の病状悪化時やうつ病，双極性障害，アルコール依存症，パーソナリティ障害などの症状増悪による希死念慮，自傷行為，大量服薬，自殺企図などにより入院医療が必要な場合に苦労しているからである．

沖縄県においては，精神科救急医療体制が1998年に発足し，休日，平日夜間を沖縄本島の北圏域，南圏域の輪番病院および，離島の県立宮古病院，県立八重山病院で対応する仕組みがすでに整っている．2016年度の受診総数473件のうち，入院に至った患者の56.8 %，救急外来受診した患者の50.2 %をクリニックの患者が占めていたが，かかりつけ医のいる患者はかかりつけ医が対応することを基本的にしており，精神科救急情報センターを介しながらクリニックと精神科病院の連携による適切な医療と保護の確保が期待されている．クリニックの医師が精神科病院外来診療や当直を担当して連携を確保している所もあるが，クリニックの診療時間外に発生した救急患者に対して，大阪市や埼玉県などのように，クリニックが連携して当番クリニックを決めてソフト救急に対応したり，精神科救急医療相談窓口に連絡先を登録して連携する等の方法は確立していない．輪番の精神科救急医療施設においても365日，24時間の対応は想定されておらず，一般身体科の24時間稼働の北米型救急室に連動した精神科救急医療が期待されるところである．なお，クリニック開設医師の急病や急死により，急遽支援体制が必要となる場合があり，さらには災害時に診療を継続するための支援体制や地域の災害メンタルヘルスのニーズに応える体制も必要であるが，いまだ整っていない．

精神科医療と福祉との関係

精神障害者を対象とした福祉的サービスは沖縄県内でも近年，急速に発展している．すなわち，サービス等利用計画の作成や見直し（モニタリング）等を行う指定特定相談支援事業所が171か所，住居の確保等の活動を行い入所施設や精神科病院からの地域移行支援や地域生活を継続していくための連絡体制の確保，緊急時等の支援を行う指定一般相談支援事業所として45か所，そして病院を退院した方々の住む場所を確保し，地域社会で生活を遅れるように援助するグループホーム93か所が前記沖縄県保健医療部の資料「沖縄県における精神保健福祉の現状（平成28年）」[7]に掲載されている．しかし，多くは社会福祉法人や精神科病院の母体である医療法人，特定非営利活動法人，家族会，株式会社や有限会社等によって運営されており，クリニックの多機能化によって生まれたものはきわめて少ない．

軽度または中等度の精神疾患への対応

多くのクリニックは，軽度または中等度の精神疾患の治療にあたっている．ほとんどのクリニックが近隣住民のかかりつけ医として，適応障害レベルの身近な精神不調の治療にあたり，おおいに成果を上げている．うつ病や双極性障害等の気分障害圏の患者の診療に関しては，製薬企業やマスコミなどの活発な啓発もあり，多くの患者がクリニックを受診している．不安症や発達障害については，十分な診断と治療経験を積まないまま開業し，多くの患者の診療に追われているのが現状と思われる．いまだに不安症の患者に漫然とした抗不安薬投与を続けている精神科医療機関もあり，不安症や強迫症の治療に選択的セロトニン再取り込み阻害薬（SSRI）や認知行動療法的アプローチ，心理療法士による認知行動療法カウンセリングの併用，集団認知行動療法などによって積極的に取り組んでいるクリニックは少ない．

なお，地方都市ながらクリニックの専門分化が進み，児童精神科専門クリニックが2か所，ドメスティックバイオレンス（DV）の被害者等女性のメンタルヘルスを積極的に支援しているウィメンズクリニック2か所，認知症の診療に特化しているクリニックが3か所みられる．また当院ともう1か所のクリニックで，性同一性障害の診療に積極的に取り組んだ結果，2014年から沖縄県立中部病院での性別適合手術ができる体制が整い，性同一性障害の治療が地方都市ながら沖縄県内で完了できるようになったこと，さらには2018年度から手術療法の保険適用が実現したことを，特筆しておきたい．これまで開業以来13年間のあいだに受診した性同一性障害の患者は581人に達していることから，他府県でも診断確定や治療の適応判定のため，少なくとも2か所の精神科クリニックあるいは精神科病院が性同一性障害の診断とメンタルサポートに取り組むニーズがあると確信している．また地方都市においても在住外国人が増えており[12]，外国人を対象とした多文化間精神医学外来のニーズも高まっていると考えられる．日精診会員基礎調査によると，会員のうち多文化間精神医学会の会員・アドバイザーはきわめて少数であるが，16.3％が英語等の外国語対応が可能としている．2020年の東京オリンピックを間近に控え，観光客や外国人労働者が増え，多文化間精神医学的診療のニーズは高まると考えられる．

新しい保健医療計画とクリニックの機能分化，連携

2012年には国の医療供給体制の確保に関する基本方針のなかで，精神疾患が5疾病として加えられ，2013年4月に策定された沖縄県保健医療計画は，2017年度に最終年度を迎え，2018年度には新しい保健医療計画（第7次）が策定される準備が整っている．執筆段階で詳細は不明であるが，「精神障害者が，地域の一員として安心して自分らしい暮らしをすることができるよう，精神障害にも対応した地域包括ケアシステムの構築」が目標とされ，入院患者の地域移行もさらに進むものと考えられる．

また「統合失調症，うつ病・躁うつ病，認知症，児童・思春期精神疾患，依存症などの多様な精神疾患等に対応できる医療連携体制の構築に向けて，多様な精神疾患等ごとに医療機関の役割分担・連携を推進するとともに，患者本位の医療を実現していけるよう，各医療機関の機能を明確化すること」が概要として示されており，それぞれのクリニックの機能分化・役割分担の明確化と連携が求められていくと考えられる．

4 おわりに―多様性と自由，地域責任性と連携

以上のように地方都市においては，大都市と比べると十分でないかもしれないが，各クリニックの自由な立地と創意・工夫により，精神科病院よりも住民に身近な場所で，多様な精神医療サービスを提供し，精神医療資源として一定の役割を担っていると思われる．しかし，地方でも都市部への集中と偏在，地域の医療ニーズへの計画性のない参画と地域医療体制への責任の乏しさ，救急等の連携での苦労，各医療機関の役割分担・機能分化と連携・相互扶助の乏しさ等の課題があると思われる．医療機関をとりまくヒーリングビジネスの台頭も著しい[13]．日精診の会員数が伸び悩むなか，地域医療のなかで責任を担い，機能分化・差別化と役割分担・連携・相互扶助に向けた地方都市レベルでのクリニックの組織化に向けた積極的な取り組みが求められていると考えられる．

謝　辞：本項を執筆するにあたり，沖縄県の精神科クリニックのパイオニア城間医院前理事長城間政州医師，沖縄県保健医療部地域保健課精神保健班の知花 誠氏より資料の提供を受けた．記して謝意を表したい．

文献

1）北村　毅（編著）．沖縄県における精神保健福祉のあゆみ―沖縄県精神保健福祉協会創立55周年記念誌．沖縄県精神保健福祉協会；2014．pp9-94．
2）琉球政府厚生局（編）．沖縄の精神衛生．沖縄精神衛生協会；1971．pp1-4．
3）沖縄県精神衛生センター（編）．沖縄県の精神衛生．沖縄精神衛生協会；1974．pp1-5，21．

4）沖縄県精神衛生センター（編）．沖縄県における精神衛生の現状．沖縄精神衛生協会；1977．pp4.
5）沖縄県予防課（編）．沖縄県における精神保健の現状．沖縄精神衛生協会；1988．pp3-4.
6）知念襄二．沖縄県の精神科クリニックの推移と現状．北村 毅(編著)．沖縄県精神保健福祉協会創立 55 周年記念誌．沖縄県精神保健福祉協会；2014．pp270-283.
7）沖縄県保健医療部地域保健課（編）．沖縄県における精神保健福祉の現状（平成 28 年）；2018．pp2-42.
8）精神科診療所から見た精神科医療ビジョンプロジェクト委員会. 精神科診療所から見た精神科医療ビジョン報告書 2016．公益社団法人日本精神神経科診療所協会；2017．pp3-28.
9）水野雅文ほか. わが国における精神科医・精神科医療の実態把握に関する調査結果(その 1)―実数ならびに分布についての基礎資料．精神神経学雑誌 2012；114（12）：1359-1373.
10）沖縄県立総合精神保健福祉センター．精神保健福祉社会資源ガイド こころの支援機関リスト 2014．pp1-14.
11）渡辺洋一郎．日精診の会員基礎調査報告書平成 27 年度．日本精神科診療所協会；2016.
12）山本和儀．地域のニーズの多様性に配慮したメンタルクリニックの運営―外国人患者の診療の経験から．日精診 Journal 2016；41（8）：S420-S424.
13）東畑開人．野の医者は笑う―心の治療とは何か？．誠心書房；2015．pp55-81.

5 外来臨床精神医学の現状と課題

鈴木二郎
鈴泉クリニック

1 はじめに

精神科クリニックの現実のさまざまな状況は，本書の中で多くの方によって述べられると思うので，筆者がみる現状と今後への期待を少し述べたい．精神科クリニックと略称したが，このクリニックを経営されている多くの方々は日本精神神経科診療所協会等を組織して活発に活動されており，その活動の資料[1-4]を参考にさせていただいた．

2 現在のクリニックの形式と活動の様子

1928年（昭和3年）名古屋の内藤福三郎，1935年（昭和10年）の神戸の田村忠雄の開設[3]に始まった精神科診療所（クリニック）数は，現在全国で，約4,000といわれている[1]．2014年（平成26年）度の精神疾患患者数は，約392.4万人で，そのうち外来患者数が361.1万人，2012年（平成24年）度では，外来患者の53.5％を外来クリニックでケアしているとされる[1]．このように精神科診療に重要な役割を果たしている外来クリニックはさまざまな形をとっているが，多くは，筆者の独断であるが，病床をもたないクリニックであろう．その形式は，有床診療所も含め，およそ表1のようにまとめられると思う．分類命名も，筆者の独断である．その実態の統計的な資

鈴木二郎（すずき・じろう） 略歴

1961年東京大学医学部卒．1966年東京大学大学院精神医学修了，医学博士号授与．（財）神経研究所晴和病院，東京大学を経て，1969～71年ニューヨーク コロンビア大学医学部神経学部神経生理研究室研究員．東京都立松沢病院，東京都精神医学総合研究所を経て，1987年東邦大学教授，2001年国際医療福祉大学臨床医学研究センター/医療福祉学部教授，山王分院（現山王メディカルプラザ）部長/同大学大学院教授．2004年より山王精神医学心理学研究所鈴泉クリニック所長，現在に至る．
著書に『医学のための行動科学』（金芳堂，1992），『治療としての面接』（金剛出版，2001），翻訳書に『愛と真実―現象学的精神療法への道』（法政大学出版局，1980）など，編著書に『臨床精神医学講座第9巻 てんかん』（中山書店，1998）など，多数．

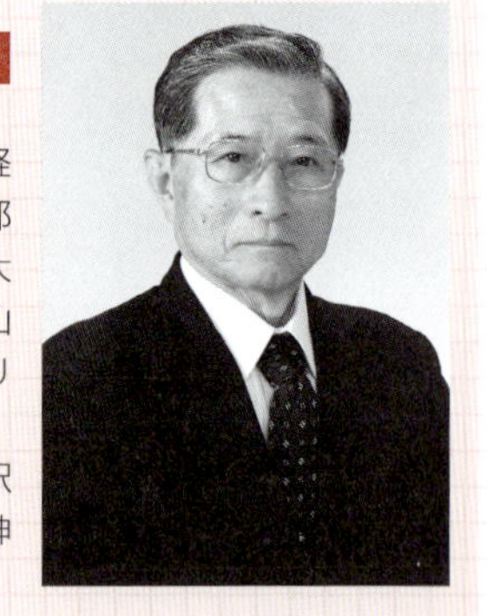

表 1　メンタルクリニックの型

I 型：基本型	a）待機型 b）往診型
II 型：多機能型	a）広域型　地域指向 b）垂直型　企業指向
III 型：自己完結型	a）有床型 b）病院連結型

料が望まれる．

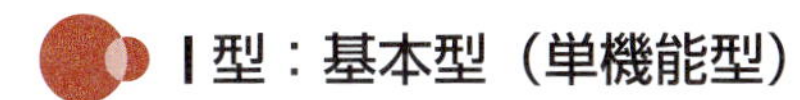

I 型：基本型（単機能型）

◆(a) 待機型

まず，機能的な面からいえば，クリニックに来院する患者を待つスタイルが最も基本といえよう．たぶん最も多いのは，医師 1 人，事務，受付 1 人という形である．事務，受付も看護師や医療事務資格者，臨床心理士である場合，あるいはまったく資格のない素人（家人が多い）のこともある．ほとんど薬局はもたない．採血，心電図，脳波などの検査を施行しているクリニックは少ない．非常に簡単な心理検査は医師 1 人で可能であるが，少し複雑で時間のかかるものは，この形のクリニックでは不可能である．医師は 1 人であるが，事務担当者以外，看護師，臨床心理士，検査技師がいれば当然診療機能は増加する．この形は，医師が複数でも事情は同じである．しかし，精神的な悩みをもつ病者とゆっくり話しながら治療することを主としたい医師には，医師 1 人，事務受付 1 人の形が可能であれば，ある意味では理想かもしれない．

◆(b) 往診型

この型のクリニックは，来院する患者を待つのでなく，電話などの往診依頼で，医師と看護師，精神保健福祉士あるいは臨床心理士など（場合によりチームといえるくらいの数）を同伴して患者宅に往診する．非常に積極的であるが，実は受動的な対応の治療形態でもある．しかし最近は，アウトリーチと呼び，より積極的な形をとっているクリニックも多い．かつては，ひきこもりあるいは興奮患者に対する診察であったが，最近は老齢者（多くは認知症）の身体的ケアも含む総合的診療の意味が多くなっている．20～30 年以前から関西でこの形の診療を実践されているクリニックが発足している．

II 型：多機能型

◆(a) 広域（地域）型[1,2]

この型は，ある程度の規模を有し，地域との関係を広域的に指向し，多くはリハビリテーション型といえるであろう．当然のことながら，通院あるいは往診も多く，あるいは，回復者，精神科病院からの退院者の復帰の支援を行う．そのために，通院してもらい，グループワークや，リハビリテーション訓練などを行うためのスタッフ，施設，システムを設けている．こういう機能は，かつては精神科病院のリハビリテーション施設にしかなかったが，現在は，都市近郊のクリニックなどにみられ，また大都市（大阪）でも実践されている．当然のことながら，病者，復帰者が居住する地域と断絶することなく，居住できる住居とつながると思われる．さらには，障害者総合支援法の事業所と密接に連携している診療所もある．このタイプのクリニックが「病院から地域へ」の重要な形ということができる．

この型の機能を充実したクリニックが，特に上記Ⅰ（b）型より，アウトリーチ診療の進んだ形である．2003年頃から千葉県で，多職種のチームで地域の医療・福祉援助プログラムを行うACTを実践する形で実施されはじめ，まだ少数であるが全国的に広がりつつある．

◆(b) 垂直型（企業指向，職場復帰）

この型は，この十年来，官庁，企業の多い大都市で多くみられるいわゆる「うつ状態」病者の職場復帰を目指すことを主として従来のクリニックが拡大したと考えられる．この「うつ状態」は，躁うつⅡ型とか逃避型うつ病など，感情障害の病態の変化や，この病態の病者への対応の変化など，まさに現代を反映しているといえる．現在は大都市に多くみられるが，いずれ地方にもみられることになるであろうか．こうしたクリニックのシステムは，Ⅱ（a）広域（地域）型とやや異なり，病者が通院して，いわゆるリハビリテーション訓練などをもちろん受けるが，それ以外に，むしろ会社などの勤務状況に近い日常の生活を送ることが要求されることである．これまでのデイケア，ナイトケアにとどまらず，リワークと呼んで，一段積極的なプログラムが組まれる．こうした状況は，復帰を目指す「病者」にそれなりの努力を要求すると思われる．この型のクリニックを実施している五十嵐ら[5]は，休養から復職就労への垂直型と呼んでいる．この型のクリニックも医師，精神保健福祉士，臨床心理士ほか，それなりに多くのスタッフを要するが，今後の発展が注目される．

これには，2014年から始まった就労移行支援事業に基づく事業所との連携が加わり，医療にとどまらないより積極的な社会的，福祉的な方向の展開が期待されている．しかしこれにはある程度の規制があり，開設は必ずしも容易ではない．

Ⅲ型：自己完結型

◆(a) 有床型

医療法上の病床を19床以下設置しているクリニックである．かつて筆者の近くに開業していた某病院がこの形であったが，上記Ⅱの多機能型の機能を兼ね備えていて，非常に有用であった．上記Ⅰ，Ⅱ型のクリニックの運営のうえに，患者の休養，ないし短期入院治療の形は，患者，治療者双方に非常に有用と思われる．筆者がかつて在籍した大学病院も，病床数は少ないがこの型に属する．大学病院では，若い医師の教育という機能ももっている点が他の型と大きく異なる．

◆(b) 病院連結型

この型の命名は，必ずしも適当ではないと思われるが，当座のものであることをご了承いただきたい．かつての入院しかなく，場合によれば生涯入院と思われた時代から，次第に退院可能となり，「病院から地域へ」の声とともに，地域で暮らせる状況になったが，その初期には，帰るに家なく，地域の人々からは疎外されていた人々が，住むところを確保して病院から離れて暮らしながら，治療の継続のために通院，復帰，職業訓練を受けるのに必要なクリニックということができよう．

再発の可能性ということも考慮にいれると，病院とのつながりが必要な場合もある．また多くの精神科病院は，居住地から遠距離にある場合も多く，交通の便も考慮されたクリニックも必要であろう．さらに，発病してやむをえず入院ということもあり，この型のクリニックは今後とも必要であろう．

3 果たしている役割と期待される姿

「2. 現在のクリニックの形式と活動の様子」で述べたように，いろいろな形のクリニック（診療所）は，それぞれの役割を果たしている．診療している患者数をみると，すでに大きい役割を担っていることはいうまでもない．2014 年度の通院医療費公費負担制度利用者数は，1,786,970 人とされ，これは，クリニックだけの数字ではないが，クリニックが大きい部分を担っていることがわかる[2,4]．しかしクリニックにおけるこの制度の利用者の割合は，大都市ではむしろ少ない（たとえば筆者のクリニックでは約 15 %）．こうしてみると，通院している精神障害者は，全国でははるかに多いであろう．このようにそれぞれのクリニックの型により有する機能は異なるが，基本的な機能とクリニックの形により異なる機能，むしろ期待される機能について少し述べてみたい．

上に述べたどの形のクリニックにしても最も基本になるのは，医師と病者の「心の通うふれあい」である．その点では，形の大小にかかわらず，直接病者に向かい合うクリニックの利点でもあり，医師の実力が問われる点でもある．大都市内や周辺のクリニックで 5 分診療といわれる診療が行われていると聞くことがあり，はたして精神科の診療なのか，ただの薬局なのか疑問を感じる．調剤薬局にしても多くの患者が相談していることも多く見聞する．また電子カルテ方式の普及に伴い，パソコン（PC）入力しつつ面接を行う医師が，メンタルクリニックにも増加している．筆者は，患者さんと向かい合う面接による診療を心がけているので[6]，このいわば新しい方式をとらない時代遅れの古い医師であるが，PC 入力しつつ面接をする医師にも，病者と向き合い，心のふれあいを心がけてほしいと思う．病者は，薬と同時に心のふれあいを求めているのである．

上記のように，精神科診療の基本は病者との心のふれあいである．しかし対話を重ねるうち，あるいは初めから，その人の心の内面はその人の現在おかれている状況，あるいはその人の育ってきた家庭環境に大きく影響されていることが自然にみえてくる．このことは，往診する場合によりリアルにわかるのは当然である．さらに，その人の具体的な治療，問題の解決，処遇にとって，当然のことながら重要である．こうした対応のなかには，家族にはあえてかかわらないことを求めることも含まれる．この家族対応は，しばしば困難であったり，面倒なことになることもある．しかも現代は，家族の姿が大きく変化しつつある．しかし，むしろこの家族対応がクリニックの重要な機能であり，患者さんが普通の生活に戻ることを助けるという精神医療のポイントでもある．さらに，特に広域型クリニックで，患者さんが地域とつながるときの手がかりともなる．

クリニックの最も特色といえるのは，大都市の中心部にある場合を除き，それぞれが地域のなかにあり，むしろ地域の一つの構成部分ともなっていることである．心が病み始めたときには，まず近隣の開業の医師を訪れ，それがメンタルクリニックであれば当事者にとってさらに好都合であろうし，そうでなくても大きい病院より敷居が低いということは大きな利点である．そこから方々へのつながりが広がる可能性がある．診療する側にしても，近隣ということでより親身になれる場合もある．家族とのつながりについては，上に述べた．通院もしやすい場合もある．一方，精神科病院から退院してきた場合，復帰にはしばらく休養が必要な場合もあれば，再就職可能な場合は家族とともに当事者の支えにもなれる．多くの作業所と関係をもてれば，それ自体生活の場になり，さらにさまざまな職業訓練の場への出発点にもなる．しかしどの場合も，地域の偏見や差別と向かい合うことが必須である．

上記 II（a）広域（地域）型や III 型の外来機能として，当事者にとって非常に重要な機能は，いわゆる社会復帰のための職業訓練や就労支援であろう．これは，都市部，地方にかかわらず，スタッフなどの人員を要するうえに，その人々の忍耐強い努力も要する．一方，この病院やクリニックの段階でとどまる当事者がいるのも事実であり，このことに対する方策の工夫も一つの課題である．小規模作業所との協力は，当然ながら必要である．こういう機能に対する行政の支援がより望まれる．

平成 10 年代くらいから，いわゆる軽症うつ病，双極 II 型うつ病，さらに平成 20 年代になり，成人型発達障害などといわれる病者が，都市部クリニックで多くみられるようになった．この人びとの復職支援は，就労支援に含まれるとはいっても，かなり異なる様相を呈している．典型的には，大規模企業や官公庁勤務の場合が多い．これに対しては，たとえば，企業との連携や就労支援事業所との連携が試みられているが，はかばかしくいかない場合が多い．企業側の産業医，人事部との協力もされているが，現在成功しているとはいいにくい．クリニック側の試みとして，当事者本人とクリニック側の努力をある程度定量化する試みが行われており，その一例として「前久保 5 条件」[7] がある．ある程度の有用性が得られ，日本外来臨床精神医学会で検討が進んで一般活用化の可能性を探っている．

4 おわりに

平成 10 年代から増加した，いわゆるメンタルクリニックは，現代の精神医療のなかで重要な地位を占めている．精神医療に対する偏見，差別の解消とはいかないが，少しずつ敷居を低くする役割は果たしている．しかし，心療内科医がメンタルクリニックを称したり，精神科医が心療内科と称して自らの差別意識を隠している場合がかなり見受けられる．この医師たちに強く反省を求めたい．

精神科医にとって，1人のクリニックで病者と向き合い，その人の人生を支えたり，新しく出発する助けをすることは，まことに医師冥利に尽きる仕事である．しかし1人であるがゆえに，たこつぼ的思考，独断的行動に陥る可能性がある．それを防ぐには，広く周囲や仲間との交流が必要である．患者と面接し，必要な情報を得る力量，薬物処方の適切な知識，さらに社会，地域への再出発の応援，これらすべてが「治療力」といえるが，優れた治療力を磨くためには不断の努力が必須であることはいうまでもない．さらにこの医療の根本には，病者への「思いやり」が必要であり，深い人間愛が求められるのではないだろうか．

文献

1）日本精神神経科診療所協会．精神科診療所から見た精神科医療のビジョンプロジェクト報告書．2016.
2）原　敬造．精神科外来医療の概況．精神保健医療福祉白書 第8章．精神保健医療福祉白書編集委員会；2016. p158.
3）紫藤昌彦．精神科診療所の歴史．精神科診療所から見た精神科医療のビジョンプロジェクト報告書．日本精神神経科診療所協会；2016. pp33-37.
4）白石克己．精神科訪問診療．精神保健医療福祉白書 第8章．精神保健医療福祉白書編集委員会；2016. p159.
5）五十嵐良雄．職場 × 発達障害．南山堂；2017.
6）鈴木二郎．治療としての面接．金剛出版；2001.
7）前久保邦昭．第17回学術大会会長講演「復職準備5条件の提唱ー当院での休業者の調査結果をふまえて」．日本外来臨床精神医学 2017；15：8-16.

6 精神医学の行方（ゆくえ）

小俣和一郎
精神医学史家
元 上野メンタル・クリニック

1 はじめに—歴史から考える

われわれは，いったいどこから来て，どこへ向かおうとしているのか—ドイツの社会学者マックス・ヴェーバーの立てたこの問い[*1,1)]が，今日でも歴史研究の最大の関心事であることに変わりはないように思われる．精神医学を専門とする人間にとって，それは主語の「われわれ」を「精神医学」に置き換えさえすれば，まったく同様の関心事となるだろう．

もちろん，ここで精神医学の歴史を大急ぎでまとめるほどの紙幅はとうていない．しかし，いずれにしても，この問いに答えるためには，最小限の精神医学の歴史の要点を，どうしても略記しておかざるをえない．

したがって本項では，きわめて限られた形で，精神医学史のなかに突出して現れてくる大きなうねりだけを取り上げ，その流れを大局的に眺めつつ，精神医学の過去を大まかに読み解き，そこから未来の可能性を探ることだけで満足しなければならない．それは，不完全ながらも「精神医学の歴史」であるとは決していえないが，あくまでも最初の問いに最低限の答えを見出そうとする試みの一種と受け止めていただければ幸いである．また，このような試みによって，精神医学史への興味・関心が喚起されるのであれば，それはそれで悪いことではない．よりまともな形での精神医学史については，拙著[*2]を含め，これまでの既存の文献などを参照してほしい．

2 精神医学史の特徴

精神医学の歴史というと，すぐに医学の歴史との強い関連性が想起されるかもしれない．しかし，医学の歴史がこれまでのところ，科学史の一分野として記述され，もっぱら直線的・単線的な進歩史観に基づいているのに対して，精神医学の場合は，そのような史観ではうまく説明できない部分が非常に大きい．つまり，過去にさかのぼ

＊1：この問いがヴェーバーによって初めて立てられたのかどうかは疑問であり，のちになって，この問い立てが広まったのは哲学者のK.ヤスパースによるものといわれる．
＊2：小俣和一郎（著）『近代精神医学の成立』（人文書院，2002），『精神医学の歴史』（第三文明，2005），『精神医学史人名辞典』（論創社，2013）など．

るほど原始的かつ幼稚であり，時代の進展とともに進歩し発達するという単純な見方は，必ずしも正しくない．むしろ，過去においては人道的だった思考様式が，後の時代に非人道的な処遇へと変化したりする．たとえば，近代ドイツ精神医学の父とされるグリージンガー（Griesinger W）が「精神病は脳病である」[2]として患者を身体病者と同等に処遇することを要求したのに対して，その約100年後のドイツではナチ政権の下で精神障害者の大量殺害[＊3]が実行された．これを単なる精神医学の裏面史とか背景史などとして軽く扱うことは，明らかに間違っている．同様に，この歴史事実を「中世の魔女狩りが現代に復活したもの」などと軽々に評価・分析することも見当違いである．

もっとも，最近の科学史家らも，科学史自体が単純な進歩史観では叙述しきれないことを認めはじめているので，医学史を全面的に進歩史観の下でのみ叙述することにも一定の反省が必要になるかもしれない[3]．

一般の医学史と精神医学史とを隔てているもう一つの違いは，精神医学の歴史が戦争や政治革命などと大きくかかわっている点である．たとえば，近代精神医学の成立と不可分に論じられる「患者の鎖からの解放」は18世紀末のフランス革命とほぼ時期を同じくしてヨーロッパ各国で起こり，そうした場所では拘禁的施設（徒刑場）などから精神病院施設が独立してくる[4]．それが，いわば精神障害者専門の収容施設としての精神病院の起源の一つとなる．

精神医学史に特徴的なもう一つのポイントは，次に述べる生物学的精神医学と心理学的精神医学との対立ないしは相克の歴史であり，両者は時代によってどちらか一方が優位になったり背景に退いたりするが，いずれにしてもともに精神医学史のなかで今日まで途切れることなく続く流れとして存在する．しかし両者の背景には，それぞれにまったく異なった思想史的流れが存在しているので，精神医学の歴史はそうした背景にもある程度踏み込まなければいけない．そうなると，近代精神医学誕生の地であるヨーロッパにおける思想史的潮流にもおおまかに言及せざるをえない．それは精神医学史というよりも，本来は西洋哲学史の範疇で語られるべき内容かもしれないが，そうした周辺史にも叙述の範囲を広げていかざるをえない点が，これまた精神医学史の一つの特徴ともいえるだろう．

3 生物学的精神医学 vs 心理学的精神医学（表1）

ほぼ19世紀の初頭に発する近代精神医学は，その成立の過程で次第に生物学的・脳病理学的な色彩を強めていく．それゆえ，「精神医学」という言葉は「神経学」と意味上はさして変わりがなくなり，「精神神経学」とか「神経科（医）」といった表現が多くみられるようになる．日本では，こうした表現が今日でも相変わらず使われている．この流れを特に加速した学説が，19世紀の後半に出現している．一つはモレ

＊3：小俣和一郎（著）『ナチスもう一つの大罪』（人文書院，1995），E. クレー（著），松下正明（監訳）『第三帝国と安楽死』（批評社，1999）ほかを参照．

表 1 生物学（biology）vs 心理学（psychology）

生物学	心理学
• 脳病説（「精神病は脳病」）– W.Griesinger	• 心因説（「抑圧説」）– S.Freud
• 遺伝的要因（内因）—E.Kraepelin	• 発達心理学的要因—精神分析諸派
• 「了解不能」—K.Jaspers	• 「了解可能」– K.Jaspers
• 正常との不連続性	• 正常との連続性
• 生物学的治療	• 心理的治療（精神療法）

表 2 近現代精神医学における代表的立場

脳病説	心因説
Wilhelm Griesinger (1845) Jean George (1820)	J.E.D.Esquirol (1805〜) J.Ch.Heinroth (1815)
Emil Kraepelin (1883〜1927)	Sigmund Freud (1895〜) Ernst Kretschmer (1918)
Carl Wernicke (1874〜1905) Karl Kleist (1934)	Karl Jaspers (1913)
Jean Delay et al (1951〜) 精神薬理学・実験精神病	W.R. von Baeyer (1964) 精神病理学
国際診断基準（ICD，DSM） 遺伝子解析・画像診断	PTSD (1980〜)

（（　）内の数字は生没年ではなく，著書・学説などの登場年）

ル（Morel BA）による変質学説であり，もう一つがダーウィン（Darwin CR）による進化論である．前者は，精神病自体を変質（人類の退化徴候）の結果であるとみなし，精神病の遺伝論から優生学へと接続する．一方，後者も自然淘汰説が障害者への医療サービス無用論（いわゆる社会ダーウィニズム）に変化し，後の精神障害者（治療不能者）安楽死論の下地を準備した．

一方，19 世紀末になると，このような精神医学の生物学的傾向に批判が出はじめ，精神分析のような心理学的精神医学が次第に優位となってくる．20 世紀に入ると，ヤスパース（Jaspers K）をはじめとする精神病理学も勢いを増し，精神症状を心理学的にとらえようとする傾向が強まる．ヤスパースは精神症状を「了解可能」なものと「了解不能」なものとに大別したが，妄想のような一次的症状ですら，その成り立ちを心理学的に（二次的に）分析しようとする試みも現れる．クレッチマー（Kretschmer E）による「敏感関係妄想」（1918）[5] の概念がその代表である．

生物学的精神医学は，精神疾患の原因を脳の器質的病変として，それは遺伝しうるものであり，治療も薬剤などの生物学的な手段をもっぱらとする．逆に，心理学的精神医学は，精神疾患の原因に生後の心理学的因子を想定し，遺伝よりも発達に重きをおき，治療は心理学的な手法を重視する（表 2）．

したがって，この 2 つの精神医学は精神疾患に対する見方を根本的に違えていて，臨床治療の方針も対極的であるといえる．こうした大きく異なる 2 つの立場は，もともと精神医学の歴史のどこに由来するのであろうか？

表 3 西欧哲学の二大潮流

形而下学（フィジケ） 有／存在／形相／理／身体／個別	形而上学（メタフィジケ） 無／非存在／質料／気／精神／普遍
• 古代ギリシア哲学（ディアレクティケ） 原子論（デモクリトス），アリストテレス自然学 • 中世神学（アヴェロエス派自然学） スコラ哲学 • 近世哲学 啓蒙主義 • 近代以降 経験哲学（ロック） 自然哲学（ライプニッツら） 新啓蒙主義（進歩史観） 唯物論（フォイエルバッハ，マルクス）	• 神話（レトリケ） プラトニズム • 予定調和説（神の意志） 唯心論（神学，教父学） • ルネサンス思想 カント道徳論 • ロマン主義 ネオプラトニズム 新ロマン主義 ニーチェ哲学 実存主義

4 思想史的背景

その答えを探るためには，われわれは精神医学史というよりも広く哲学的な思想史を紐解いてみなければならない．思想史におけるその対応物は，唯物論と唯心論である．この両者の対立的考え方は，すでに古代ギリシアからあった．前者の代表がデモクリトスによる原子論であり，後者の代表はプラトンのイデア論（プラトニズム）であろう．古代ローマ帝国期にキリスト教が入った後も，前者は理性を強調するアヴェロエス派自然学やスコラ哲学となり，後者は信仰に重きをおく神学や教父学などの有神論・唯心論として，物質主義的と精神主義的思想が並立していた．

この傾向は近世から近代において，さらに顕著な開きをみせることになる．すなわち，デカルト哲学とそれに続く近世自然哲学およびニュートン力学に代表されるような自然科学の発展が一方にあり，他方で文学から医学にわたるまでのロマン主義思潮が広がっていった．18 世紀になると産業革命に伴う科学的思考がより顕著に進展し，啓蒙主義思想が優位となる．「精神病は治る」とする啓蒙の論理によって近代精神医学誕生の象徴的な場面である「患者の鎖からの解放」が準備された．その時期は，おおむね啓蒙主義革命でもあるフランス革命のそれに一致している．

それゆえ，近代精神医学は上述のように，当初から自然科学的ないしは生物学的な色彩を帯びていた．これに対して，19 世紀後半の催眠術の医療化に由来する精神分析は，ロマン主義的思考の延長上にあった（表 3）．

このように，精神医学における大きなパラダイム対立の背景に，さらにより大きな思想史的潮流が存在していることに注意すべきである．

5 反精神医学の歴史

精神医学史の空白

これまでの精神医学史に決定的に欠けていた記述は，反精神医学（antipsychiatry）

の歴史についてである．反精神医学は，それが登場してからすでに半世紀以上が経過しているにもかかわらず，これまでの精神医学史では正面から記述されることなく今日に至っている．

おそらく，その第一の理由は，反精神医学それ自体が，精神医学そのものを否定する存在だから，というものであろう．しかし，反精神医学は精神医学の歴史そのもののなかから誕生したのであり，精神医学の歴史と切り離して論じることは決してできない．もちろん反精神医学者のすべてが精神科医や心理学者ではないにせよ，それを精神医学外のもの，あるいは精神医学の歴史以外の無関係なものとして扱うことは不当である．

反精神医学の系譜

反精神医学は，ミシェル・フーコー（Foucault M）の近代精神医学の登場にかかわる歴史批判から生まれたものとされている．

フーコーによる言説を大雑把にまとめて簡略化すれば，「近代精神医学はたしかに患者を鎖から解放したが，その後は道徳的懲罰という目に見えない鎖で再びがんじがらめに縛り付けてしまった」（1954）ということになる．

フーコーが，隣国ドイツでのニュルンベルク医師裁判をすでに経た50年代に至っていたにもかかわらず，ナチズム期の「安楽死」を議論の出発点におかず，しかも歴史的にきわめて重大なこのポイントを反精神医学の論拠としなかったことは幾重にも批判されねばならないのだが，この点はすでに本書以外の拙著で述べてきたので，ここでは立ち入らない．

もっとも，フーコーは狂気すなわち精神病自体の存在は認めている．ただし，次の2つの条件のもとに，である．一つは，精神疾患の原因は不安であり，症状はそれを防衛し，より適応的に生きるためのもの，もう一つは精神疾患の認識の仕方は文化によって規定され，社会の排除によってその存在が定まる，という条件である．このうち，後者の社会文化的論点から，社会の排除がない場合，狂気はそれと認識されないので，狂気すなわち精神疾患は存在しないという，一種の精神疾患否定論が導き出されうる．この点をさらに推し進めたのが，50年代のフーコーに続いて60年代に登場するレインらの反精神医学である．

イギリスの精神科医ロナルド・レイン（Laing RD）は，統合失調症患者の治療経験から，精神疾患は医学的な意味での病気ではなく，一種の「心の旅」であり，それに寄り添うことこそが救いになる，とした．同じ頃，アメリカの精神科医トーマス・サス（Szasz TS）も，精神疾患などはもともと存在せず，単に社会の側が自己防衛のために排除する対象として創り出したものにすぎないとする説を公にした（1961）．さらに，イギリスのデヴィッド・クーパー（Cooper DG）も，統合失調症患者専用の実験的病棟（Villa21）を作ってレインと類似の反精神医学論を展開した．

このレイン，サス，クーパーの反精神医学論では，フーコーとは異なり精神疾患の存在そのものが精神科医の立場から否定されている．ときあたかも，1960年代の世

表 4　反精神医学の系譜

中心的人物	著書など	場所
Michel Foucault (1926～84)	『精神疾患と心理学』(1954)	Paris
Franco Basaglia (1924～80) Erwin Goffman (1922～82) Klaus Doerner (1933～)	「バザーリア法」(1978) 『アサイラム』(1961) 『市民と狂気』(1969)	Roma Chicago Gütersloh
Ronald David Laing (1927～89) David Graham Cooper (1931～86) Thomas Stephen Szasz (1920～2012) Maud Mannoni (1923～98) David Rosenhan (1929～2012)	『引き裂かれた自己』(1960) 『精神医学と反精神医学』(1967) 『精神病の神話』(1961) 『反精神医学と精神分析』(1970) 「ラベリング論」(1963)	London London New York Paris Washington DC
Alexander Mitscherlich (1908～82) Ernst Klee (1942～2013)	『人間性なき科学』(1947) 『第三帝国における「安楽死」』(1983)	Heidelberg Frankfurt am Main

界的な学生運動，ベトナム反戦運動などと重なり，反精神医学はそうした時代の潮流の一つと受け止められた面もあって精神医学界にも一定の影響を及ぼした（表 4）．

しかし，反精神医学が精神医学自体を否定する言説であり，さらにアメリカでのサスによる精神医療への過激な批判団体サイエントロジー（人権市民委員会）の設立などへの反発もあり，その後の 70 年代には次第に顧みられなくなった．サイエントロジーはその後，各国に支部をつくり，わが国でも日本サイエントロジーができて，類似の患者団体が現れるようになった．これら患者団体にある程度共通する性格は，患者やその家族を精神医療の被害者ととらえ，精神医療ないしは精神科医を加害者とする見方にあった．

6 おわりに―精神医学はどこへ行く

反精神医学は，これまでのところ，精神医学を宗教の一形態であるがゆえに否定するとは決して，また一度も述べていないのだが，もし精神医学批判の根拠をそこにおくのならば，精神医学は反精神医学によってもう一度脱宗教化されることになるであろう．それはあたかも，ルターの宗教改革以来，自由啓蒙思想によってヨーロッパ世界が次第に脱宗教化（世俗化）され，ついには啓蒙主義革命であるフランス革命に相前後する時期に至って，各国で「鎖からの解放」が起こったという歴史の過程を再びたどりなおすかのようでもある．

事実，1960 年代の反精神医学の興隆は同時期以降の欧米における精神病院改革と無縁ではなかった．今後，もう一度，現代精神医学が何らかの論理によって脱宗教化される可能性も完全に否定することはできないであろう．それを人は反精神医学とは呼ばないのかもしれない．しかし，そのとき精神医学は今までになく根本的な解体を被るかもしれない．あるいは，少なくとも根底からの変容を迫られることになろう．それが具体的にどういうことになるのかについては，ここではあえて踏み込まず，読者の推理に任せたい（図 1）．

以上のような反精神医学の歴史から精神医学の行方にとっての一つの可能性を推測

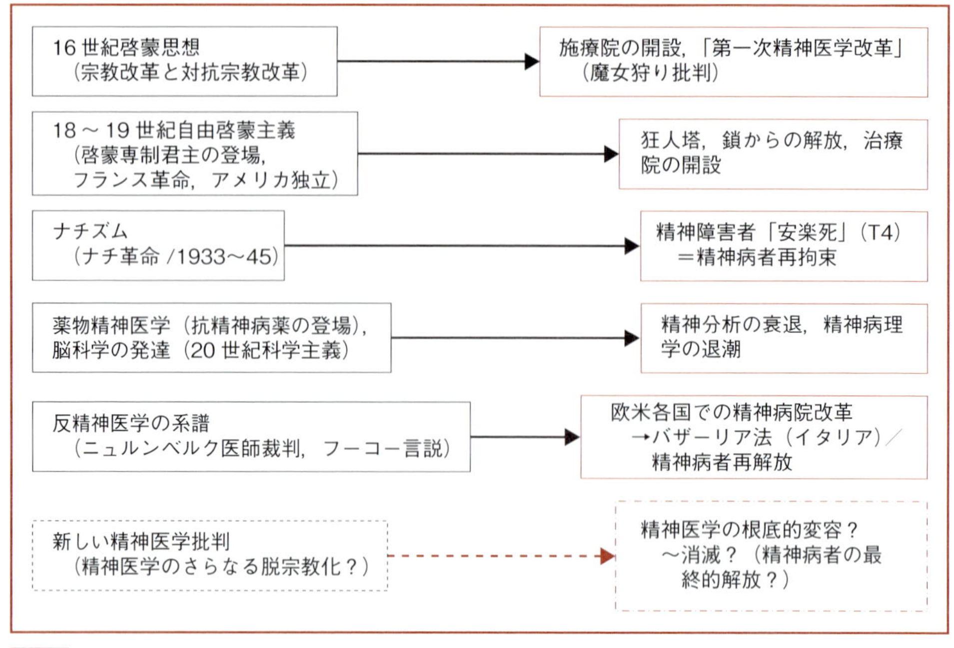

図 1 精神医学と反精神医学をめぐる歴史論的視座—近世以降

することができるが，これはあくまでも，精神医学がその歴史に内包する一契機からのパースペクティブの一つにすぎない．したがって，ごく簡単ながら精神医学の歴史を俯瞰してきたわれわれは，これとはまた別の契機からも，その行方に推測を加えてみることも可能である．その一つは，生物学的精神医学のさらなる突出とそれに伴う精神医学自体の変容である．現在でも人工知能（AI）の研究は日進月歩であり，生物学的知能が機械（無機物）によって代用可能となることがほぼ確実である．このような傾向を敷衍していけば，精神医学は次第にニューロサイエンスへと変容し，ついには記憶や感情もまた外部からの置き換えが可能となるであろう．

もちろん，以上のような精神医学消滅シナリオではない第三の可能性も否定はできない．しかし，その場合でも，精神医学が今日と同じ様態のまま保たれ，精神医療もまた同様の形態を敷衍していくとする楽観的で保守的な見方に対しては，一定の留保が求められるであろう．

文献

1）M. ヴェーバー（著），大塚久雄，生松敬三（訳）．宗教社会学論選．みすず書房；1972.
2）W. グリージンガー（著），小俣和一郎，市野川容孝（訳）．精神病の病理と治療．東京大学出版会；2008.
3）金森　修．科学の危機からの目覚め．聖教新聞；2015.6.18.
4）小俣和一郎．精神病院の起源・近代篇．太田出版；2000.
5）E. クレッチメル（著），切替辰哉（訳）．敏感関係妄想．文光堂；1969.

7 精神科クリニックは“こころの問題”に寄り添えているのか

泉谷閑示
泉谷クリニック

1 医療不信との闘い

日々の診療のなかで，従前の治療やカウンセリングによって根深い医療不信に陥ってしまったクライエントを診ることが，決して少なくありません．5年や10年はおろか，なかには30年以上にわたる数々の「治療歴」によって深く傷つき，「ここがダメだったらもう死んでしまおう」と思いつめ，最後の一縷の望みを抱いて来院したといった話を聴くことすらあります．

そんなクライエントたちに，これまで受けてきた治療やカウンセリングについて話をうかがってみると，以下のような感想が聞かれます．

「たいしてこちらの話を聴きもせず，診断名を告げられ，薬を処方されるだけだった」，「こちらをほとんど見ることもなく，ひたすらコンピューターに向かってカルテを打ち込んでいるだけだった」，「先生のほうが具合悪そうで，むしろこっちが遠慮してしまって，本当の気持ちなんかとても言えそうにない雰囲気だった」，「はなからこちらを見下した態度で，いろいろと訴えても『君がおかしいんだ』と言わんばかりの反応だった」，「込み入った事情や気持ちを話そうとすると，面倒くさそうに『そういう話はカウンセラーに聴いてもらって！』とあしらわれた」，「不調の原因を考えるために必要だと思って家族のことや過去のことを話したら，『認知行動療法では現在の

泉谷閑示（いずみや・かんじ） 略歴

1962年秋田県生まれ．1988年東北大学医学部卒．東京医科歯科大学医学部附属病院，財団法人神経研究所附属晴和病院等に勤務した後，渡仏，パリ・エコールノルマル音楽院に留学．同時にパリ日本人学校教育相談員を務めた．現在，精神療法を専門とする泉谷クリニック（東京・広尾）院長．また，舞台演出や作曲家としての活動も行っており，「横手市民歌」等の作品がある．著書に，『「普通がいい」という病』(2006)，『反教育論―猿の思考から超猿の思考へ』(2013)〈以上，講談社現代新書〉，『「私」を生きるための言葉―日本語と個人主義』(研究社，2009)，『クスリに頼らなくても「うつ」は治る』(ダイヤモンド社，2010)，『仕事なんか生きがいにするな―生きる意味を再び考える』(幻冬舎新書，2017)，『あなたの人生が変わる対話術』(講談社＋α文庫，2017) など多数．

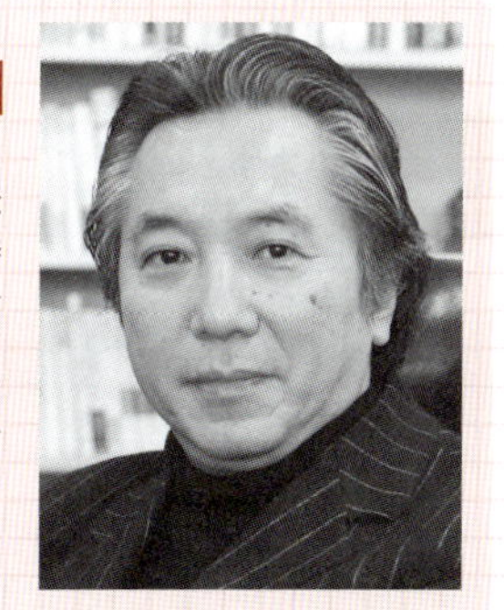

ことしか扱いません』と一蹴された」,「途中までは親身に聴いてくれていた感じだったが，ある時点から手のひらを返したように『まだ働かないのか！』と冷たく突き放され，恫喝された」,「正直に死にたい気持ちを口にしてしまうと，すぐ懲罰のように『入院が必要だ』と言われてしまうので，結局そういう話をしなくなった」,「別のクリニックに相談に行ってみた話をしたら，『ドクターショッピングするような患者はうちでは診ない！』と治療を拒否された」,「親についての恨みつらみを話していたら，『親にここまで育ててもらったんだから感謝しなきゃ』と，そのへんでよく聞くような説教をされた」,「先生が頭の中で教科書をめくっているのが見えるようだった」,「壁に向かって話しているようだった」,「何を言っても『あなたはそう思うのですね』と返されるだけで，何の役にも立たなかった」,「まだ信頼関係もできていないのに，根掘り葉掘り質問攻めにあって，まるで拷問のようだった」,「仕事についての不満を話すと,『みんなだって我慢して仕事しているんだから』と取り合ってもらえなかった」,「治療内容に疑問をぶつけたら,躁状態だとみなされて薬を増やされてしまった」等々.

複数の医療機関やカウンセリングを経てから初診に訪れるクライエントは，少なからず「今度の先生は大丈夫だろうか？」という不安に満ちた面持ちで来院されます．どうにか通院を継続されるようになったとしても，かなりの期間にわたって「この治療（治療者）を信用してよいものかどうか」という疑念の解消に費やすことになることも少なくないのです．

そもそも根本に人間不信を抱えていることの多いクライエントたちにとって，かなりの勇気をふり絞ってやっと門を叩いた精神医療やカウンセリングの場で，このように二次的なトラウマを被ったことは，相当なダメージです．ですから「治したいのは山々だけど，また傷つけられることになりはしないか」という疑念と怖れは，そう簡単に払拭されるものではありません．いくら辛抱強く面接を重ねても，真の信頼関係が構築されるまでに数年以上を要してしまうようなケースも，決して珍しくはないのです．

このように，治療の本編に入る前に，まずは「医療不信」という名の医原病と闘わなければならないケースがあることは，実に残念なことです．しかし，この気の遠くなるような闘いをあきらめずに続けることによってしか，クライエントとの実のある共同作業を始める可能性は生まれてこないのです．

2 「対話」の諸前提

このような治療現場におけるディスコミュニケーションを防ぐために,あるいは「医療不信」を払拭して信頼を獲得するためにも，まずは私たち治療者が,「対話」ということについて十分に理解を深めておく必要があるのではないかと思います．というのも，先にあげた問題のほとんどが「対話」の欠如によって生じたものだと考えられるからです．

「対話」は，一般的に「会話」とあまり区別なく用いられてしまう言葉ですが，こ

れらは決して同じものではありません.「対話」はdialog(ue)の訳語ですが，これはdia-logos「ロゴス（言葉）を通って（によって)」という原義であり,「会話」conversationが「人と交わる」という広い意味を負っているのに比べれば，かなり特別な行為なのです．しかし一方,「討論」,「議論」,「討議」などの言葉は，discussionやdebateの訳語であり，もともとはpercussion（打楽器）と類似した「叩く」といったニュアンスを含む戦闘的な色彩を帯びたもので,「対話」とは似ても似つかないものです.

2人以上の人間が話し合えば，とりあえずそれを「会話」と呼ぶことはできるのですが，これが「対話」と呼びうるものになるためには，以下のような前提が満たされていなければなりません.

① 相手を「他者」としてみること.
② その「他者」を知りたいと思うこと.
③ 互いが変化することを目標とする.
④ 話し手と聴き手に上下関係はない.

ここで「他者」という言葉を用いたのは,「他人」という言葉では含意が不十分だからです.「他者」とは，自分とは異なる価値観や感性をもった，未知なる存在であるという認識を含むものです.

ことに私たち日本人は「ムラ社会」の均質な価値観のなかで生きてきているので,「他者」の他者性を尊重したり関心を向けたりすることに，かなり不慣れであるという傾向があります．また,「ムラ」の価値観やしきたりから逸脱したり，異質なものに対して「ムラ人」は,これを敵視したり見下したりするという悪癖をもっています.

同質な者しか存在しない「ムラ社会」のなかでは，基本的に認識は共通であり，特に目新しい物事はないわけで,「言葉」は動物の鳴き声と大差のない相互確認や，既知のものを指示する最低限の機能しか負いません．試しに日本人の「会話」に耳を傾けてみれば，その内実が，モノローグ（独り言）の応酬にすぎないことがほとんどで，あとは誰かをやり玉にあげた噂話であるか，浅い情報交換にとどまっていることに気づかれるでしょう.

このような鳴き声レベルの「会話」かモノローグの応酬に慣れ親しんだ私たちが,「対話」というやりとりを行うためには,「他者」を尊重できるメンタリティ，すなわち個人主義的な精神を体現していなければなりません.

「他者」を敵視せず，見下さず，むしろこちらの知らない豊かな感性や価値観を有する可能性を秘めた存在としてとらえ,「知りたい」対象としてあい対すること．未知なる「他者」の内面にふれて，こちら側の偏狭な価値観を変化させ，新たな感覚や視座を獲得しようとすること．これが「対話」の精神なのです（詳しくは拙著『あなたの人生が変わる対話術』をご参照ください).

この「対話」の精神を，私たちは臨床において用いなければなりません．自分が専門家であるからといってクライエントを見下したり,「患者」とみなしているようでは,もはや「対話」は成立しないのです．私たちは，専門家であるといっても，それはあくまで限られた知識や技法についてのことにすぎず，決して人間存在として優越しているわけではありません．いかに精神疾患に苦悩しているクライエントであっても，こちらをはるかに凌駕する感性や経験を有していることも珍しくありませんし，そもそも人間同士としての上下など，どこにもあろうはずはないのです．

発展途上にすぎない精神医学や心理学の，狭く偏った知見にあてはめてクライエントを眺めてしまうことは，彼らの貴重な「他者性」を見落としたり，不当に病的なものというレッテル貼りをすることにつながってしまいます．そして何より，そのような閉じた姿勢の治療者に，クライエントが真に心を開くことは決してないのです．

この治療者ははたして「変化すること」に開かれた人間であるか否か．クライエントは常にこれを慎重に吟味しているものであり，「対話」ができそうな相手であると確信してはじめて，彼らは心を開き，その複雑な心の歴史を開示してくれるのです．

3 「怒り」の取り扱いについて

面接を重ねていくと，必ずやクライエントの抑圧された感情が動き出す場面に立ち会うことになるわけですが，それはほとんどの場合「怒り」から始まります．

図1は，私が「感情の井戸」[1]と名づけたもので，ここにあるように，深い感情が解放されてくるのは「怒→哀→喜→楽」の順番になります．

ここで注目すべきは，一般的にネガティブな感情とみなされている「怒」，「哀」が上にあり，ポジティブな感情の「喜」，「楽」がその下にある点です．

巷では，「ネガティブな感情にとらわれずに，ポジティブシンキングでいきましょう」といったメッセージが横行していますが，この図からわかるように，それは達成不可能なミッションなのです．

このように「怒」，「哀」がネガティブな感情とみなされているからこそ，意識はこれを抑圧しようと井戸のフタを閉めます．しかしその結果，抑える必要のない「喜」，「楽」までもが抑圧されることになってしまい，本人はいわば「離人状態」に陥ってしまうことになるわけです．

少なくとも神経症やパーソナリティ障害の病態水準のクライエントの面接においては，この感情の抑圧を解除しなければ治療は進展しません．しかし，多くの治療において，この抑圧の原因となっている「怒り」の取り扱いが不適切であるがゆえに，状態が膠着化してしまっていることがとても多いように見受けられます．

もし治療者自身が，この「怒り」についてマイナスイメージを抱いてしまっているのだとすれば，当然，クライエントの「怒り」に対しても適切な扱いはできません．わが国において近年，「怒り」をむやみに忌避する傾向が顕著になってきていますが，私たちはこの風潮に流されることなく，「怒り」のもつ積極的意義を理解しておく必要があるだろうと思います．またさらに，「怒り」を攻撃性や衝動性などの症状として診てしまいやすい私たちの職業病的傾向も，おおいに妨げとなるでしょう．

改めて「怒り」のもつ積極的意義について考えるために，ニーチェの『ツァラトゥ

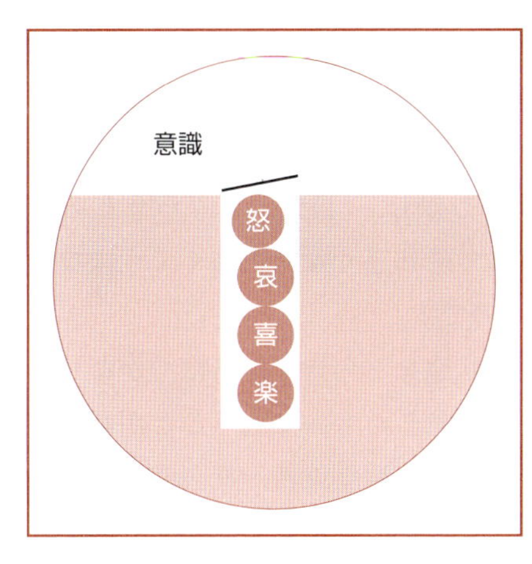

図 1 「感情の井戸」の図
（泉谷閑示．「普通がいい」という病．2006[1] より）

ストラ』[2] にある「三様の変化」という章を参考にして，人間の変化成熟のプロセスを理解しておく必要があると思われます．

ニーチェは，人間の変化成熟のプロセスを「駱駝→獅子→小児」という象徴を用いて述べています．

「駱駝」とは，勤勉・従順・忍耐の象徴です．わかりやすく言えば，「一人前の社会人」といったところでしょう．一般に私たちはこれを，あるべき成長の目標地点ととらえてしまいがちですが，これは成熟の観点からいえば，単なる出発点にすぎないのです．この「駱駝」は，「汝なすべし」というウロコを身にまとった「龍」に支配されています．この「龍」は，ニーチェがキリスト教道徳を想定し象徴化したものですが，さしづめ現代の私たちにとっては，社会通念や既存の道徳観念，義務感や責任感等々の権化と読み替えてよいでしょう．

しかし，この「駱駝」の状態のままでは，人間は「龍」の束縛の下で，窮屈で萎縮した生を送らざるをえません．それは，一人称の主体になりえない，いわば未熟な0人称状態であるということです．そこで，この「駱駝」は自分の主権・主体性の奪還のために「獅子」に変身します．そしてこの「獅子」は「龍」を倒し，「われ欲す」という言葉を手にするのです．これは，一人称としての主体を獲得したことを意味しています．

このようにして「自分」のフィールドを確保したのち，「獅子」は次に，純粋無垢な創造的遊戯の化身である「小児」に変身します．この「小児」のキーワードは，「然(しか)り」です．つまり「あるがまま」という境地なのです．この，「自分」という一人称を超克した姿（これを私は「超越的0人称」[3] と名づけました）こそが人間の最も成熟した姿であると，ニーチェはみているわけです．これは，仏教における「無我」や「無私」の境地に相当するものです．

さて，ここで「怒り」の話に戻りますと，この「三様の変化」において，2番目の「獅子」こそがまさに「怒り」の象徴であり，どうしても人間が成熟するうえでここを通らなければ一人称の「自分」になることができないということ．それをニーチェは象徴を用いて論じているわけです．

儒教的メンタリティを引きずり，「ムラ社会」の段階にとどまっているわが国においては，どうしても未熟な0人称である「駱駝」のあり方が，望ましい健全な姿であるととらえられてしまいがちです．しかし，「自分」になろうとあがく人間は，必ずや自分を支配している「龍」に対して違和感や疑問を抱くようになり，これに対して「獅子」の戦いを試みるようになるのです．

こういった観点でクライエントの状態をとらえてみれば，かなり多くの不適応や不安定な状態が，このプロセスの途上で生じたものであることがわかってきます．クライエントにとっての「龍」とは，親の価値観や束縛・社会常識・道徳・合理主義・労働を讃美する価値観等さまざまですが，そこに対して「獅子」は反抗や反発の形をとって戦いを挑み始めたのです．

しかし，治療者側がこの変化成熟のプロセスを理解していなければ，「獅子」の兆候を，病的で鎮圧すべきものと見誤ってしまうことになります．実際，そのような見立てで取り扱われてしまったことによって状態がこじれ，遷延化したり，増悪再燃を繰り返して，先の見えない泥沼にはまってしまっているようなケースをよく見かけます．

総じて，この「怒り」の状態がみられる場合には，クライエントが新たな自分らしいあり方に脱皮できるか否かの，重要な峠にさしかかっているところだといえるでしょう．治療者はこのような意義をきちんと理解し，決して「駱駝」に差し戻すような誤った働きかけをしてはならないのです．

そのためには，治療者自身も一個の人間として，このプロセスを経験していなければなりません．さらに言えば，われわれは西洋的合理主義に立脚した精神医学や既存の心理学といった「龍」までをも超克していなければ，真の意味で，この豊かな成熟のプロセスをガイドすることはできないという厳しい側面もあるのです．

優秀な「駱駝」として社会適応している治療者が，社会適応そのものに根本的疑義を感じ「獅子」に成らんと格闘しているクライエントを理解できずに，「まだそんな青臭いことを言っているのか」，「いい加減，大人になれ」などといって見下しているのは，完全なる倒錯です．このような事態に陥らぬように，私たちは一個人として絶えざる成熟を求めなければならないのです．

私たちが治療者への道を志した背景には，もともと何がしかの苦悩や問いがあったはずです．そのことをいま一度思い起こし，クライエントの苦悩や問いを尊重し，他者の経験としてリスペクトするような視点こそ，私たちに求められている姿勢なのです．

文献

1）泉谷閑示．「普通がいい」という病．講談社現代新書．講談社；2006.
2）ニーチェ F（著），手塚富雄（訳）．ツァラトゥストラ．中公文庫．中央公論社；1973.
3）泉谷閑示．「私」を生きるための言葉—日本語と個人主義．研究社；2009.

エッセイ

メンタル労災を防ぐために精神科医ができること

神山昭男
有楽町桜クリニック

1．精神的不調を抱える労働者が増えている

精神的不調を抱える労働者が全国で増えている．地方公務員の長期休業者について疾病動向を公表しているデータ[1]によれば，新生物，循環器疾患，消化器疾患は概して減少傾向にあるが，精神および行動の障害の割合だけは最近 20 年間に約 4 倍へと右肩上がりに増えている．

この流れと並んで，精神障害に関連した労働災害（以下「メンタル労災」）の申請件数も 2006 年（平成 18 年）度に比べ約 10 年間で 2 倍強，決定件数も 1.4 倍へと増加している．これらには過労死，自殺案件も含まれる．ちなみに自殺案件は以前も現在もほぼ同じく 1/6 を占める．

最近のメンタル労災決定件数の内訳をみると，年代別に 2009 年（平成 21 年）度は 20 歳代＜40 歳代＜30 歳代，2015 年（平成 27 年）度では 20 歳代＜30 歳代＜40 歳代の順，そして，自殺案件は，2009 年度は 20 歳代＜50 歳代＜40 歳代であったが，2015 年度では 50 歳代＜30 歳代＜40 歳代の順と変化した．現状では全体の 8 割を 30 歳代から 50 歳代までの働き盛り世代が占める．

業種別にみると，最近の上位 5 種は，道路貨物運送業，社会保険・社会福祉・介護事業，医療業，小売業，情報サービス業である．世の中の数ある業種のなかで，業務に起因した健康障害をもたらすハイリスク業種である．

ところで，メンタル労災とは労働に起因した心理的負荷による精神障害（負傷・疾病・

神山昭男（こうやま・あきお）　略歴

1976 年　北海道大学医学部医学科卒．
1993 年　北海道大学医学部助教授．
2000 年　外務省在フランス大使館参事官兼医務官．
2006 年　有楽町桜クリニック院長．
2014 年　外務省参与，医療法人社団桜メデイスン産業保健サポートセンター開設．
2015 年　東京精神神経科診療所協会会長．
2016 年　日本精神神経科診療所協会理事．
2017 年　日本産業ストレス学会副理事長

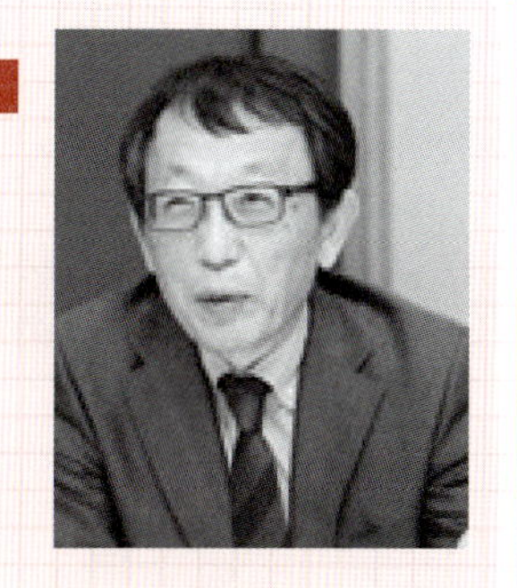

障害・死亡など）であり，業務上災害または通勤災害に分けられる．労働現場に起因したということは，精神医学上はいわゆる状況因により生じた精神的不調である．

見方をかえれば，メンタル労災問題は，もしかしたら状況因を緩和，制限，回避，解消などにより予防できたかもしれない．新たな発生を減らすことができるかもしれない．であれば，主治医として，もしくは産業医として労働者の精神的健康にかかわる立場にある精神科医には，この話題にどのように関与することが可能だろうか．

2. メンタル労災認定では主治医の意見は重い

まずはメンタル労災の認定要件，ルールなど，最近の動向を知っておく必要がある．昨今のメンタル労災申請件数の増加に伴い，審査過程の透明性を図り，迅速な審査手続きなどをめざす必要から，2011 年 12 月に認定基準の見直しが図られた．

厚生労働省が作成した「精神障害の労災認定」と題するパンフレット（以下，「パンフレット」）[2] では，メンタル労災における精神障害の要因は，業務上の要因，業務外の要因，そして，個人要因の 3 要因に分けられた（図 1）．メンタル労災の認定要件を図にあてはめると，① 認定基準の対象となる精神障害があること（ICD 分類の F3，F4 など），② 発病前の期間のおおむね 6 か月以内に業務による「強」と分類される心理的負荷（図の左部分）が認められること，③ 業務以外の心理的負荷（図の右側部分）や個人要因（図の中央下部分）により発病したとは認められないこと，とされた．

ちなみに「強」に該当するエピソードとは，① 過去に経験した業務とまったく異なる質の業務に従事した，② 配置転換後の業務対応に多大な労力を費した，③ 配置転換後の地位が過去の経験に比し相当重い責任が課された，④ 明らかな降格であって配置転換としては異例で，職場内で孤立した状況になった，などである．

さらに，生死にかかわるような極度の心理的負荷，極度の長時間労働は「特別な出来事」とされ，これら以外は，① 事故や災害の体験，② 仕事の失敗・過重な責任の発生，③ 仕事の量・質，④ 役割・地位の変化等，⑤ 対人関係，⑥ ハラスメント，に区分され，パンフレットにそれぞれの内容が概説されている．

したがって，メンタル労災認定においては，業務外の要因や個人要因をはるかに上回る業務上の要因の存在，そして，それによる病態形成と程度が大きなポイントとなる．では，これらをどのように判断するか．結論は主治医による判断，意見が大幅に採用されることとなった．

しかし，メンタル労災申請という局面ではなく，これをメンタル労災の予防的観点からみた場合はどうか．日常診療においても，職場でつらいことがあったとの訴えがあった際は，いつからどのような業務を担当し，どのような責任，役割をもたされ，さらに上司，同僚らとの人間関係はどうであったか，など本人の目線でどのように体験している，あるいは，していたのか，力動的理解でエピソードの概要をつかんでいくことが大切である．

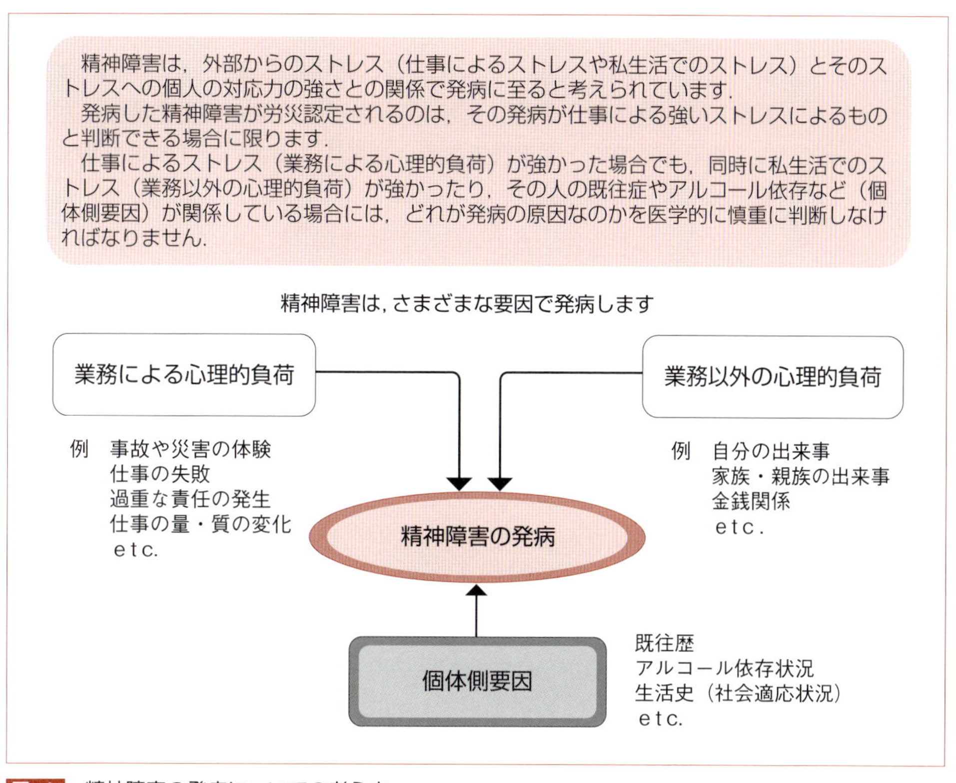

図 1　精神障害の発病についての考え方

（厚生労働省．精神障害の労災認定[2]より）

3. 職場の安全配慮義務遵守が大前提

もう一つの新たな潮流に着目しておく．2017年3月に政府による働き方改革実行計画の発表が行われ，これからの理想的なビジョンが提案された．しかし，他方では労働基準監督署が職場に立ち入り検査をして是正勧告を指導しても，過労死事案，自殺事案が繰り返されている．

特に日本経済を名実ともにリードするはずの大企業に悪質な違反事案の数々が暴露されるに及んで，厚生労働省は職場指導の見直しを図り，職場名とその違反事実の公表に踏み切った．同様な改善指導の強化策は，障害者雇用率の低い職場に対しても実施された．

これを受けて業界誌の見出しには，「人事部vs労基署，働き方攻防戦」（週刊『ダイヤモンド』2017年5月27日号），「労基署はもう見逃さない，あなたが書類送検される日」（『日経ビジネス』2017年6月5日号），「残業禁止時代，働き方改革のオモテと裏」（週刊『東洋経済』2017年7月1日号），などと書き立てられた．おかげで，職場が関連法規，制度などをしっかりと遵守しなければならない，との行政の見解が浸透し，いわば大前提が確保された．

次に，職場の秩序維持に関して大切なキー概念が明記されている「労働契約法」にふれておかねばならない．それは，使用者，労働者の双方が守るべき義務であり，使用者には，① 賃金支払い義務，② 職務遂行能力開発のための配慮義務，そして，③ 安全配慮義務を，労働者には，① 労働義務と職務専念義務，② 業務命令に従う義務，③ 誠実義務と職場秩序遵守義務，である．職場ごとの就業規則も重要だが，全職場共通の基本ルールであるので，主治医であれ，産業医であれ，いずれの立場でも知っておくべき事項であろう．

これらのなかで使用者の「安全配慮義務」について，同法第５条では，「使用者は労働契約に伴い，労働者がその生命，身体等の安全を確保しつつ労働することができるよう必要な配慮をする」とされている．使用者がこのような安全配慮を怠り，業務上の要因がもたらす健康影響を回避できなかった事案がメンタル労災関連事案には多い．

具体的には，健康上の不調，特に精神障害もしくは精神的不調を抱えている労働者が就業に何らかの支障をきたしている場合，身心の具合を確認する，から始まり，業務負担の制限，外出・出張の制限など，健康悪化を回避するという方向で就業上の配慮をする，ことが義務である．知っていながら知らない同然の対応，すなわち放置が最も悪質とされている．

しかし，労働者の顔色，表情などから精神的不調を判断することには困難さを伴う．そのため，使用者からは安全配慮の方法，タイミングなどがわからないという声が根強い．これについて，最近の最高裁判例では，「医療機関に受診中という健康管理情報は個人情報に属し，労働者から見た場合，使用者へ告知しづらい性質があるので，労働者が告知しなかったので配慮できなかったでは通らない，職場は本人が会議を欠席するとか，遅刻，早退，欠勤等の行動面の変化を伴う不安定就労をしていることを見逃してはならない」[3] という見解が示され，使用者の安全配慮義務を改めて厳格に規定した．

もう一つ大切な義務が，使用者の「職務遂行能力開発のための配慮義務」である．職務遂行能力のレベルは，そもそも個人差が大きく，雇用後に職場が求める技術力，現場対応力に応じられない場合も当然ありうる．また，精神的不調により職務遂行能力は大きく影響を受ける．これらの労働契約法で課せられた使用者の義務に照らせば，本来は本人のレベルに応じた職場側の配慮，指導等が先行するはずであり，業務負担，勤務時間，勤務条件等の調整が必須である．しかし，現実にはそれらの形跡もないまま，一方的に本人の努力不足，能力不足という判断で本人を追い込んでしまっている事例も少なくないようにうかがえる．

4．メンタル労災予防の視点に立つ

以上からもわかるように，メンタル労災予防の第一歩とは，日常診療において精神的不調を抱えた労働者と接した際に，職場の状況がメンタル労災認定基準に接近していないか，安全配慮義務などをきちんと守っているか，本人も果たすべき義務を履行しているか，等々に関心をもつことである．

メンタル労災的なおそれがある事例に該当していると判断した場合は，本人の保護，ケアのために職場への介入が必要かもしれない．その際は主治医として，職場の人事担当者・産業医に，労働環境・業務負担等へのアラームを発することには大きな意味がある．そこで，環境調整など職場との連携を図ることにより病態悪化の危機を回避できるかもしれない，と本人に説明して，職場と連絡を取ることについて承諾を得る．

たとえば，本人が職場で最も信頼を寄せる人物に相談し，本人が勇気をもって主張した場合，職場側がそのような訴えや情報を得て，気づくのが遅れて配慮が不足していたとあっさりと反省の弁を述べた事案を筆者は幾度も経験している．

しかし，主治医が職場に介入することは制度上において公式化されていないこともあり，職場側の反応には読めない部分が多く，本人にはさらに大きな負荷がかかり病状を悪化させてしまうリスクも懸念される．

そもそもメンタル労災寸前の事案であれば，法定制限をはるかに超える過重労働，たび重なるハラスメント，その窮地を救う職場の支援機能がない，など職場の安全配慮義務が軽視された結果である可能性が高い．本来であれば産業医に通じておくことが有効なはずだが，すでに産業医の問題解決力さえダウンしている可能性も考慮しておく必要がある．

そのような場合には，社会保険労務士，弁護士，さらには労働基準監督署などへ，本人のプロテクションの確保，積極的介入の方法，タイミングなどをしっかりと相談し，ベストアンサーを得てから動き始めることが安全であり，本人の了解も得やすい．

それにしても，何かしらの法制度的な枠組みがあってもよい気がする．ちなみに，配偶者暴力防止法，児童虐待防止法ではどうか．このなかでは，多くの被害者は医療機関に受診するので主治医が早期発見者となる可能性が高いことから，主治医が被害事実を確認した場合は被害防止のために警察，相談機関に届け出る努力義務を課している．これらと比較してみると，社会的背景，法体系，制度の違いはあるものの，メンタル労災の予防にはまだまだ関連制度の整備が必要な余地が多々あるようにうかがえる．

ということで，メンタル労災の予防的視点は精神科医には重要なテーマの一つである．最近は制度面では主治医の意見が重視され，職場も安全配慮義務履行への追い風は強まっている．職場との接点を見据えた対応，場合によっては職場介入により大きな治療効果を上げる可能性がある．今後，ますます本領域への関心が高まり，諸制度の整備が進み，メンタル労災の問題解決が進展することを願うばかりである．

文献

1）地方公務員安全衛生推進協会．地方公務員健康状況等の現況調査結果．2017．
http://www.jalsha.or.jp/tyosa/result

2）厚生労働省．精神障害の労災認定．
http://www.mhlw.go.jp/bunya/roudoukijun/rousaihoken04/120427.html

3）最高裁判所判例．解雇無効確認等請求事件〔平成 23（受）1259〕．2014．
http://www.courts.go.jp/app/hanrei_jp/detail2?id=84051

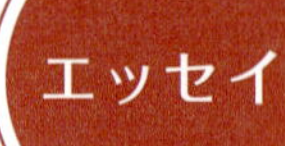

クリニックでの診断書をめぐる注意点
──患者や行政とのトラブルを避ける対処法

古谷和久，島戸圭輔
二番町法律事務所

1．診断書の法的位置づけ─診断書の交付に関して注意すべき点

●診断書とは

診断書とは，裁判例上「医師が診察の結果に関する判断を表示して人の健康上の状態を証明する為に作成する文書」とされており（虚偽診断書作成罪に関する大審院大正6年〈1917年〉3月14日刑録23輯179頁），一般にも「人の健康状態に関する医師の医学的判断を表示，証明する文書」を指し，文書それ自体の表題にかかわらず，実質的に医師の医学的判断を表示・証明する文書はすべて「診断書」にあたるとされている[1]．

診断書の交付が求められる場面としては，公的な機関に提出する場合と，勤務先や学校，または保険会社から提出が求められる場合など，私的に提出が求められる場合が考えられる．前者は，多くは行政機関に提出する場合で，障害年金，障害者手帳等の申請など，福祉的なサービスを受けるために必要な場面のほか，道路交通法上，運転免許の

古谷和久（ふるや・かずひさ）　略歴

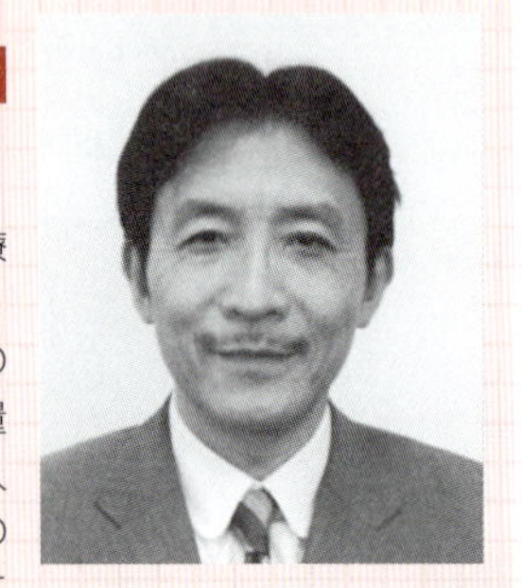

1950年札幌市生まれ．1973年早稲田大学第一法学部卒．現事務所：二番町法律事務所．
医療関係顧問等：公益社団法人日本精神神経科診療所協会，その他総合病院・精神科病院・診療所等顧問．
医療関係の主な取扱事件：精神科（入院患者の自殺事件，入院患者同士の傷害事件，入院患者の第三者加害事件，入院患者の合併症・突然死の事件，外来患者の合併症の事件，外来患者の過量処方事件，入院患者の院外レク中・院外散歩中の死亡事件，入院患者の誤嚥・転倒死亡事件，入院患者が不当拘束を申し立てた事件，ECT後の死亡事件，その他），産科（子宮破裂による胎児の死亡事件等），整形外科（局部麻酔による死亡事件等），外科（心房中隔欠損症手術後の縦隔炎による死亡事件，大腸切除後の縫合不全による死亡事件，非触知乳癌の診断ミス事件等），内科（心筋梗塞に対するPTCA施行不可による死亡事件，肺癌診断ミス事件等），気管食道科（気管切開後の患者の気管カニューレの閉塞事件等），口腔外科（舌癌手術後のMRSA感染事件等），眼科（斜視手術の後遺障害の事件等），美容整形科（脂肪吸引後の感染症事件等），歯科（咬合不全の事件等）．
その他の事件：損害保険関連事件，建築紛争事件，不動産関連事件，知的所有権事件等．
最近の論文：「法律家からみる精神科疾患と運転を巡る問題」（精神科 2017；30〈4〉），「改正道交法と精神科医の責任」（老年精神医学雑誌 2015；26〈12〉），「医事紛争を避けるための方策」（日精協雑誌 2015；34〈9〉），「法律家からみた法改正」（日精協雑誌 2014；33〈11〉）

許否との関係で必要とされる場面もある．なお，死亡診断書も診断書に含まれるが，本稿の範囲を外れるため取り扱わない．

●診断書交付義務に関する法的根拠

医師法 19 条 2 項

医師法 19 条 2 項は，「診察若しくは検案をし，又は出産に立ち会った医師は，診断書若しくは検案書又は出生証明書若しくは検案書若しくは死産証書の交付の求があった場合には，正当の事由がなければ，これを拒んではならない」と定めている．医師による各種の証明文書は，多方面に使用され，社会的に重要な役割を果たすことから，国民がこの種の証明文書を医師から確実に得られるようにすることがこの規定の目的であるともされている[1)]．

なお，医師法 20 条で，上記の証明文書を，診察，出産立会い，死体検案をせずに作成することは禁止されている．

医療契約上の交付義務

医師法 19 条は医師のいわば公的な責任，公法上の義務を定めたものであるが，医療は，患者や家族とのあいだで締結される医療契約に基づいて実施されるのであり，医療契約に基づく（私法上の）文書交付義務が別途発生する．公法上の義務が存在することが直ちに私法上の義務を基礎づけるものではないが，前記の通り，医師による各種証明文書の社会的な重要性に鑑みて，医師法 19 条 2 項において交付義務が定められていることからすれば，診断書の交付については医療契約上の義務にもなると考えられる．この点，医療法人に関する裁判例であるが，東京地裁昭和 48 年（1973 年）8 月 17 日判決（判例時報 740 号 79 頁）は，「医療法人との間の医療契約の中には，右医師法の規定（筆者注：医師法 19 条）の趣旨が当然に合意されていると解すべきである」と判断している．

ただし，医師法 19 条 2 項の「正当な理由」のある場合には，民事法上の交付義務も

島戸圭輔（しまと・けいすけ）　略歴

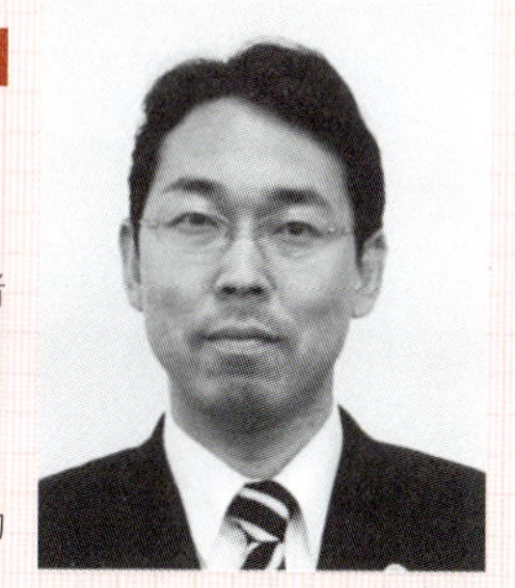

1976 年名古屋市生まれ．2001 年京都大学法学部卒．現事務所：二番町法律事務所．
医療関係顧問等：総合病院，クリニック等顧問．
医療関係の主な取扱事件：精神科（入院患者の自殺事件，入院患者の第三者加害事件，入院患者の合併症・突然死の事件，外来患者の合併症の事件，入院患者の誤嚥・転倒死亡事件，その他），外科，小児科，歯科等．
その他事件：建築紛争事件，不動産関連事件等．
最近の論文：「法律家からみる精神科疾患と運転を巡る問題」（精神科 2017；30〈4〉），「保健師助産師看護師法について」（安全医学 2015；12〈1，2〉）

生じないであろう.

医師がこの義務に違反して文書交付を拒否したり，誤った内容の文書を交付したりした場合には，医師や医療機関はこれによって損害を受けた患者や第三者から損害賠償請求を受ける可能性がある.

診断書の交付を拒否できる場合

それでは，医師法 19 条 2 項にいう，診断書の交付を拒否できる「正当な事由」とはどのようなものか.

「正当な事由」の内容としては，① 証明文書が悪用されるおそれがある場合，② 不当に患者の秘密が他人に漏れるおそれがある場合，③ 診断名が患者に知られることが診療上の支障となるおそれがある場合，④ 医師自身が病気等で文書を作成できない場合などがあげられる．また，医師法 20 条により証明文書を作成できない場合にも，当然拒否できると考えられる.

なお，虚偽の内容の診断書の交付を拒絶できることもまた当然であり，むしろ，拒絶せずに作成交付してしまえば，後述の通り法的な責任を問われる可能性がある.

このうち，① の点に関する裁判例として，東京簡裁平成 16 年（2004 年）2 月 16 日判決（LLI／DB 判例秘書登載 L05960005）がある．これは，患者が第三者から暴行を受けた旨を記載した診断書が欲しいと申し出たのに対し，医師が診察の結果，症状は患者の訴える自覚症状のみであって，医師は，上記判断をふまえて，患者が自己の立場を有利にするために診断書を求めている等と推測し，診断書の交付を拒絶した事案である．これに対して裁判所は，上記のような場合でも，「医師としての判断した結果を記載した診断書を交付すべき義務」はあり，医師が不正目的で使用されるおそれがあることを考慮して交付を拒絶したとしたことについて，「あくまでも推測に基づくものであり，正当事由があると信ずるには過失がある」として，医師法 19 条 2 項の正当事由の存在は否定した（なお，医師側は，「左母指及び左大腿部打撲，頸椎捻挫」等と明記した診断書の交付を求められたので拒絶したと主張したが，証拠がないとして排斥されている)．ただ，結論としては，上記診断書不交付に，損害賠償（慰謝料）を支払わせるほどの違法性はない，として医師の民事責任（損害賠償責任）を否定した.

「正当事由があると信じたことに過失がある」という判断の枠組みの当否は議論の余地があると考えられ，また事案ごとの慎重な判断が必要とは考えられるが，上記事案で医師側が主張したような事情を前提とするのであれば，① 証明文書が悪用されるおそれがある場合に該当するのではないかと考えられる.

また，③ の事由と関連して，精神科疾患を有する患者からの診断書の交付に関し，前記東京地裁昭和 48 年 8 月 17 日判決は，「正当の事由の有無は，患者の病態，症状，性格等に則し医療及び保護の見地から患者に対し診断内容を告知することが相当かどうかによって決せられるべく，患者が精神障害者であっても既に精神病院から退院しており，その精神障害も消散ないし寛解しているような場合には，診断内容を告知しても必ずしも不相当とはいえない」等と判示し，医療機関に診断書の作成を命じている（ただし，判文に即する限り，医療機関側において，正当事由についての具体的な主張立証が行われなかったようである）.

なお，歯科医師に関する裁判例であるが，患者が診断書交付手数料の請求に対してその提供をせず，かつ，診断書受領後にその支払いをする旨の意思表明をしなかったこと等を，診断書不交付の正当事由とした裁判例がある（大阪高等裁判所昭和61年〈1986年〉1月30日判決．判例タイムズ589号108頁）．ただし，診療報酬の不払い等は，正当の事由にならないとの見解もあり，慎重を要する.

診断書を交付しなかった場合のペナルティ

以上のように，正当な理由がないにもかかわらず，医師が診断書の交付を拒否した場合には，どのような問題が発生するか．まず，医師法19条2項には，診断書交付義務違反に対して刑事罰の定めはなく，刑事法上の処罰を受けることはない．ただし，医師法上の義務違反（医師法7条違反）として，行政上の処分を受ける可能性はある．また，民事法上の義務違反の効果としては，契約上の義務違反（債務不履行）として，損害賠償請求を受ける可能性がある.

●診断書の交付に慎重であるべき場合―第三者からの診断書の請求

患者本人，法律上の監護権者（親権者，未成年あるいは成年後見人等）以外の家族や第三者から，診断書の請求があった場合に交付義務があるか.

① この点，医師については刑法134条の秘密漏示罪において，守秘義務が定められている．同条は，医師（薬剤師，助産師）は「正当な理由がないのに，その業務上取り扱ったことについて知り得た人の秘密を漏らしたときは，6月以下の懲役又は10万円以下の罰金に処する」と規定する．上記規定の「正当な理由」については，一般には，㋐本人の同意がある場合（同意能力があることを前提とする）がまずあげられる．そのほかには，㋑法令に基づく届出義務のある場合（感染症の届出など），㋒患者本人の利益となる場合（家族に対する説明を行う場合など）があり，公衆衛生・犯罪捜査等の公益保護に必要な場合も正当な理由があるとされることがある．なお，転送先への情報提供等，診療に必要な場合は，一般には患者の黙示の同意があると考えられている.

   このような守秘義務は，刑事法上の義務であるのみならず，民事法上の契約上の義務でもあると考えられる.

   上記の「正当な理由」に該当しない場合に，本人の同意なく，保険会社や勤務先等からの求めに応じてこれらの者に直接診断書を交付することは，守秘義務に違反し，秘密漏示罪が成立する可能性がある．また同時に，契約上の義務違反として損害賠償の対象となる可能性もある.

② 以上のような観点からすれば，第三者への診断書の交付は慎重であるべきである.

医師法19条2項と刑法134条のあいだでの微妙な判断を課されることとなるが，実質的に本人の同意があるとみられる場合（諸状況から同意があると推定される場合を含む）や，本人の利益保護のために必要不可欠と考えられる場合以外には，文書交付義務までは発生しないと考えられる．

2. 診断書の内容に関して注意すべき点

診断書の交付に際して注意すべき点についてみてきたが，診断書の内容が真実と合致していなかった場合に，どのような問題が生じるか．特に，診断書の内容が，公的給付を受けるための要件を満たすか否かの判定の資料となる場合，あるいは運転免許等の資格の許否の判断の資料となる場合には，患者側からは，一定の方向への期待が働くことが予想される．また場合により，求められる診断内容に関する判断に困難が伴うこともありうる．このような場合でも，診断書が医師の医学的な判断に基づくものでなければならないことは当然であるが，何らかの理由により，真実と異なる内容の診断書を作成してしまった場合に，どのような問題が生じるであろうか．

診断書については，患者の症状等を過大な方向に記載されうる場面と，過小な方向に記載されうる場面が考えられるため，それぞれについて検討する．

●過大な内容が記載されうる場面―障害年金，障害者手帳，保険など

診断書の内容が虚偽であった場合の法的問題点

まず，診断書の内容が真実と異なった場合について，法的にどのような問題が生じうるのかを概観する．

①刑事上の責任

医師が，故意に真実と異なる内容の診断書を作成した場合，刑事上は，虚偽診断書作成罪（刑法160条）の責任が発生する可能性がある．

刑法160条は，医師が「公務所に提出すべき」診断書等に虚偽の記載をした場合に，3年以下の禁固又は30万円以下の罰金に処すると定めている．この規定は，故意による場合のみを記載しており，過失によって虚偽の内容の診断書を作成した場合は，刑事上は責任を問われない（民事上の損害賠償責任が問われる可能性はある）．同様に，刑法160条の規定は「公務所に提出すべき」場合に限定しているため，官公庁や地方自治体等に提出する診断書である場合のみ，刑事上の責任が問われることとなる．

なお，公務員である医師については，虚偽の内容の診断書を作成した場合には，虚偽公文書作成罪（刑法156条）にあたり，文書の提出先が公務所であるかどうかを問わず，処罰対象となる（また法定刑も1年以上10年以下の懲役と，重くなっている）ことに注意が必要である．

診断書に，真実と異なる過大な記載がなされた場合に，刑事上の責任が問題となった裁判例としては，以下のようなものがあげられる．

- 大阪地裁昭和48年（1973年）2月23日判決（判例タイムズ306号305頁）：入

院手続を取った日を入院日とした診断書に虚偽診断書作成罪が成立しないとした.

- 札幌地裁平成 24 年（2012 年）3 月 19 日判決（LLI／DB 判例秘書登載 L06750144）：虚偽の診断書を作成して障害年金をだまし取った事案．懲役 8 年の実刑．詐欺罪も成立.

② 民事上の責任

たとえば，保険会社に保険金を請求する場合の診断書において，患者の症状等が真実より重大であるかのような記載を行い，その結果，患者が保険会社から過大な保険金を受領するに至った場合が考えられる．このような場合には，損害を被った保険会社等からは，不法行為責任を追及される可能性がある.

診断書に，真実と異なる過大な記載がなされた場合に，民事上の責任が問題となった裁判例としては以下のような場合がある.

- 大阪地裁堺支部平成 14 年（2002 年）4 月 26 日判決（判例タイムズ 1120 号 193 頁）：高度障害を負った旨の虚偽の内容の診断書を作成して保険金を詐取した事案について，損害賠償責任を認めた.

なお，上記の事案は，故意による虚偽記載の場合であるが，故意によらず過大な記載をした場合については，民事上，過失による損害賠償責任の発生する可能性はある．ただし，後述の通り，医師の専門的判断は尊重されるべきであり，医師の判断が医療水準を明らかに下回るものでない限り，過失は否定されると考える.

③ 行政上の責任

刑事事件となった場合には行政上の責任も問われる可能性は高いと思われる.

過大な記載が患者にとっても弊害となる場合

医師が患者の精神障害について過大な記載を行った場合には，患者にとって別の観点から不利益が生じることも考えられる．たとえば，過大な記載を行った後になって，後述の道路交通法上の診断書を作成する必要が生じた場合には，過大な記載と平仄を合わせようとすれば，患者に不利益が発生するおそれがある．また，万一患者が交通事故を起こした場合に，障害年金や障害者手帳に関する診断書上に重い病状が記載されていた場合，患者が危険運転致死傷罪等に該当するとの評価を受け，重い責任を問われる可能性も排除できない.

◉過小な内容が記載されうる場面

平成 25 年（2013 年）の道路交通法改正により，免許取得や更新の申請時，あるいは必要時に，一定の精神科疾患等に該当するかどうか質問票を交付し，必要な報告を求めることができるものとされ，このような運転者に対する免許の可否について，公安委員会が判断するにあたり，医師の提出する診断書等が求められる場合がある.

また平成 27 年（2015 年）の道路交通法改正（平成 29 年〈2017 年〉3 月より施行）では，認知機能検査において認知症のおそれがあるとされた場合には，臨時に適性検査を受けるか，一定の要件を満たす医師の診断書の提出を命ぜられる場合がある（なお，一定の違反行為をしたときも同様に医師の診断書の提出が求められる場合がある）．そして，以上の医師の診断の結果を参考にしつつ，公安委員会により，免許の可否が決定される．

このように，医師の診断書が，運転免許の可否の判断資料とされることから，患者の立場としては，その症状について軽症の方向に記載してもらいたいとの期待が働くと予想される．

医師が診断書を作成した結果，当該運転者の運転が許容された場合，万一当該症状により事故が起こったとき，被害者である第三者等から責任を問われることがないか，問題となる．

① まず，このような場面でも，医師が故意に虚偽の内容の診断書を作成した場合は，前記虚偽診断書作成罪（刑法第 160 条）等の刑事責任を問われること，さらに，刑事上の責任が認められた場合の行政処分，および，民事上の損害賠償責任を問われる可能性があることは同様である．

② 他方，故意によらない場合には，医師としての専門知識と経験に基づき自己の判断に忠実に診断書を作成した以上は，刑事上の責任は負わないし，その判断が医療水準を明らかに下回らない限り，民事上も責任を負うものではないと考える．なぜなら，法的責任は，あくまで具体的な予見可能性を前提としてのものである．患者の運転適性の判断，症状の予測は専門家といえども容易ではない．高度な専門的判断を要し，専門知識と経験に基づく精神科医の広い裁量的判断が尊重されるべきだからである．また，医師の診断書は判断材料としては重要であっても，運転免許の許可は公安委員会がその責任において行うものだからである．これに対し，医師の判断が医療水準を明らかに下回る場合は，交通事故被害者に対する民事上の責任を問われる可能性がある．

③ 以上から，道路交通法上の診断書の場面においても，過小な方向に記載を行うことには慎重であるべきである．この点，上記のように，認知症などの患者に対して一律に免許の取消し等を行うことの是非についてはさまざまな意見があると思われるが，診断書の記載という場面においては，以上のような慎重さが求められると考える．

●医師が期待される方向とは反対の診断書を作成した場合

上記過大・過小な内容が記載されうる場合とは逆に，たとえば，障害年金や障害者手帳等の要件を満たさなくなるような内容の診断書を作成したり，認知症など一定の精神科疾患に該当するとの診断書を提出したことにより，公安委員会により免許の取消し等がなされたりした場合，診断書の作成等をした医師が，患者から責任を追及されることがありうるか．

この点，患者から上記のような責任追及を受ける可能性自体は否定できない．

しかし，免許の取消し処分等は，公安委員会等がその判断により行うものであり，また，医師の判断が医療水準を明らかに下回るものでない限り，医師の民事上の責任は否定されると考える．診断については，専門的知識と経験に基づく精神科医の広い裁量的判断が尊重されるべきである．

◉1回の診察による診断書交付の求め

昨今，患者において，インターネット上で情報を得たり，あるいは，社会保険労務士，行政書士等の専門家と相談のうえ，障害年金や障害者手帳の交付要件に該当させることを念頭に，診断書の記載内容について具体的な要望を言ってくるようなケースもあるようであり，時には，1回の診察のみで，詳細な診断書の作成を求められる場合もあると聞く．

このような場合，実際の症状と異なる診断書を作成してしまうという危険性があり，十分な診察によらず，真実と異なる内容の診断書を作成してしまった場合，それによって損害を被った者から，過失に基づく損害賠償責任を追及される可能性がある．

また，当該診察のみでは診断できない事項についてまで，診断書に記載されてしまう結果となりかねないという危険もある．このような場合には，前述の医師法20条違反の問題も生じうるので注意が必要である．このような場合には，医師法19条2項にいう，診断書の交付を拒絶すべき正当な事由のある場合に該当すると考えられる．

3. おわりに

以上の通り，診断書の作成に関しては，臨床に携わる医師として頭を悩ませる場面が多いと思われるが，原則は，医師として自らが診察した結果を基礎として，医療水準に則って医学的に診断できる範囲の内容を記載するということである．昨今，さまざまな場面において，医師の判断に過大な役割を果たさせようとする傾向が見受けられる以上，判断に迷う場合は上記のような原則に立ち返る必要があるかと思われる．

文献

1）米村滋人．診断書等の交付に関する医師の義務・法的責任．臨床精神医学 2013；42（増刊）：61-65.
- 野田　寛．医事法，上巻．青林書院；1984.
- 大磯義一郎，大滝恭弘，山田奈美恵．医療法学入門，第2版．医学書院；2016.
- 田辺　等．精神障害に関する法律とサービス－診断書の適切な記載のために．臨床精神医学 2015；44（6）：859-866.
- 大谷　實．医療行為と法，新版補正第2版．弘文堂；1997.
- 米村滋人．医事法講義．日本評論社；2016.
- 加藤良夫（編著）．実務医事法，第2版．民事法研究会；2014.
- 手島　豊．医事法入門，第4版．有斐閣；2015.
- 古谷和久，島戸圭輔．法律家からみる精神科疾患と運転を巡る問題．精神科 2017；30（4）：360-365.

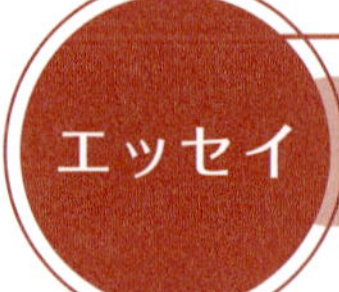

多次元精神医学の展開

高井昭裕
ウエルネス高井クリニック

1．はじめに

筆者は 1986 年（昭和 61 年）春から約 2 年間，患者中心の多次元精神医学[1]を唱える Tölle 主任教授率いる（旧西）ドイツ・ミュンスター大学精神科に留学する機会を得た．この間の経験がその後の臨床活動の礎になっており，その経過を紹介し，現況とその課題およびとりまく状況について若干の私見を述べたい．

2．臨床活動の礎―留学経験から

ミュンスター大学精神科では 1980 年代 Tölle 主任教授のもと Buchkremmer 教授（その後チュービンゲン大学主任教授）を中心に統合失調症の再発予防のための認知（行動）療法（問題解決訓練，危機管理プラン等）や家族心理教育グループ等の研究が進行するとともに，街中にデイケアセンターが開設されていた．また Böker 主任教授率いるスイス・ベルン大学精神科にも滞在する機会を得て Brenner 教授のもと統合失調症の統合心理治療（integrated psychological therapy：IPT）プログラム[2]について研鑽した．この治療プログラムは，統合失調症脆弱性マーカーと想定される認知障害に対する直接的介入である「認知分化」，「社会知覚」からより社会的能力に焦点を当てた「言語伝達」，「社会生活技能」，「対人問題解決」という 5 つの下位治療プログラムから成っている．現在では社会生活技能訓練（social skills training：SST）は広く普及してきており，また認知障害への直接的介入が認知リハビリテーションとして発展してきている．

高井昭裕（たかい・あきひろ）　略歴

1958 年岐阜県生まれ．1983 年岐阜大学医学部卒．1992 年岐阜大学大学院医学研究科修了．医学博士．この間約 2 年ドイツ学術振興会（DAAD）奨学生として（旧西）ドイツ・ミュンスター大学精神科に留学．岐阜県高山保健所長心得などを経て，1996 年高井クリニックを開設．社会福祉法人桜友会理事長などを務める．

共編書として『精神分裂病の心理社会治療』（金剛出版，1995），分担執筆として『認知療法ハンドブック，下巻』（星和書店，1996）など，共訳書に『精神分裂病の統合心理療法マニュアル』（メディカル・サイエンス・インターナショナル，1999）などがある．

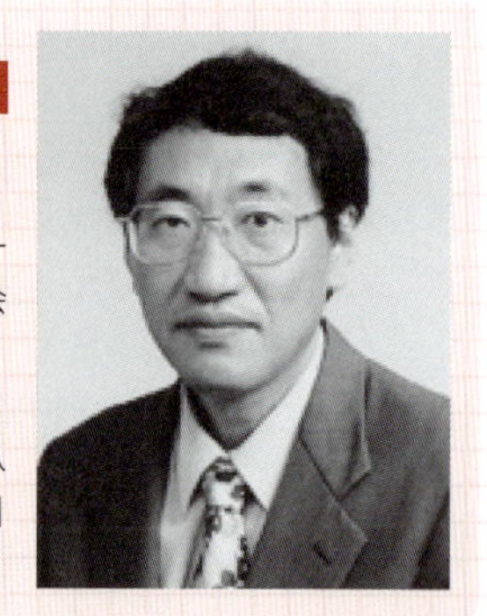

同時期にベルン大学社会精神医学科にも滞在し，Ciompi 主任教授が開設運営する共同住居“Soteria Bern”の理解を深めた．Ciompi 教授は，ピアジェ（Piaget J）の発生的認識論を中心に精神分析などをシステム論から統合し，感情論理（Affektlogik）[3] を提唱し，治療構造として，感情認知的関連システムが内外とも無秩序に混乱し緊張した状態から一定の方向に流れるような落ち着いた状態に変化させることが重要であるとしてこの共同住居を運営していた．

筆者は帰国後上記治療プログラム等のわが国への導入を図り[4-6]，統合失調症者に接する際に「認知療法的態度」の重要性を提唱してきた[7-9]．すなわち，病者は，さまざまなレベルでの認知障害のため，ごく普通に生活していくに際しても絶え間なく困難な状況を克服していかなければならなくなっていることを念頭におき，治療者は，まず簡潔で明瞭な情報を与え，偽りや誤解のない明白な伝達をすることを心がけ，治療チーム内での治療方針の確認，病者への一致した指示，首尾一貫した働きかけが必須である．さらには，病者の健全な部分に働きかけ，病者自身は積極的に病気と闘い対処しようとしており，病者の自己治癒，コーピングの試み[10] を支援し，病者自身が自分の病気，そしてその治療についての“専門家”となるよう促している．すなわち，セルフ・コントロールであり，エンパワーメントである．

3. 多次元精神医学に基づいた多機能精神科診療所に

1996 年（平成 8 年）岐阜県関市（岐阜市の北東約 20 km，人口約 9 万人）で診療所を開業後，多次元精神医学実践のため，まずは精神科デイケア，心理相談室を併設，1999 年（平成 11 年）にグループホーム開設，2001 年（平成 13 年）地域生活支援センターおよび福祉ホームを整備した．このような展開は図らずも現在では多機能（垂直型）精神科診療所として各地で発展してきている．

さて，組織が拡大し多機能化するにつれて，同一病者が複数の部門にわたってサービス利用することもあり，職員間で一貫した情報提供，共通理念，利用者への統一的対応（認知療法的態度）をどのように構築するかが課題となる．たとえば境界型パーソナリティ障害において良好な成績が報告されている Linehan による弁証法的行動療法においても治療チーム一体となった取り組みがなされているが，このような濃密なかかわりは現実的マンパワーでは困難とも思われた．当法人ではとりあえず同一法人内で必要な情報を共有し，全スタッフが統一された方針で病者に対応することができるよう，国際標準化機構（ISO）による品質管理および品質保証（ISO 9001：2000）の認証を「良質の安定した，保健・医療・福祉サービスを継続して提供していけるようなシステムづくりを目指し，それを実践していくことによって，地域住民から信頼され，地域メンタルヘルス活動の拠点としての役割を果たします」という理念のもと 2002 年（平成 14 年）秋に取得した．ISO 9001 では製品（サービス）の品質を保証するためには，それを供給するための組織のマネジメントが重要であるとの考え方に基づいており，プロセスアプローチ，すなわち Plan，Do，Check，Act の PDCA サイクルが基本となる．当法人では，外来診療プロセスと福祉サービスプロセスに大きく分け，外来患者（たとえば精神科デイケア参加者）が福祉サービス（たとえば地域生活支援センター）を利用する際には，精神科デイケアでの個別方針等の情報に基づいて地域生活支援センターでの個別対応計画を作成し，支援センター利用中に大きな変化が認められれば，デイケアスタッフに連絡することとしている．なお，このような連携は，基本的に外部の関係機関とも同様に行うよう努めている．当法人では，上記マネジメントシステムの構築により，全スタッフ内で病者への個別方針の確認，一致した指示，首尾一貫した働きかけをするための基盤が整備できたと考えている．なお，以下に述べる制度変化や認証取得費用等の問題もあり 2007 年（平成 19 年）からは認証取得はしていないものの上記に準じたシステム運用を継続している．

4．法改正と環境変化

2006 年（平成 18 年）秋，障害者自立支援法施行は当法人において大きな制度変革で，地域生活支援センターが市町村からの委託事業として地域活動支援センターおよび障害者相談事業所に，福祉ホームもケアホームに移行した．その後，総合福祉法に改正され福祉サービスについて個別支援計画を作成することとなってきている．2011 年(平成 23 年）グループホーム増設，2012 年（平成 24 年）就労継続支援 B 型事業所開設，2016 年（平成 28 年）岐阜県においては医療法人に就労継続支援 A 型事業所が認可されず，関連株式会社を設立し A 型事業所も開設してきている．

民間医療機関でより良いサービスを提供するためには，まずは経営の安定化が必須であるが，経営環境は大きく変化してきていると感じられる．障害者自立支援法，その後，総合福祉法と障害福祉サービスが充実化され，就労継続支援事業所，就労移行支援事業所などが整備されるにつれ，ハローワークでの職業訓練に加え，一般企業，精神保健福祉士等での就労支援が活発化してきている．地方小都市である当地関市にも，たとえば就労継続支援 A 型事業所は 6 か所開設されている．介護保険創立当時に株式会社がデイサービス事業所等を次々と開設した際と酷似しているとも感じられる．

ただ，介護保険サービスにおいては介護支援専門員がケアプラン作成の際のケア会議に原則主治医の意見を確認することになっているが，障害福祉サービスにおいては主治医には何も知らされることなく個別支援計画が作成されている．当法人では相談支援事業所も運営しているが，個別支援計画は行政指定のソフトウェアでなされているため情報共有に困難が多い．精神障害は症状変化もあり，医療のかかわりは必須と考えられるが，医療と福祉が介護保険など高齢福祉分野にも増して乖離しているとも思われる．また，精神保健福祉士等の医療から離れた障害福祉サービスでの活躍の場が広がり，少子高齢化に伴って人材不足が当法人でも大きな課題である．

教育分野でも十数年来，民間資格ではあるものの臨床心理士制度が発足し，スクールカウンセラー等として活躍の場を広げている．通院精神療法の保険点数が 390 点程度の頃，それを参考に時給 5 千円（交通費別途）でスクールカウンセラー事業が開始されたが，通院精神療法が330点となった現在も時給は同じである．少子化が進行するものの文部科学省予算総額はあまり変化なく，不登校が社会問題化すると上記事業とともに適応指導教室が次々と開設され（当地区にあった民間フリースクールは閉鎖され），近年では発達障がい児施策として学習障害（LD）／注意欠如・多動症（ADHD）等通級指導教室が次々開設されているなど，障がい児教育の充実が進んでいる．私立小学校のない地方小都市では教育委員会による寡占化とも思えるが，公認心理師の国家資格化とも相まって心理師も人材不足が深刻である．

発達障がい児施策は，上記のように教育分野，また児童デイサービス等の児童福祉，医療でも小児科でも行われ，当院併設の心理相談室において応用行動分析に基づいた集団療育を月1回有料で開催しているが，（他機関のサービスが無料のこともあるかと思われるが）参加者が少ないのが現状である．

認知症医療に関しても神経内科，脳外科など他科の医師のかかわりが多くなってきていると思われ，また日本医師会が厚生労働省とともに進める認知症サポート医制度においては2日間の研修を終了したたとえば消化器内科医が専門医と同等として，各市町村に今年度末までに必置となっている認知症初期集中支援チームに関与するようになってきている．さらには，国際疾病分類第11改訂（ICD-11）草案では認知症がてんかん同様Gコードにとのことであり，老年精神医学会より歴史の浅い認知症学会が隆盛しているとも感じられる．同様に心身医学会よりはるかに歴史の浅い心療内科学会の展開も著しく，専門医は内科専門医の上位専門医として公認されており，心身医学会においてもまずは内科専門医が基盤として認められることとなっている．精神科領域では精神神経学会専門医から機構専門医への移行は進められているものの（内科のように）上位専門医の公認がはっきりしておらず，その間にパニック障害等を診療する（心療）内科医も増えてきているようにも思われ，精神科非専門医が通院精神療法を算定することも増加していると感じている．

次期医療計画が各都道府県で作成されているが，当県では精神科の標榜を保健所に届け出（すなわち通院精神療法を算定可）している内科等の診療所も掲載されることとなっている．通院精神療法が330点となった時点ですでに4週以上の間隔で高血圧症等特定疾患を診察する内科医の保険点数のほうが上回っており，場合により調剤薬局では長期処方等の調剤料のみでも500点を超えている．調剤を重点化したドラッグストアチェーンがわが国トップとなり，大手調剤薬局チェーンが製薬会社を経営するに至っている．さらには白衣トップメーカーの利益率は30％を超え，東芝メディカルも高値で売却された．

筆者は医療計画で病床規制される精神科病院が車で20分の範囲に4か所ある当地区で精神科診療所として地域のメンタルヘルスの拠点づくりを目指してきた．それはまた多次元精神医学の展開とも重なっていると考えている．精神科医療をとりまく障害福祉，高齢・児童福祉，また特別支援教育など目まぐるしい環境変化に応じて良質なサービスを安定して提供するにはますます人材確保含め困難が増大している．幸い1997年（平成 9 年）から関連社会福祉法人にて特別養護老人ホームなどの高齢者福祉事業，および 2005 年（平成 17 年）には児童心理治療施設，2016 年（平成 28 年）には児童家庭支援センターも開設し，同年から関市認知症初期集中支援チームを以前からの地域包括支援センターとともに受託している．

厚労省が進める子どもから障がい者，高齢者も含めた地域包括ケアシステムの構築の一翼を目指してはいるものの，ケア会議等に予算的裏づけがないことには経営として厳しい．本来，消費税増税分は社会保障費にという名目が，幼児教育無償化のみならず少子化で定員割れとなっている大学への補助金にも充てられることには疑問を感じる方も多いのではないか．筆者がドイツ留学していた頃，大学は無償であったが，進学する者は選ばれた「エリート」でその自覚と責任感に溢れていた．

5. おわりに

開業して 20 年以上経て地域医師会の役員も拝命するようになったが，内科中心の運営と感じているのは私だけであろうか．公益社団法人となった精神神経科診療所協会の組織率が向上し，地域そして国の施策への財政も含めた提言力が増し，より良い外来精神科医療ができるようにと願っている．

文献

1）飯田　眞，ライナー・テレ（編），飯田　眞，市川　潤（監訳）．多次元精神医学—チュービンゲン学派とその現代的意義．岩崎学術出版社；2007.

2）ハンス・D. ブレンナー（著），池沢良郎，植木啓文，高井昭裕（訳）．精神分裂病の統合心理療法マニュアル．メディカル・サイエンス・インターナショナル；1999.

3）Ciompi L（著），花村誠一（訳）．感情病理と分裂病．精神医学 1992；34：201-213.

4）高井昭裕．精神分裂病の認知行動療法．統合心理治療プログラムの臨床経験．岐阜大医紀 1992；40：100-116.

5）Takai A, Uematsu M, Kodama Y, et al. Kognitives Therapieprogramm bei japanichen chronischen Schizophrenen. Eine kontrollierte Therapiestudie über die Auswirkungen auf Symptomatik und Bewaltigungsmechanismen. Schizophrenie. Beiträge zu Forschung, Therapie und psychosozialem Management 1993；8：29-34.

6）Takai A, Szukaj M, Yoshimura T, et al. Kognitive Therapie zur Rezidiv-Prophylaxe schizophrener Patienten in Japan. Erfahrungen und Ergebnisse einer zweijahrigen katamnestischen Studie. Krankenhauspsychiatrie 1999；10：7-10.

7）藤縄　昭，高井昭裕（編）．精神分裂病の心理社会治療．金剛出版；1995.

8）高井昭裕．精神分裂病の認知療法．大野　裕，小谷津孝明（編）．認知療法ハンドブック，下巻．星和書店；1996．pp55-77.

9）高井昭裕．精神分裂病の統合心理治療プログラムの臨床経験から．日社精医誌 2002；11；253-254.

10）Takai A, Uematsu M, Kaiya H, et al. Coping styles to basic disorders among schizophrenics. Acta Psychiatr Scand 1990；82：289-294.

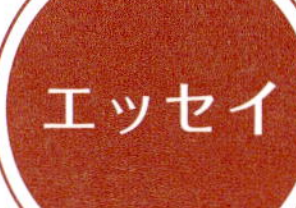

西多摩の診療所にて
──振り返ればずっと地域精神医療

中野和広
中野クリニック

1. 東京の多摩地域の診療所

東京の精神医療を語るとき，東京は東西に長いことになっている．ことになっていると書いたのは，地図を広げて小笠原諸島の位置を確認すれば明らかなように，東京は南北に長いからだ．ぼく自身は経験がないのだが，島しょに勤務した保健師さんの話を聞いたりすると，島では特有の精神医療の問題を抱えていることがわかる．そうはいっても，人口の観点からか，医療機関の分布の観点からか，行政が東京の精神医療について語るときは，東京は東西に長いといわれる．そして，私自身，東京は東西に長いというのを実感しながら仕事をしてきた．

東と西でははっきりと特徴が異なる．東の 23 区には精神科診療所が多く，西の多摩地区には精神科病院が多い．東の 23 区に住んでいる患者は，近くの診療所に通院していても入院する場合には居住地からかなり離れた多摩地域の病院に行かなければならないことが多い．ただし，話は単純ではなく，23 区のなかでも都心といわれる地域には鉄道が集中しており，遠方からも通院している人がいる．したがって，そういう場合に入院を紹介するとなると考慮しなければならないことが増えることになる．

もちろん，多摩地域にも精神科の診療所がある．入院が必要となった場合，多摩地域の診療所は 23 区の診療所ほどは病院探しに困らない．特に私の診療所のある青梅市は八王子市と並んで精神科病院の多い地域である．入院の紹介をする場合に，ある病院が満床でも他の病院があるし，普段の交流から病院の特徴をつかみやすい．

中野和広（なかの・かずひろ） 略歴

1956 年　長野県生まれ．
1980 年　東京大学医学部卒．
1980 年　東京大学医学部附属病院精神神経科研修医．
1982 年　青梅市立総合病院精神科勤務．
1995 年　中野クリニック開設，現在に至る．

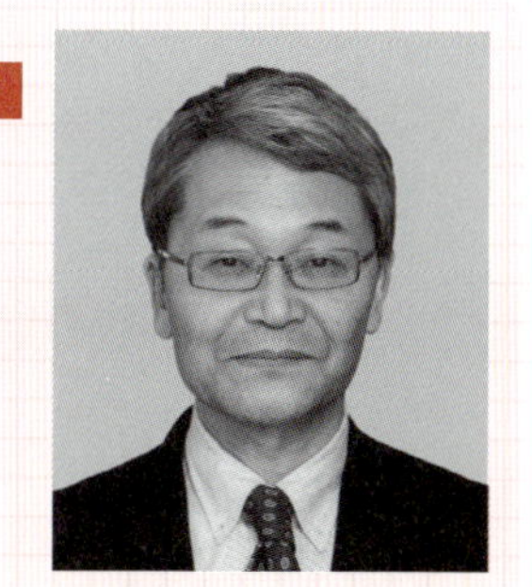

多摩地域は三多摩地域とも呼ばれ，北多摩，南多摩，西多摩の３つに分かれている．その名前の通り，西多摩が最も西にあり，およそ横田基地よりも西側の地域である．東京の郊外であり，同じ多摩地域でも最も東の吉祥寺とはだいぶ雰囲気が異なる．もよりの鉄道は青梅線である．立川で中央線から青梅線が分かれるが，青梅線沿線になると精神科の診療所の数はぐっと少なくなる．そのため年齢も職業も病状もいろいろな患者さんがやってくる．私の診療所にも思春期から90歳代までの患者さんがやってくる．重症度もさまざまである．内科の病気ならば，本人や家族が重症と感じれば，診療所でなく病院を受診するのが普通だが，精神科では近くに病院があってもそうとは限らない．子どもを診る診療所は少ないとよくいわれるが，そもそも精神科の診療所が少ない地域では子どもは専門でないから診られないともいっていられない．西多摩地域では内科医で内科・小児科を標榜して子どもも診ている人は少なくない．多くの内科医が小学校の校医や保育園の園医を務めている．眼科医や耳鼻咽喉科医も子どもから大人まで診察している．精神科医だけが子どもは診られないといっているのもどうかとも思う．

2．内科の診療所と比べて

私は公立の総合病院の精神科に長く勤務しており，その近くで診療所を開業した．総合病院の精神科では無床のところが少なくないが，私の勤務した病院は開院当初から精神科の閉鎖病棟をもっている．

精神科以外の医療では公立の総合病院は地域医療の中心にある．地域の診療所は入院が必要な患者の多くをその病院に依頼する．病院を中心とした地域医療があたりまえにできあがっている．内科では入院が望ましい患者を診療所で抱え込むのは良いとはされていない．入院はできるだけ避けたほうがよいとは考えず，入院が必要になれば病院にお願いするというのが内科の地域医療である．

振り返ってみると，私は内科と似たスタイルの地域精神医療のなかにいたように思う．入院から地域へという運動があるのは知っていたが，地域精神医療を意識的に選んだというわけではなく，たまたま初めから地域精神医療のなかにいた．入院についても，診療所で患者さんを極力入院させずに支えるという方針は取らず，入院のほうがよいと判断した場合は外来で抱えようとはしなかった．私の診療所では患者さんの地域性も内科の診療所と似ている．診療所の数が多い内科よりは診療圏が広いが，それでも，開業してからは病院勤めの頃よりも患者さんの地域性は高まっている．初診の患者さんをみると，開業以来では診療所のある青梅市の在住者は65％であり，直近の５年間でみると79％と高くなっている．

3．顔の見える関係と医師-患者関係

最近は地域医療における連携の重要性が叫ばれており，しかも顔の見える関係をつくることが大切であるといわれている．顔の見える関係になると情報交換はしやすくなる．一方で医師-患者関係や守秘義務との兼ね合いについて悩ましいことが少なくない．内

科では，医療関係者同士あるいは介護関係者も含めての情報交換で，守秘義務との兼ね合いに悩むことが少ないようにみえる．地域包括ケアを推進する際には関係者それぞれが守秘義務をどう担保するかという課題があるが，守秘義務を課せられている職業人のあいだでは秘密が保たれるので問題はないという考え方がある．精神科ではこの考え方で問題ないのかと問われると，簡単にはうなずけない．内科の医療と精神科の医療の構造は同じではないと思わざるをえない．

言い古された言葉かもしれないが，病気だけでなく病人を診よといわれる．これは病気だけでなく病気を抱えた人を丸ごと診なければならないという意味である．しかし，内科（ないし身体科）では病気と病人を分けて，病気を異物として対象化することができる．心身二元論をとることができるともいえる．はたして精神科の病気に対してそういう見方ができるだろうか．心の問題で，その健康な部分と病的な部分というように分割できるだろか．このあたりが内科（ないし身体科）と精神科の医療の構造の違いに関係しているのではないかと思う．

西多摩の医療関係者は顔の見える関係である．産業医も知り合いの内科医がやっていることがしばしばある．職場の人事担当者の顔が見えることもある．その気になれば情報交換はしやすい．ただそういう関係だと，情報交換はパターナリスティックになりやすい．その情報交換を患者さんが歓迎してくれる場合には問題はない．ところが，患者さんが歓迎しなくても情報交換をしたほうがよいと思われる場合もあり，悩ましい．守秘義務を厳守するという考え方もある．しかし，危機介入が必要と判断した場合は原則論ではいかないことが現実にある．危機介入ではないが，復職に関しては，患者さんが復職を希望し，職場が復職に慎重な場合，パターナリスティックな情報交換をしてしまっていると主治医の立ち位置は微妙になる．

守秘義務は医師にとっては当然のことであるが，臨床現場ではそれが単純でないことは誰でも感じるだろう．医師-患者関係というと，医師と患者の一対一の関係をイメージしがちであるが，現実には患者をとりまく関係者がいて，しかも患者との距離はさまざまである．かつて癌が患者に告知されず，家族にだけ知らされるという時代があった．精神科の入院でも本人が知らないうちに入院の手はずが整えられることがあったし，今でもないわけではない．こういう場面では医師と患者の一対一の関係は崩れ，医師は家族と向き合うことになる．しかし，家族とだけ話していて，患者さんを置き去りにしてしまうと本末転倒であるし，「私の話をきかないのか」という患者さんの鋭い指摘にはっとさせられることになる．一方で医師と患者の一対一の関係にだけ固執していると，治療がいきづまり，袋小路に入ることもある．一対一の関係を大事にしながら，それをとりまく人や事を含めた治療構造を意識することが求められる．複眼的な柔らかい考え方を忘れてはいけないといってもよい．

家族については，患者とその家族という関係だけでなく，家族のなかに複数の患者がいることもある．治療関係という視点から，家族を１人の主治医が診ないほうがいいという考え方がある．一方，内科の家庭医は家族全体を１人で診ることはあたりまえである．私もいつの間にかそうするようになってきた．もちろん家族がそれぞれ別の主治医にかかることはあるが，ある患者さんの診療を続けているうちにその家族から受診を希望されることがある．やりづらいことも当然あり，そういうときには精神科は内科とまったく同じスタイルではできないものだと感じる．しかしながら，治療関係を良くするために別の医療機関に行ってくださいとはなかなか言えない．これは抱え込みかもしれないと感じる反面，地域医療では家族のなかで１人しか診療しないというのもどうかと思う．

患者の関係者は家族だけではない．職場関係者や学校関係者あるいは作業所や介護の関係者，ときには友人までも登場することがある．当然，関係者が増えれば構造は複雑になりそれをうまく整理するのは簡単ではないが，現実の臨床では何とかするしかない．といっても，医師が自分の思い通りにしようと思ってもうまくかないことも多く，サリバンの関与しながらの観察ではないが，関与しながらの時間稼ぎということもある．

4．医師-患者関係や治療構造を気にしつつ

精神科医としての研修を始めた時，先輩たちの語る治療構造という言葉は新鮮だった．治療にあたっては医師と患者の一対一の関係以外にいくつも考慮しなければならないことがあるということを，治療構造という言葉が一言で表しているように感じた．だんだん経験を積むにしたがって，家族，友人，職場関係者，医療現場のスタッフ等の患者をとりまく人たちや病棟の物理的構造やルール，さらには法律など，あげればきりがないが，そういったことが治療構造をつくると実感するようになった．開業すると医療保険のシステムが大きいということもよくわかった．そういったなかでできることとできないことの仕分けが必要となってくる．夢や希望をもちつつも現実に引き戻されるということでもある．いまだに患者さんとの関係の取り方に迷うことが少なくない．迷いながらも新人の時に感じた治療構造や治療関係といった言葉の新鮮さを忘れずにこられたのは悪くなかったと思う．

エッセイ

アドラーと吉田脩二

古沢信之
こころのクリニック山形

1. はじめに

近年アドラー（Adler A）が一般の人々にも人気らしい．アドラー理論をわかりやすく対談形式で書いた岸見一郎（以下岸見とする）氏の『嫌われる勇気』[1]は，100万部を超えるベストセラーになり，テレビドラマ化された．また，NHKの『100分de名著』でも取り上げられた[2]．それは，人間関係を前向きに考えようとするところにあると思われる．

まず私のクリニックの臨床例を3つあげる．

① 50歳代後半の女性，介護職員．主訴は，職場に行けない，不眠，食欲がない．これまで2年間，初めての介護の仕事を若い人に負けないように頑張ってやってきた．しかし，若い女性リーダーが他のユニットに異動になる時に，「私がいなくなると○○さんは話せる人誰もいなくなるね」と言われ，若い人に気を使い合わせながら負けないように必死でやってきたのに「私はそんなふうに思われていたのか，私は何だったのか」とショックを受けたという．それ以来，職場に行くのが怖くなり，仕事を休むようになった．

② 20歳代前半の女性，看護師．指導者が厳しく，指導者が異動しても，出勤しようとすると動悸や吐き気，頭痛が出現し，さらに抑うつ気分，おっくう感も強くなって

古沢信之（ふるさわ・のぶゆき）　略歴

1953年山形県生まれ．
1978年東北大学医学部卒，同大学長町分院心療内科で研修後，清水病院（福島市），二本松会山形病院（現 山形さくら町病院），若宮病院（山形市）等の精神科病院勤務を経て，1996年あかねヶ丘こころのクリニックを開設．2001年精神科デイケアを併設し，こころのクリニック山形を移転開設．2003年複合介護施設，あかねヶ丘ケアセンターを開設．2013年精神科デイケアを重度認知症患者デイケアに変更．

共著書として，『精神科デイケアQ&A』（中央法規，2005），『抗不安薬活用マニュアル』（先端医学社，2006）がある．

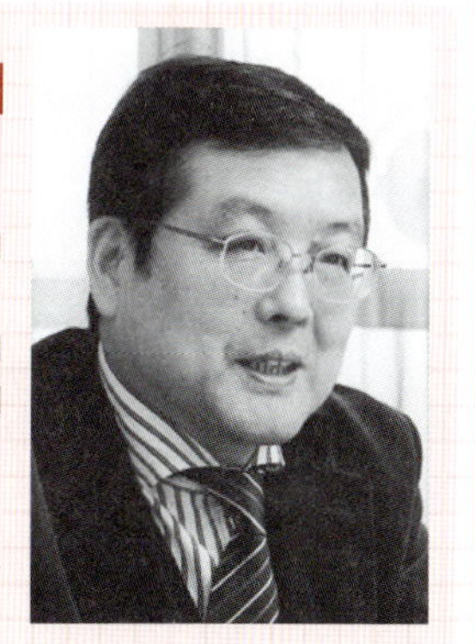

きた．重度の社交不安症も合併．自宅療養しているうちに軽快し，復職訓練を始める．しかし半日勤務でもぐったり疲れてしまう．周りの目が気になり怖くて休憩時間が特につらいと，再び休みがちになっている．

両症例ともメンタルクリニックでよくみられる症例である．要するに，人間関係で悩み，苦しむことから始まっている．ところが次のような症例もあった．

③ 40 歳代後半の男性，大企業の中間管理職．最近，組織改革等で多忙な状態が続いたうえ，厳しい上司に変わり，不安・抑うつ状態となった．家庭には，以前から情緒不安定の妻，アスペルガー障害の次男，中学生の不登校の長女がいる．長女は，妻と折り合いが悪く，口論後，自室に放火し火事となり入院加療することになった．

このように職場と家庭で大きなストレスを抱えていた．当院で薬物療法や精神療法をしていたが，たまたま待合室にあった先の入門書[1)]を読んだことをきっかけに元気になってきた．「アドラー心理学に出会ったおかげで納得感，スッキリ感をもって生活できるようになった」と言う．そしてやがて上司，部下，家族との関係も改善したというのだ．では，アドラーとはいかなる精神医学者だろうか．

2．アドラー心理学とは

19 世紀後半，ウィーンには心理学の歴史を大きく変えることになった「三大巨頭」が登場する．フロイト（Freud S），ユング（Jung CG），そしてアドラーである．日本ではフロイト，ユングに比べほとんど評価されてこなかった．私が学生時代の 40 年以上前も現在も，精神医学の教科書には名前のみが登場するくらいである．私がアドラーと出会ったのは 3 年前，岸見一郎氏の『嫌われる勇気』を通してである．

ところでこの執筆依頼があった時，まず閃いたのがアドラーだった．アドラーを多くの精神科医に知ってほしいと考えたからだ．もっとも本『外来精神科診療シリーズ』では，『診断の技と工夫』および『精神療法の技と工夫』の巻で，アドラー心理学を取り上げて，アドラー研究のパイオニアである野田俊作氏がこの項を執筆している．しかし，私の知り合いの力動的精神療法で著名な精神科医に尋ねても，詳しく知らないとの返答だった．ところで，このシリーズの『精神療法の技と工夫』でコフート心理学の項を執筆している和田秀樹氏は，アドラーは認知療法にも影響を与えたと言っている．また，東北医科薬科大学の山田和男氏は，山梨大学時代の同僚や後輩がアドラーに興味をもったが，そのせいか一人は医療界から離れてしまったと教えてくれた．

◉あらゆる悩みは対人関係の悩み

ではアドラー心理学とはいかなる心理学なのだろう．彼は「あらゆる悩みは対人関係の悩みである」と言っている．彼には『人生の意味の心理学』ほか，多数の著作があるが，岸見の入門書[1)]から引用させていただく．

アドラー（1870～1937）は，オーストリアの精神科医で，フロイトのウィーン精神分析協会の中核的メンバーとして活躍していたが，学説上の対立から袂を分かち，全体論，目的論などを特徴とする独自の理論を構築した．彼はそれを「個人心理学」と呼んだが，意図が必ずしも伝わらないので，アドラー心理学と呼ぶのが一般的である．彼は，もともと社会主義に関心があったが，ロシア革命の現実を目の当たりにしてマルクス主義に失望した．さらにナチズムの台頭によるユダヤ人迫害を恐れ，活動拠点をアメリカに移した．この頃には政治的活動より「育児と教育を通してのみ，個人の，ひいては，人類の救済は可能である」とし，育児と教育は，アドラー心理学の核となっている．

フロイトが，「リビドー（性的欲求）が人間のパーソナリティの基礎である」と考えたのに対し，アドラーは，「劣等感」をリビドーに代わるものとした．また，フロイト理論は，心の苦しみの原因を過去の出来事とする「原因論」といえる．しかしアドラーは，過去の経験が私たちの何かを決定しているのではなく，過去の経験に「どのように意味を与えるか」によって自らの生を決定していると考えるのである．人生は思いのままになるわけではない．しかし過去の経験は「決定因」では決してない．自らの経験にどのように意味を与えるかによって自らを決定する．過去は変えられなくても未来は変えられるというのである．これは原因論ではない．「目的論」なのだ．

先にあげた症例でいえば，「不安なので職場に行けない」のではなく，「職場に行かない」という目的のために，不安という感情をつくりだしているというわけだ．このようにアドラー理論の特徴は，「人は誰もが同じ世界に生きているのではなく，自分が意味づけした世界に生きている」と考えることである．つまり同じ体験をしても，意味づけ次第で世界はまったく違ったものに見え，行動も違ってくるというわけだ．

アドラーは，この「世界，人生，自分についての意味づけ」を「ライフスタイル」と呼んだ．もっともこれを決めるのは本人の決断しかない．だから多くの人は「わざわざ未知の世界に足を踏み出すよりは，今のままのライフスタイルに固執したほうがいい」と思ってしまう．「できない」のではなく「したくない」と考えて，変わろうとすれば変われるのに，変わらないでおこうという選択をしているのではないか．

さらにアドラーは，何が与えられたかは重要ではなく，それをどう使うかが大切なのだという．だから彼の理論は「所有の心理学」ではなく「使用の心理学」といわれる．彼は「ライフスタイルは決心するだけでは変わらず，まずは無意識に身につけてしまった自分のライフスタイルを意識化し，そのうえで選び直すことになる」という．そのためにはどんなものを選べばいいかを知っておく必要があるのだ．

◉2 つのコンプレックス

さらにアドラー理論は進化してゆく．コンプレックスについてである．劣等感と，もっと知りたいという意味での優越性の追求は，人間や世界にとって有用だが，過度になると，「劣等コンプレックス」，「優越コンプレックス」と呼び，有用ではないと考えたのである．

さらにその理論は次のように展開される．自分が優れていることを強調し，他者に誇示しようとする人にとって，実際に優れているかどうかよりも，「他者よりも優れているように見えること」が重要であり，そのために絶えず他者の評価を気にかけ，他者からの期待に答えようとする．それは間違っている．健全な優越性の追求とは，他者との競争に勝つことではなく，自分にとっての「マイナス」から「プラス」を目指して努力し，みんながそれぞれ「一歩前に進む」ことなのだと彼はいう．

つまり対人関係の軸に「競争」があると思っている限り，人は対人関係の悩みから逃れることはできない．自分のためにこだわり，優越性を追求するのではなく，「他のすべての人を豊かにする」，つまり「幸福にする」，「他の人を利する」仕方で前進することなのだと理論化されていく．だから２つのコンプレックスがある人の問題点は，自分のことだけを考えて生きている点にある．

だからどうすべきかといえば，自分にしか向けられていない関心を他者に向けていくことである。そのことを通して，他者を競争すべき「敵」ではなく，「仲間」と思えるようになれば，誰かの役に立ちたいという気持ちが生まれてくる．たとえ他者との競争に勝っても，自分のことしか考えないエリートは有害以外の何者でもない．この考え方によって究極的には，こうした他者を仲間だと意識することになり「共同体感覚」と呼ばれるものとなる．だからアドラー心理学では，あらゆる縦の関係を否定し，すべての人間関係を「横の関係」とすることを提唱した．

その横の関係における援助を「勇気づけ」と呼ぶ．それは他者から「よい」と評価されることではなく，自らの主観によって「わたしは他者に貢献できている」と思えることなのだ．そこではじめて自らの価値を実感できるのだ．だから他者貢献とは，「わたし」を捨てて誰かに尽くすことではなく，むしろ「わたし」の価値を実感するためにこそなされると考えるべきなのだ．

こうした結果，「自己受容」と「他者信頼」そして「他者貢献」のもと，自己への執着を他者への関心に切り替え，「共同体感覚」をもてるようになることを対人関係のゴールとしたのである．さらに彼は「普通であることの勇気」も大切であるという．人生とは連続する刹那であるが，刹那としての「いま，ここ」を真剣に生きよう，世界とは誰かが変えてくれるのものではなく，ただ「わたし」によってしか変わりえない．世界はシンプルであり，人生もまた同じであるとアドラー理論は完結するのである．

3．吉田脩二―その人となりと考え方

アドラー理論を要約したが，端的にいってしまえば，「心の病は人間関係の病」なのだ．ところが，まさにこの表題の書物に私はだいぶ以前に出会っていたのだ．吉田脩二氏（以下，吉田とする）の『こころの病は人間関係の病』[3)] である．かつてこの本を山形市内の書店で見つけた時の感動は，岸見の『嫌われる勇気』に出会った時と同質のもので，今もはっきり覚えているほど衝撃的だった．

いま少し，吉田のことを紹介すれば，彼は，フロイトが亡くなった 1939 年に生まれ，病院の思春期部長を経て関西の２つの精神科クリニックを主宰し，60 歳で精神科医を引退したが，前述の著書以外にも十数冊以上の著書があり，現在は，画家・執筆家とし

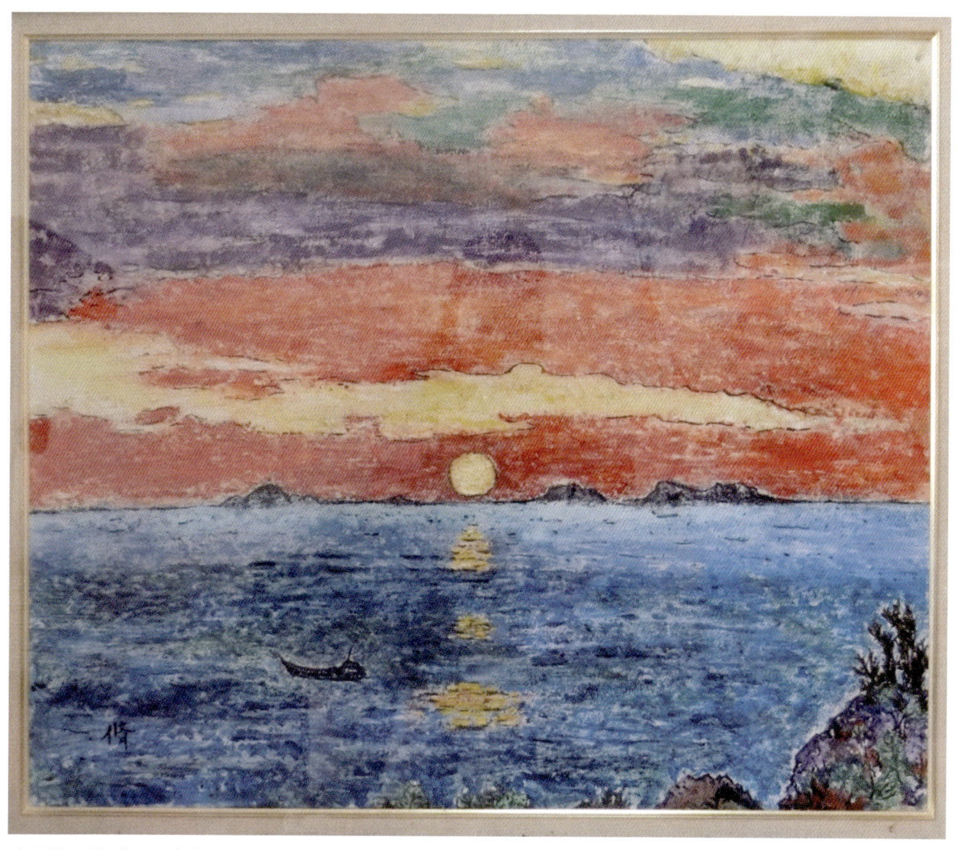

吉田脩二作「日の出」

て活躍している.

特に,『思春期・こころの病』[4] は力作であるが, 中井久夫氏は次のような序文を寄せている.「吉田氏は, 学会にも属さず, むろん出席もせず, 雑誌に論文も発表しないことを旨としてきた人である. 精神医学に大きな地殻変動を起こした金沢学会を経験し, 32 歳で解剖学から精神科の道に入った. 私は臨床医として年長ではあるが, 多くの点で氏に及ばないことがわかる. 神経性食思不振症やリストカットを繰り返す患者や, その他本書に出てくる患者たちには不器用な医者である. 氏が読みとく彼あるいは彼女らの心のひだに, 私ははっと眼のうろこが落ちる思いがするのである」と称賛している.

また吉田は, クリニックで主に思春期の若者の診療にかかわるかたわら, 執筆・講演・放送出演等を通して広く市民に精神医学への理解を深める活動をしてきた. 特に多くの教師たちと勉強会をもち, 学校教育に問題を投げかけた点もアドラーとよく似ている. 前述したが,「心の病は人間関係の病」とズバリ言いきったこの本を偶然書店で手にしたのが吉田との出会いであるが, 今までの精神療法の本で得られなかった, 思春期医療の現場からの肉声で伝わる熱い診療姿勢に感動を覚えたのを今でもはっきり覚えている.

当院開設 10 周年にあたり, 日本精神科診療所協会山形地区協会の第一回市民講演「子どもの自立は親の自立から」をお願いした．その後，吉田ご夫妻とおつきあいをしていただけるようになったが，吉田は物事の本質を見抜く「鋭さ」のなかに，大きな温かさ「愛」をもたれた方である．知的で気品がありやさしい奥様とお互いに適度に依存しあっている素晴らしいご夫婦である．昨年は当院開設20周年で，瀬戸内海の日の出の素敵な絵を贈っていただいた．クリニックの待合室には，この「日の出」の絵以外にも，この外来精神科診療シリーズの『メンタルクリニック運営の実際』の拙稿「待ち時間に関する工夫」でも記述したが，春には「桜」，秋には「紅葉」と季節に合わせ吉田の絵を飾っている．

おつきあいするなかで特に印象的な吉田の言葉を紹介する．「私を変えたのは，患者さんとの出会いです．私は病んだ患者さんたちによって人間というものを教えられた．人は人によって傷つき，心を病む，同時にその傷は人によって癒される．傷つき悩み苦しむ中で人は成熟していく」と言ったことである．また「若者には過去を問わない．彼らと今一緒に前を向くことだ」とも言っていた．以下は，持論がわかりやすく語られている，関西のラジオ番組をもっていた時の内容が本にされたもの（『愛のおしゃべりクリニック』）[5] からの引用である．

対人関係で人におびえる人は，自分におびえている．自分が不確かだから，おびえているのです．それは自己評価ができないから，自分におびえ，人におびえる．同様に噂におびえているのも，自分におびえているから．人が生きてるっていうことは，常に現実に直面していることだから．自己評価できない人は，まさに耳目をそば立てて緊張している．

それはたかだかこんなものだという開き直りができないからなんですよ．自分がたかだかこの程度だっていう値ぶみのできない人は生きにくい．だから人はある特定の人としっくり，しっかりとつき合えるという体験が必要なんです．まずはじめに私と“あなた”との関係が必要．人間関係の基本は，“あなた”がいること．もしいなければ世界は不特定多数の人達で一杯になる．「心の病は人間関係の病である」というのはそういうこと．だから友達が十人も百人もいるというよりも，まず一人の人間とちゃんとつき合える人になること．そうすれば段々，三人，五人，十人の人とおつき合いができるでしょう．それが大人になること．

そのはじまりはまず“すてきなあなた”を私自身の中に持つ．「自分がいやでたまらない」という人はまだ大人じゃない．そんな人は“いやなあなた”を自分の中に持っているわけで，人のいやなところばっかりを見てしまう．だから噂に敏感になり，人は自分をどういっているんだろうと，いつもおびえなきゃならない．人におびえるのは，いやな自分におびえるからです．“すてきな自分”を作るためには，自分の中に，“すてきなあなた”を作り出すことがまず一つ，もう一つは，いろんなすてきな人の中からすてきなものを見出して，次第に“すてきなあなた”を自分の中につくること．この二つができればいいのです．だから自分を大切にする人が，本当に他人を大切にする人となる．

もちろんその原型は，親子関係にあります．子供がお母さんに「この人は大丈夫だ」と感じること．それによって子供は，すてきな母の姿を自分の中に取り込んで持てるようになる．つまり，“すてきなあなた”の原型を，子は母からまず作る．心の病を持った人達は“すてきなあなた”をなかなか持てないから，次第におびえたり，苦しむことが多い．

ところでもう一つ，人間関係のうまいやり方は「間」がうまくとれるかどうか．この「間」は，実は自分自身の中にある「間」なのです．この「間」をゆったり取ることで“すてきな自分”を持てるようになる．それは自分の気持ちを自分にのべることであり，さらにはすてきなあなたにストレートに出せるようになる．そうでないと世界がみんな敵になってしまう．学校に行けない子は，最初のうちはなぜ行けないか自分も分からない．だけど精神科医に話しているうちに，すてきな人間関係が芽生えてくる．そして自分が学校にとけこめないことがわかってきて，「先生，本当は僕，人間関係が下手やから，学校がしんどいねん」と言えるようになる．

4. アドラーと吉田に共通すること

アドラー，吉田ともに，人の悩みは人間関係にあると断じている．また，両者は学問や研究を追及するというよりも，病める人をいかに助けるかを重視している．よりよい社会にするためには，個人の意識改革が重要と考え，平易な言葉で講演したり執筆し，教育や育児を重視している．

症例3は，病前の社会適応も良かったため，抗うつ薬による薬物療法と精神療法および，アドラー心理学との出会いにより，職場，家庭ともに過酷な状況にあるにもかかわらず回復している．症例2は，同様の治療ではあまり改善せず，現在も復職訓練中であり，症例1は，これから治療予定である．両者とも，共同体感覚が身につけられるように勇気づけることが肝要と思われる．

これらの症例を通してわかるように，アドラー心理学は私どもの日常診療や生き方に大きな示唆を与えてくれるのではないか．そのようなことを最近，改めて考えるようになっている．

5. おわりに

この原稿が完成後，前述の和田秀樹氏（以下，和田とする）に，「折れない心の作り方」の演題で山形市で講演いただいたが，『アドラーと精神分析』[6]と『自信がなくても幸せになれる心理学』[7]の著書もいただいた．『アドラーと精神分析』は，精神分析全体の流れとアドラー理論の比較の本であるが，アドラー理論を紹介した目からうろこの本である．アドラー理論に興味をもたれた方は是非この本を読んでほしい．また後者は，和田が専門とするコフート理論のわかりやすい入門書である．

「嫌われる勇気」という言葉でわかるように，アドラーは人間の本質的な「強さ」を信じた人で，コフート（Kohut H）は人間の「弱さ」を肯定し，包み込もうとした人と和田はいう．コフートは，「相互依存」という形を人間関係の理想と考え，「自分も誰かに頼る」と同時に「自分も誰かに頼られる」というギブアンドテイクの関係が重要とし，「成熟した人間」にしかできないものと指摘した．和田は，土居健郎氏も『甘えの構造』のなかで「人間というのは，自分自身が他人に甘えるという経験をしない限り，成熟した存在にはなれないのだ」と書いており，コフート同様，正しい形での「相互依存」の重要性を説いているという．そういえば，吉田も先の2006年（平成18年）の山形市の講演で「依存はなかなかいいものだ．私も妻に依存しながらこの講演をしている」と話したことを思い出す．吉田の考えも，アドラーだけでなくコフートとの共通点があるように思える．

文献

1）岸見一郎，古賀史健．嫌われる勇気．ダイヤモンド社；2013.
2）岸見一郎．人生の意味の心理学．100分de名著．NHK出版；2016.
3）吉田脩二．こころの病は人間関係の病．朱鷺書房；1989.
4）吉田脩二．思春期・こころの病―その病理を読み解く．高文研；1991.
5）角　淳一，吉田脩二．愛のおしゃべりクリニック―ラジオからのメッセージ．ミネルヴァ書房；1986.
6）和田秀樹．アドラーと精神分析．アルテ；2015.
7）和田秀樹．自信がなくても幸せになれる心理学．PHP研究所；2017.

エッセイ

IoB時代の精神科医

松﨑博光
ストレスクリニック

1. はじめに

Alexa，この患者の診断は？ 処方を決めて．精神療法は何がいいかな？ それからレジュメも書いて頂戴．

はい，御主人様．

というわけで，AI（artificial intelligence）内蔵のAmazonのAlexa君は超有能な執事．医療秘書以上だ．いまだその能力は未熟だが，どんどん成長するだろう．囲碁や将棋の世界で実証済み．

客観的な疫学観察やビッグデータを基にした統計学による治療結果の比較に根拠を置いているから，良心的に，明確に，分別をもって最新最良の医学知見を用いる医療のあり方“EBM”（evidence based medicine）の模範だ．

あとは，ボンクラな藪医の小生が患者の同意を得るだけ．

ところで，すべてのモノがインターネットを介してつながりAIで処理できる夢のような話の次に来るのがIoB（internet of bodies）と予想される．

このIoBについて「すでに目の前にある危機への警告」として，2017年9月，アメリカのワシントンDC，シンクタンク，アトランティック・カウンシルが講演とパネル討論を開催した．これについて，慶応大学大学院政策・メディア研究所の土屋大洋教授が「サイバーセキュリティと国際政治」のなかで報告しているので次に引用しよう．

松﨑博光（まつざき・ひろみつ） 略歴

1950年福島県いわき市生まれ．
1973年東京大学工学部計数工学科卒，1979年東京医科歯科大学医学部卒．1981年よりいわき市立総合磐城共立病院心療内科，1993年よりストレスクリニック院長．
専門は外来精神医学，心身医学，精神分析学．

著書に『自律神経失調症』（新星出版，1991），『マジメすぎて，苦しい人たち』（WAVE出版，2005）などがある．

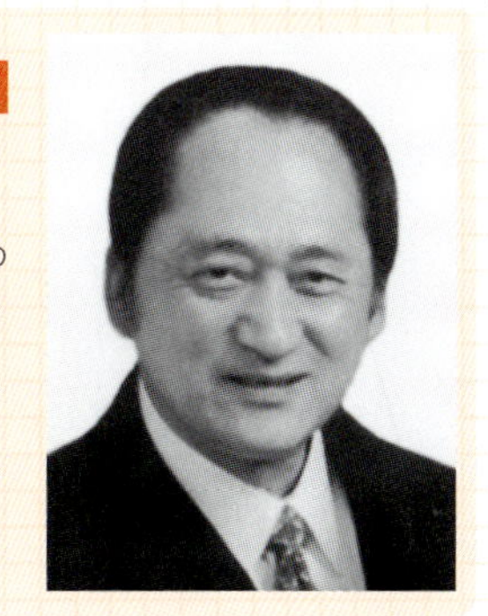

2．IoTの次，IoBへの警告

映画“The Circle”では，フェイスブックをイメージさせるSNS（ソーシャルネットワーキングサービス）がテーマである．

この映画のなかで，体内のデータを集めるためのジュースを主人公に飲ませるシーンがある．詳しい仕組みは明らかにされていないが，ジュースが何らかのセンサーの役割を果たして，体調をモニターし，体外にデータを送信するという仕組みらしい．

こうした次世代のセンサーや医療機器などによって身体をつなぐことはIoB（internet of bodies）と呼ばれる．あらゆるモノがつながるというIoT（internet of things）のもじりである．

講演を行ったのはノースイースタン大学で法学を教えるアンドレア・マトウィーシン教授である．彼女は技術エバンジェリスト（IT業界では，技術的話題を社内外にわかりやすく説明，布教する伝道師）ではなく，法学者である．そのためIoTの次にくるIoB技術礼賛ではなく，むしろ，IoBがもたらすリスクについて語った．

彼女のIoBの定義は，身体に物理的な危害をもたらすソフトウェアである．すべてのソフトウェアのコードは人間によって書かれる．間違いは起きる．IoTなら事故ですむかもしれないが，IoBなら人間の死にかかわる倫理的な問題だというのが彼女の指摘だ．

マトウィーシン教授はIoBの3つの段階を設定する．第一に，「定量化」の段階で，Apple WatchやFitbitのように身体にデバイスをつけることで心拍や運動量といった計測を行う．第二に，「体内化」の段階で，ペースメーカーのように体内にデバイスを入れて何らかの機能を持たせることである．これからも機能の進化はあるだろうが，ここまではすでに実現されている．

第三の段階は，「ウェットウェア」といわれる段階で，脳に何らかのデバイスを接続する．ウェットウェアとはハードウェアやソフトウェアというドライなものに対して血が流れる人間の頭脳を意味する言葉である．

Google Glassが工場内で使われていたり，アメリカ国防総省がスマートスーツを開発していたり，SONYが見たものすべてを記録するコンタクトレンズの特許を取ったりするといった動きがすでにあるが，ウェットウェアの段階まで進んだ例はまだないだろう．

しかし，マトウィーシン教授は，バグの多いソフトウェアと調子の悪い身体が組み合わされば物理的な危害につながると警告する．

パネル討論では，セキュリティの問題，特に体内に埋め込むデバイスは限りなく100％に近いセキュリティが求められること，バイオハッキング対策，リスクコントロールの責任の所在は．デバイスを不正に動作させて体調変化を引き起こし，元に戻したければ身代金（ランサム）を払えというランサムウェア型サイバー攻撃対策などが討議された．

3. IoB による障害克服と身体機能拡張

ウェットウェアのデバイスの到来は今すぐにではないが，首から下の肢体や臓器への接続については進行中だ．病気や障害に苦しむ人たち，ハンディキャップをそのまま受け止めるか，リスクを覚悟したうえで IoB デバイスを受け入れるか，という選択に悩むところだ．

すでに体内埋め込み型人工臓器の開発は進んでいる．慢性腎不全患者への埋め込み型透析装置，人工腎臓．皮膚に貼る人工膵臓．これは，ブドウ糖濃度が高い時だけ反応して分子構造が変化する特殊なゲルの中にインスリンを入れて血糖値が高くなると放出する仕組み．今のところ，ネット接続ではないが，モニターや監視のために接続したほうが，安全・安心ねという方向に行くだろう．

健康管理やハンディキャップ克服という目標以上に，身体機能の拡張を求めるための IoB も検討されている．スマートスーツのように身にまとうことによる機能拡張は実用段階である．身体の外側ではなく，体内にデバイスを入れ，それをネットワークに接続することも検討されているという．各国軍が軍事利用として研究開発を続けている．IC チップを埋め込まれて外部からコントロールされるサイバー兵士，サイボーグだ．

4. IoB 活用によるバラ色の精神医療

ここまでまでくると，われわれの精神医療界にとって IoB 活用は大朗報だ．これまでの精神医療では，診断や治療において，医者–患者間の距離がありすぎた．

患者のあいまいな主観的，多義的な症状申告や，観測者によってバラツキのある行動観察と評価．それらの情報が言語化，記号化，数値化され，クラスター分類によって診断される（DSM 思想）が，信頼性，再現性に乏しい．

治療においては，投薬ひとつ取っても，患者独自の価値観によるアドヒアランス不良，相互不信[1]．精神薬理レベルでの有効性が，生身の患者に保証されない．精神療法により期待される認知や行動の変容の実効性の判定が難しい．医者の思い通りにならないことが多すぎる．

この人間（医者）が人間（患者）に対する距離を一気に縮められるのが IoB だ．診断は，生体内・外のモニター項目を十分に確保，医者を介さず直にクラウドを使ってビッグデータの統計的解析により正確な診断が下る．治療は，ウェットウェアにより直接に確実に細胞レベルで行える．患者の拒薬や指示違反，治療抵抗も確実に防げる．有害な症状，歪んだ認知や不適切な行動が完全に消去，矯正される．すべての異常は正常化できるのだ．

難治化し，長期にわたり社会生活に支障をきたしている患者やその家族にとって IoB は大きな救いになるだろう．例をあげるまでもなく，統合失調症，双極性障害，てんかんなどの診断と治療がよりきめ細かくできる．対応が困難であった行為障害，反社会性パーソナリティ障害，中毒性障害，認知症，ひきこもり，発達障害など，さらに触法精神障害者の治療管理に展望が開ける．顕在化していない性倒錯への対応にも可能性がでてくる．

これまで，他科の医者から，なぜ精神科医は精神病を治せないのか，社会からは，精神障害者が重大な犯罪を犯すたびに，いったい精神科医は何をしているのか，精神医学は科学なのかという誹謗中傷を受けてきた．IoB時代には，やっとこれに抗弁できる分野となる．精神科医の長年の夢がかなうのである．偏差値の高さを誇るプライド高い医学生にとって魅力ある分野となる．成績の良い学生の志望が増える．

治安当局にとっては，テロ防止，治安維持のため，反社会的行動，思想者の早期発見，行動制限には有力なツールとなる．歪んだ思考，破壊的衝動性は未然に発見，防止せねばならない．国民総背番号制，マイナンバーによる管理の先にあるものだが，国民として誕生と同時にすべての情報をクラウドで管理，処置するウェットウェアを注入する誘惑にかられるだろう．あなたの健康，幸せのためです．決して悪用しませんから．

余談だが，昨今話題になっている国会議員の不倫騒動にしても，ただのお泊りなのか，一線を越えたのかの判定は，位置情報，生体情報発信のデバイス埋め込みによって確定的なものとなる．しらをきることはできない．

これは近未来のSFちっくなことではない．

すでに，このビッグデータによる疾病の予知，予防については実用化，商業化されている．某ビジネス誌の企業広告[2)]から引用しよう．

Apple社が提供するiPhone搭載の“Health-Kit”（App Storeからダウンロードできる）により，毎日自動的に97項目の日常の活動や測定情報を日々蓄積する．活動データとして歩数，睡眠時間，栄養など．測定データとして血圧，血糖，体組成など．これらは，健康情報データバンク，クラウドサービス，ビッグデータ分析により健康増進に利用される．健康，生活習慣の目標設定を行い，達成状況や生活習慣病等の健康リスクの確認，改善に使われる．心・体・働き方の情報を健康情報統合データとして一元管理し，ストレス／健康リスクの要因を見える化するという．

これはまだIoBの第一段階だが，早晩，体内デバイス装置により，不安や意欲の改善，食事の管理など，企業戦士の健康管理，労働生産性の向上に寄与することが期待されるようだ．

5．ヘソ曲がり医者の居心地の悪さ

IoBが精神医療に歴史的革命を起こすのではないかと，感激興奮している諸氏も多かろう．小医は元来，祭りの最中も，前も，後も乗り切れないヘソ曲がりなので居心地が悪い．工学部計数工学科という現代情報化社会の先鞭をつけた所にいたこともあって，精神医療とのコラボは待ってましたとなるはずだが，きわめて両価的心情である．

だいたいが，医者になって相当の年数が経つのに，わからないことが多すぎる．わかったと思ったことなど金輪際ないのではないか．それは，君の勉強不足だよという声が聴こえるが．

以前，対人恐怖における自己と他者について論考したことがあった[3]．レヴィナスの「自ー他」という二項分離概念によると，私たちは「他なるもの」を「自」の中に取り込んで認識するほかない．しかし，「自」の中に取り込まれたものは，もはや「他」ではない．基本的に「他」，「他なるもの」を認識することはできない．つまり「自」は発生しない．

これを治療的観点から考えると,「『他』の了解不可能性」を認識することができれば,そこに「自」が発生する．「自」とは「他を認識できないものであることを知ること」によって生ずるのである．ただし，瞬時に認識できないと思ってはいけない．「『他』の認識不可能性の認識」というのは，「他」を認識しようと意図しつつも，それに失敗し続けることによってしか実現できない．「認識しようと歩み寄りつつも，それが決して認識できない存在であることを不断に確認し続ける」ことで,「他性」が立ち現れる．「他者」の存在の確実性は「了解不可能性」を経由して発生し，それこそが「私の存在」を支える根拠となる．

これを行うのが，患者に失敗させる医者だ．ただし，治せない医者に引っかかって幻滅した不幸な患者と違って，プチ外傷と修復の過程を経ての幻滅は，再帰的な関係のなかで他者の了解不可能性にめざめさせる．その時，「自」がナルシスティックな病理性の沼から飛び立つ．

これは，正しい価値の伝達モデルによるメッセージ型治療とは異なる．常識的な医者の在り方に反する．さあ，困った．ゆきづまる．しかし，わかったつもりより，わからないことを自覚することがゆきづまりを乗り越える契機となる．

6.「ゆきづまり」の本質と乗り越え

IoB 技術者がささやいてくる．難しいことを考えてるんですね．最近の精神科医にしては珍しい．われわれは，最先端の情報通信技術とすべての精神科学，脳科学の知見をクラウドを使ってビッグデータ処理して最高最適の精神医療を提供してるんです．いやだなー，先生，工学部出たんでしょ．今はやりの医療ドラマの先生みたいに，「私，失敗しないので」という名医になれますよ．

いやー，もう半世紀前に落ちこぼれた一周遅れの田舎のアナクロ藪医だよ．君は健康でいいねー，うらやましいよ，というと喜んでいる．まともに受け取ったようだ．

最近のエリート医はゆきづまっていないのだろうか．長く臨床をやっていて，ゆきづまるのは当然ということで，治療のゆきづまりについての特別企画があった．そこでへそ曲がりの小医は，「ゆきづまり」の本質と題して，「本質」のゆきづまりを論考した[4]．

自我心理学的に考えると，「真実」をはっきり見ることによってすべての不安や葛藤は除去できると思われる．治療者とは，患者の葛藤にまみれた自我を治療者の「葛藤からフリーになった自我」に同一化させることを学んだ人だと．

ところが，ラカンは言う．自我や意識の第一の機能は欺くことだと．これではいくら治療しても治らない．無意識を欺き続ける自我に対する不信感の上に，生涯を通して意味を問い続けることが必要だ（主体を代表象するシニフィアンの優位）というのがラカンの考えである．

そうすると，治療者がゆきづまるのは，自我対自我というニュートン，デカルト的前提のもとでの治療の当然の帰結である．

この近代の知，デカルトに始まる二元論，主観と客観，意識と対象を分離する思考様式を徹底的に批判して，分離以前の純粋経験を根本実在と考えたのが西田幾多郎の西田哲学である．

最近，生命科学者，福岡伸一氏と，西田哲学研究者，池田善昭氏の動的平衡と絶対矛盾的自己同一の世界の対話集が出版された[5]．理系と文系，西洋と東洋，サイエンスとヒューマニティなど，大きく分断された人類の知恵を統合する試みという．そのなかで，西田幾多郎の「物の見方」が次のように述べられている．

物には二つの見方がある．一つは物を外から見るのである．或る一つの立脚地から見るのである．それで，その立脚地によって見方もかわってこなければならない，立脚地が無数にあることができるから，見方も無数にある筈である．また，かくある立脚地から物を見るというのは，物を他との関係上から見るのである，物の他と関係する一方面だけ離して見るのである，即ち，分析の方法である．分析ということは，物を他物に由って言い表すことで，この見方はすべて翻訳である，符号 Symbol によって言い現わすのである．然るに，もう一つの見方は，物を内から見るのである．ここには着眼点などというものは少しもない，物自身になって物を見るのである，即ち直観 Intuition である．

現代科学が真の真理に至るためには，二元論の相対的状態を脱し，物自身になって物を見る絶対的状態へと転換していかなければならない．

これはどのようにして可能になるのだろうか．

7. 理論精神学の基礎としての M's 理論

光は粒子なのか波なのかの二択議論に終止符を打ったのが物理学者のシュレーディンガーの波動方程式である．量子力学の基本的概念は数式で表現される．二元論の相対的状態しか表現できないニュートン力学の拡張である．小医は，物の世界が一つの数式で表現できるなら精神の世界も同様に扱えるのではないかと考えた．すでに，量子力学者である山田廣成先生の研究[6] によると，量子力学の思想がマクロの人間活動，精神現象をよく表現，記述できることがわかった．量子力学の波動方程式は，対話で発生した場の構造を記述するのに適した数式体系であり，対話方程式と呼ぶのが適切であると指摘されている．

また，ラカンの人間精神の起源，幻想の構造とシニフィアンの関係については，精神分析研究者の藤田博史先生の研究[7] に多くを負うた．それを複素空間で展開したのが理論精神学の基礎としての M's 理論である．

これについては，本『外来精神科診療シリーズ』において，「精神科診断を M's 理論により科学にする」[8)]，「M's 理論によるオープンダイアローグの理論的基礎」[9)] として詳述したので読んでいただきたい．本稿の読者の理解のために図 1 人間の精神と図 2 幻想の構造とシニフィアンの関係を再掲しておく．

ラカンによれば，

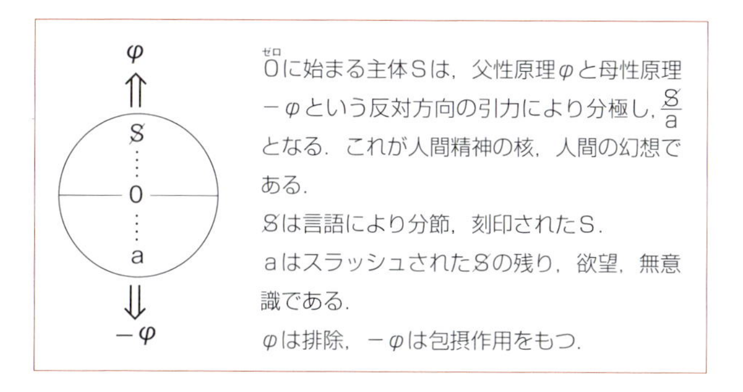

これは物理学では原子核に相当する．各種核内外の圧力を受け，精神現象，精神活動が生じる．これを 0（ゼロ）を起点とする複素空間（現実界に相当）内のベクトルで表示する．このベクトルは波動関数（対話関数）Ψを構成する．Ψはシュレーディンガーの波動方程式として表示され，方程式を解くことによって，核内の $\frac{\cancel{S}}{a}$，$\cancel{S}\Diamond a$ が確率解として与えられる．Ψ_1〜Ψ_2〜の干渉縞が観測されるが，それがわれわれには精神現象として観察されるのである．

言語化とは実軸（象徴界）への射影である．言語による了解とは生（ナマ）の世界の遷移，心の影をみていることになる．現象学的了解，分類，診断が生（ナマ）の世界の退縮，精神の屍体を対象にしているという指摘の根拠がここにある．

この，ベクトルの中心が $\cancel{S}\Diamond a$，0（ゼロ）からはずれ $\cancel{S}$ に偏心しているのを自我中心という．物を外から見ることになる．物を内から見るとは，ベクトルが無心である 0（ゼロ）から始まることなのである．最近話題になっているオープンダイアローグにしても，応答が $\cancel{S}$ からなされたものはただの折伏療法にしかならない．あくまで，$\cancel{S}\Diamond a$ の中心 0（ゼロ）からのベクトルの共鳴，共振によって新しい意味，新しい価値が創造されるのである．

この，人間の幻想 $\cancel{S}\Diamond a$，0（ゼロ），無に中心をもちながら，「純粋経験」（直観）と「反省的思惟」（反省）を往還するのが絶対矛盾的自己同一という在り方なのではあるまいか．

8. 絶滅危惧種の保護

言語により分節され構造化した主体 $\cancel{S}$ による世界認識がモダン．$\cancel{S}$ の多様性を認め，絶対性を失い，何でもありがポストモダンとすると，人間の幻想 $\cancel{S}\Diamond a$，中心 0（ゼロ）を中心とする世界，PPM（ポストポストモダン）への移行はあるのだろうか．

絶対的大文字の他者 A が消滅し，抑圧の主体がいなくなった代わりに，大衆民主主義社会では統計的超自我（ブルース）が支配するようになった．象徴的同一化を欠いた

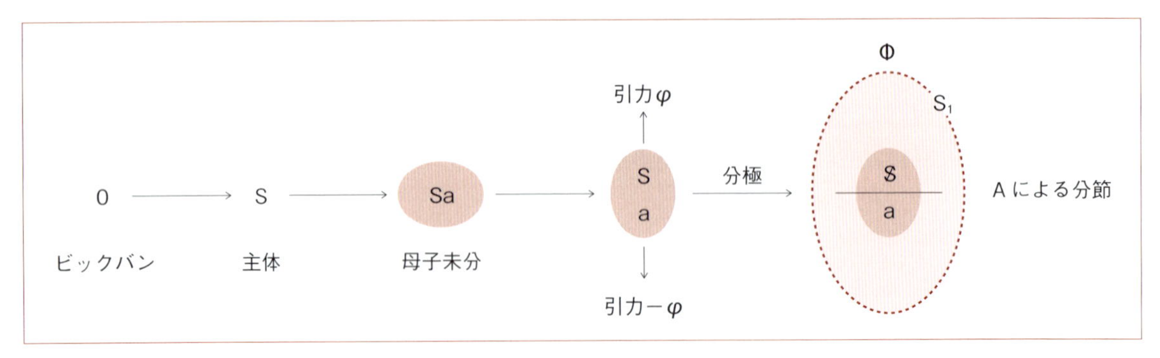

図 1　人間の精神

S	：主体	φ	：想像的な父
$\$$	：象徴界から抹消された主体	$-\varphi$	：原初的な母
a	：永遠に失われた母，対象 a	A	：大文字の他者，知の総体
S_1	：第 1 番目のシニフィアン	Φ	：去勢するファルスのシニフィアン
S_2	：第 2 番目以降のシニフィアン	A＋Φ	：象徴界

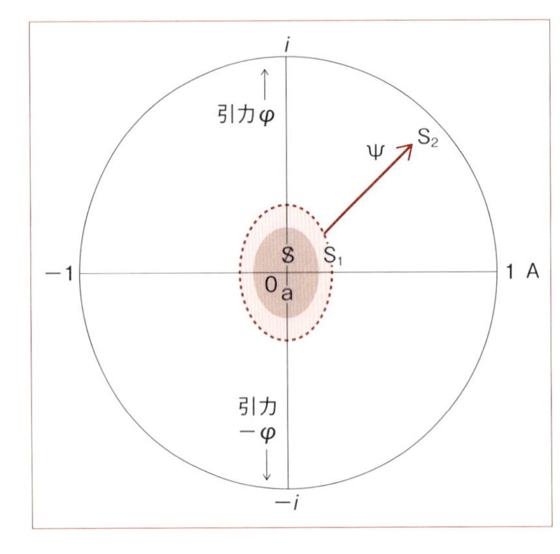

図 2　幻想の構造とシニフィアンの関係

A は S，a を切断する実軸（象徴界）．
$S_1 \rightarrow S_2$ の連鎖で対象 a をめざす．これは対話関数 Ψ として記述され，対話方程式が幻想 $\$ \diamond a$ に確率的解を与える（これは主人のディスクール）．

主体がガウス分布の中央値に強迫的に過剰に同一化させられる社会だ．科学テクノロジーにより再生産に必要とされる日常最低生活は便利になった．死や無意識は排除され，無痛社会が目ざされる．苦がないかわりに楽もない．

ネオリベ社会では，強欲資本家 $\$$ が，その生産剰余 a をこっそりため込み，システム S_1 の理念に返さない構造を維持している．これが経済格差の増大の原因だ[10]．知らせないようにしている．さらに，文化的に構造化されている身体がただの生理的機能の集合でしかない身体（カラダ）に貶められている．欲望，対象 a を喪失する．身体（カラダ）は空（カラ）だ[11]．

障害は早期に発見され，IoB で補助臓器，補助自我が加えられる．ハイブリッド，デジタル人間となる．近未来には，人間とロボットは融合し，新しい概念の存在になるとロボット研究者は予測している．

ここで問題がでてきた．某国のミサイルによる核磁気パルス攻撃によってデジタル機能はすべて麻痺するというのだ．仮に，それを回避できたとして，太陽が発作を起こして強大な磁気嵐が起こると，地球規模の障害が出るという．

そうなったとき，小医のような，和紙に筆で原稿を書き，飛脚に届けを頼むようなアナクロ，アナログ医者は残存者利益を得る．次世代人類の原器となるやもしれん．

実は，ここだけの話だが，小医は若年発症の慢性難治性治療抵抗性アル中ハイマー病に罹患している．小医の特異な着想，創造性の根源がここにある．IoB による強制的，適切，効果的な矯正治療は固く御遠慮願っている．

栄華の巷では，科学と技術が潜在的にすべての欲望，不安，欠如に対して解答をもっているという医療観が蔓延し，市場経済化しているようだ．医療への万能的な期待と病理的依存，主体性の放棄．物が対象化され，いや対象が物化され，すべての異常が正常化されるのは精神の危機だ．

立派な近代的精神科医ばかりでは人類の存続が危うくなる．絶滅危惧種であるレトロな藪医竹庵も人類的保護を受ける必要がある．

文献

1）松﨑博光．患者・家族との Q&A 集―言葉に隠された意味を感じ取る．外来精神科診療シリーズ メンタルクリニックでの薬物療法・身体療法の進め方．中山書店；2015．pp174-180．

2）日経ビジネス．2017.10.30 No.1914．pp042-043．

3）松﨑博光．対人恐怖・社交恐怖の治療の工夫―ただの医者の寝言．精神療法 2011；37（4）：464-465．

4）松﨑博光．「ゆきづまり」の本質．特別企画 治療のゆきづまり．こころの科学 2014；No178：90-91．

5）池田善昭，福岡伸一．福岡伸一，西田哲学を読む．明石書店；2017．

6）山田廣成．量子力学が明らかにする存在，意志，生命の意味．光子研出版；2011．

7）藤田博史．精神病の構造．青土社；2012．

8）松﨑博光．精神科診断を M's 理論により科学にする．外来精神科診療シリーズ 診断の技と工夫．中山書店；2017．pp193-201．

9）松﨑博光．M's 理論によるオープンダイアローグの理論的基礎．外来精神科診療シリーズ 精神療法の技と工夫．中山書店；2017．pp203-213．

10）松﨑博光．現代資本主義社会の格差問題をラカンの資本家のディスクールと M's 理論により解明する．外来精神科診療シリーズ 精神医療からみたわが国の特徴と問題点．中山書店；2017．pp354-361．

11）松﨑博光．ネオリベ社会と身体表現性障害．外来精神科診療シリーズ メンタルクリニックでの主要な精神疾患への対応［2］不安障害，ストレス関連障害，身体表現性障害，嗜癖症，パーソナリティ障害．中山書店；2016．pp196-199．

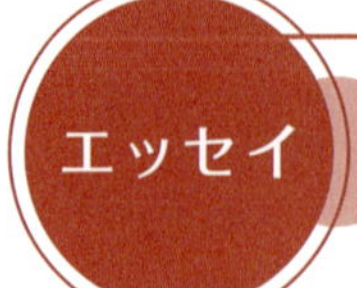

オートバイによる精神科往診の愉しみ

倉重真明
倉重クリニック

1．はじめに

8月初め，突然の執筆依頼が届いた．「学術的な実績があるわけではないのに，なぜ自分なのだろう」と訝ったが，長年の経験で常々感じている精神科往診の大切さを広く伝えるにはいい機会と考えて，ありがたく受けることにした．

筆者にとって，往診はオートバイ抜きには考えられない．学生時代に自動二輪免許を取り，もう40年以上乗っている．しかし，すこぶるメカには弱く，いや関心がまったくなく，いまだにエンジンの2気筒と4気筒の違いすらわからない．もちろん修理一つできない，ただ乗るだけの人である．このため，いったん動かなくなると，タイヤ付きとはいえ，重い鉄の塊を押してバイク屋まで持っていくのはひと苦労である．それでも，「若者はオートバイ」とばかり各地を走り回ってきたが，運良くまだ無事である．

さて，本題に入ろう．

2．精神科往診について

◉精神科往診とは

筆者は，1989年（平成元年）4月に開業して28年半になるが，当初から往診を診療の柱に据えることに決めていた．開業前に5年間勤務した民間精神科病院で，社会復帰グループという長期入院者を退院させる取り組み[1)]をして，往診の大切さや意味を十分わかっていたからである．20年も30年も入院していた浦島太郎のような人たちでも，何度も外に出る練習をしていけば，昔の勘を取り戻し，徐々に自信をつけて，普

倉重真明（くらしげ・まさあき）　略歴

1952年山口県生まれ．
1981年九州大学医学部卒．
1983年より日明会日明病院に5年間勤務後，1989年倉重クリニックを開設．市民グループ「じねん舎」やNPO法人「アヴァンセ北九州」を仲間と一緒に立ち上げ，当事者の居場所づくりと保証人や病歴報道の問題に取り組んだ．現在は，当事者・家族・関係者の定例懇話会を継続開催している．NPO法人の活動記録集『精神障害者の暮らしを考える』(2016)．

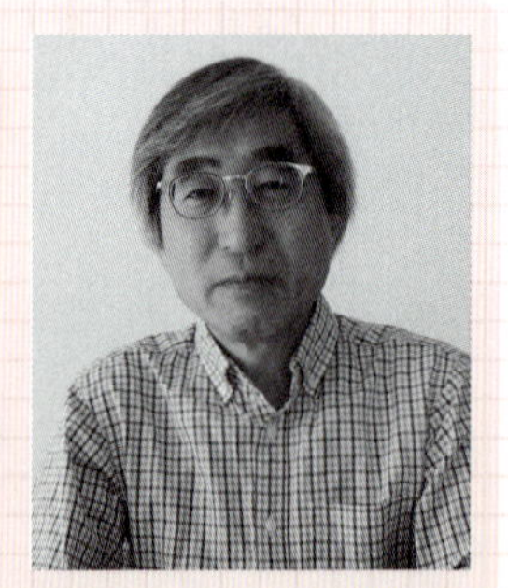

通に単身アパート生活ができるようになった．いろいろの事情を心配して反対する家族を，「同じようにして退院した人がいるから大丈夫」と何時間も説得した．そして退院できたらみんなでお祝いし，その人を見てまた次の人が退院をめざすという形で，10人以上の人たちが退院した．病院の周辺に点在するそうした患者さんのアパートを，オートバイで訪ねて回ったのを懐かしく思い出す．

ところで，精神科往診[2)]とは，事件や自殺につながりそうな緊急時はもちろんのこと，病状不安定で本人も家族も追いつめられて混乱しているときや，子どもがひきこもって展望がみえないなかで親も本人も不安を抱いているときなど，① 患家の依頼に応じて，② 解決が図れず困っている現場に赴き，③ 危機介入して，④ 当事者の生活を直に応援すること，と考えている．それも，なるべく人生に介入せず，そっと応援するのがコツである．

◉往診の意味

4つある．1つ目は，当事者の生活がみえることである．百聞は一見に如かずで，行けば当事者がどんな家に住んでいて，たとえば大きな一戸建てか，新築のマンションか，古いアパートか，どんな間取りで，誰がキーパーソンで，近所にはどんな人が住んでいるかなどがわかる．当事者を理解するうえで，欠かせない要素である．

2つ目は，精神科医が当事者の生活をイメージできていると，医療スタッフに対し的確な指示が出せることである．また主治医が往診していると，必要に応じてもたれる関係者ミーティングの内容が濃くなり，行政や医療福祉関係者と連携しやすくなる．

3つ目は，「来れば診る」という精神科受診についての手つかずの課題の解決である．疲れきった家族が，ましてや年老いた親が，精神不安定で病識を欠いた息子や娘を病院に連れて行くのはきわめて困難である．精神科と他科との違いはまさにこの点で，精神科医の往診が強く求められる理由である．長いあいだ孤軍奮闘してきた家族は，必要な時に必要な対応をしてもらえる往診や訪問診療をひたすら望んでいる[3)]．

4つ目は，往診は当事者や家族による事件を未然に防ぐ有効な手段になりうることである．危機介入してもすべての事件を防げるわけではないが，数を減らすことはできる．困難な現場に赴いて，当事者や家族に寄り添い，話を聞いて不安を和らげ，必要によっては投薬処置し，入院の要否を判断するのは，現行法上，精神科医にしかできない仕事である．

◉往診の愉しみ

最近の往診は水曜日午後からの0～1件で，毎週あるわけではない．以前は水曜日を丸一日往診日として，遠方まで行っていたし，曜日を問わず，診察終了後も必要に応じて夜遅くまで出かけていたが，今は自分の疲れ具合を考えて，断ることもある．本人も家族も限界まで追いつめられての往診依頼なので，ゆっくり話を聞くだけで落ち着き，感謝されることが多い．行っても本人がいなくて家族と一緒に探し回ったり，足の踏み場のないゴミ屋敷で立ったまま診察したり，部屋の前で怒鳴られて何もせずに帰ったりと，たいへんだったことがむしろ愉しく思い出される．実は怖い思いをしたことはほとんどない．交番からの依頼で，2 人の警察官とともに覚せい剤による幻覚妄想状態の人の家に出向き，蹴られそうになったことがあるだけである．おそらく，いつの間にかほどよい距離を保ち，深入りしないコツが自然に身についているからだと思う．

◉往診の一例

数か月前，病状が悪化して妄想の世界に入り込み，何日も家の近くの小さい公園で寝泊まりしていた統合失調症の A さんを，家族の依頼に応じて往診した．公園は川沿いの辺鄙な場所で，狭くて鋭角に曲がった道を走る必要があり，オートバイでなければ簡単にはたどり着けなかった．幻聴と妄想で混乱し，薄汚れた格好で，独語しながらぼうっと立っていた．自分の自由さと比べて，A さんの不自由さに同情した．家族と相談し，本人にゆっくり休もうと声かけし，懇意な病院に連絡を取り，その日のうちに入院となった．

3．オートバイは相棒

◉愛車，ヤマハセロー 225 cc

往診に出向くのに，オートバイは最高の手段である．資料の残っている 1997 年（平成 9 年）2 月 1 日から 2017 年（平成 29 年）10 月 31 日現在までの 20 年 9 か月で，往診した実人数は 306 人になる．何度も往診した人もいるので，延べ人数は相当の数になる．相棒ともいえる愛車の名は，〈ヤマハセロー 225〉．オンオフ兼用のロングセラーの人気車で，ここまでやれたのはこのバイクのおかげである．何といっても機動力抜群，足着性がいいので乗りやすく，どんな渋滞も，狭い路地も，坂道も山道もスイスイ走り，道を間違えてもすぐに向きを変えて走れる．このため駐車場はいらず，新患で初めて行くところでも，地図さえあれば，ほとんど迷うことなく行くことができる．それに，狭い診察室から飛び出して，風を切って走る開放感は何とも言えない．

◉往診に適したオートバイ

経験からすると，① 小～中型，② 軽量，③ 音が小さい，④ 姿勢が真直ぐのオフロード用，が 4 つのポイントだろう．その点セローは中型軽量で，音もカラカラカラと軽やか，自由自在に扱えて，小柄な筆者でも安心して走れるが，これがナナハン以上の大型だと，車体は大きく重くて小回りがきかず，転倒すると起こすのがたいへんである．それに，ドッドッドッと爆音で来たのでは，患者さんも落ち着かないし，第一近所迷惑である．しかし，何に乗るにしても，オートバイは転倒したらアウトで，後続車がいたら無事ではすまない．だからどんなときでも，スピードの出しすぎと転倒だけは要注意，油断禁物である．

4．統計処理と保険点数

これだけの往診事例を残せたのは，保険点数を 1 点でも査定されないように，レセプトに注釈を毎回丁寧に書いて，それをコピーして残しておいたためである．残念ながら，開業から 1997 年 1 月までの約 8 年間の資料はないが，これがあれば相当の数が

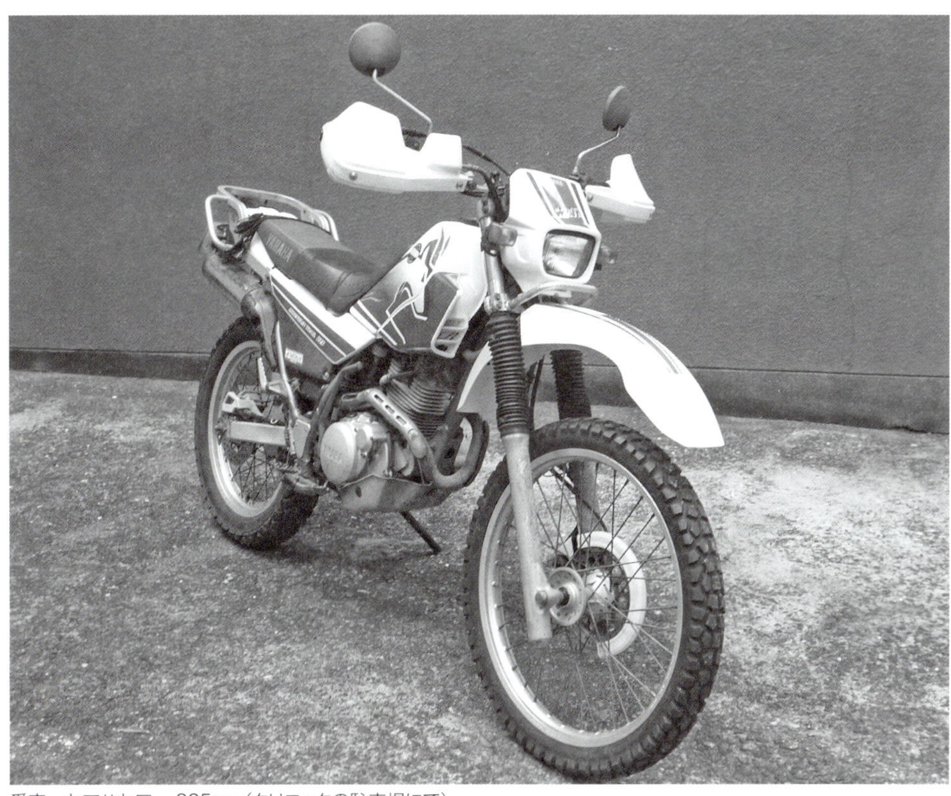

愛車　ヤマハセロー225cc（クリニックの駐車場にて）

加わったはずである．しかし，開業当初からの古いカルテを一つひとつ調べれば整理できるため，もっと暇になったら取りかかろうと思う．

ところで，対応困難事例への危機介入が目的の往診料が720点とは，あまりにも点数が低いと思う．先ほどの事例は，往復に1時間，診察に1時間と，計2時間も要したが，この間診察室で外来患者を診察すれば，一人15分として8人も診察できるため，2倍以上の点数になる．病状が不安定のため診察に時間がかかるし，交通事故の危険はあるし，そのうえ点数が低いとなれば，往診する精神科医がいないのも道理である．筆者はよほどの変人だと自覚しているが，それでも，保険点数を決める立場にある先生方が一人でも多く往診を経験し，その必要性を認識したうえで，点数アップを検討していただければありがたい．

5. 往診に関する2つの提案

筆者は，往診や訪問を通して当事者の生活をイメージできる精神科医や多職種スタッフがどれだけいるかが，その医療機関の当事者を支える力であり，地域の当事者を支える力であると考えている．そこで，往診に関する2つの提案をしたい．

① 精神科往診輪番事業[2)]

② 専門医研修[4)] に往診を

まず①は，有志の手上げ方式による週1回輪番制の往診システムである．経験上，そんなに多くの往診依頼があるわけではないので，かかりつけ医療機関のない新患に限れば，4，5か所の医療機関の参加で十分機能する．対象は，緊急時，病状悪化時，ひきこもりとして，これを各自治体規模で展開したらどうだろう．孤立した当事者や家族にとって，「緊急時に往診してもらえる」ことは，それだけでうれしく安心であり，いつでも使えるシステムがあること自体に意味がある．地元ではまだ仲間が集まらず，実現していないが，いつかは4人が集まり，このシステムが動き出して，ときどき一杯やりながら往診談義ができるようになるのが夢である．近いうちに，「○○市（地区）の精神科医療機関は往診します！」宣言の自治体が出てくるのを期待したい．

次は②の専門医研修についてである．専門医の数は増えているが，地域医療が大きく変わった様子はない．ぜひ専門医研修に，1回でも往診を取り入れて，その感想をレポート提出することにしたらどうだろう．専門医には，知識や技術だけでなく，当事者の生活をイメージする力が欠かせないと思う．実にタイムリーなことに，先日たまたま手にした週刊医学界新聞の，青木省三先生と滝川一廣先生の対談「診断に頼らない診かた—精神科診療に欠かせない発達と生活の視点」[5]のなかに，「……若い医師に患者さんの家に訪問してもらう……診察室から出て実際の生活場面を見ることが大事……」のくだりがあり，今後に希望がもてる気がした．

6．おわりに

これでエッセイといえるのか自信はないが，精神科往診についての長年の思いを書き連ねてみた．真面目に書きすぎた気もするが，スッキリした．要するに，当事者や家族の安心につながる，希望のもてるシステムを地域に用意することが求められているわけで，往診はその一つの方法である．

年齢とともにケースによっては断ることもあるが，まだ月1人平均の新患往診依頼が入る．あと10年仕事を続けるとして，件数がどこまで伸ばせるか楽しみである．当分は往診もオートバイもやめられそうにない．

文献

1）近藤珠代，倉重真明．長期入院患者に対する社会復帰プログラムの試み．作業療法 1987；6（3）：42.
2）倉重真明．精神科クリニックにおける往診の取り組みと精神科往診輪番事業の提案．九州神経精神医学 2015；61（2）：96-103.
3）NPO法人アヴァンセ北九州．精神障害者の暮らしを考える．2016
4）日本専門医機構．（精神科）専門研修プログラム整備基準．2015.9.11.
5）青木省三，滝川一廣．対談「診断に頼らない診かた」．週刊医学界新聞 2017.6.5．第3226号.

Ⅲ

地域ごとの精神科クリニックの歴史〜現状〜これから

1 北海道の精神科診療所

長谷川直実
ほっとステーション 大通公園メンタルクリニック

1 歴史

北海道で最初に精神科診療所が開設されたのは，昭和20年代の中頃で，小樽市の近藤宗一が開設者であったという．しかし，近藤はまもなく神奈川県の芹香病院の院長に赴任したため，小樽での開業期間は短かったようである．

その後，小樽の同じ場所で中川善治が1965年（昭和40年）頃に19床の有床診療所を開設した．19床は常に満床であったという[1]．

次に1966年（昭和41年），佐竹郁夫が旭川精神病院の外来部門を独立させる形で診療所を始めた．今でいうサテライトクリニックである．

同じ頃，吉村博任は，札幌の都心部のビルに吉村神経科クリニックを開いた．北海道での初めての精神科のビル診である．

1968年（昭和43年）には斉藤義寛が中川らの試みを参考に，室蘭で有床診療所を開設した．この斉藤医院は，半世紀続いている．

この時代は，精神科病院が病床を増やしていた時期であり，このようなブームのなかで外来精神医療を志したこれら先達の志には頭が下がるばかりである．

1974年（昭和49年）12月，日本精神神経科診療所協会の第一回総会が東京で開催されることを精神医学誌上で知った中川善治，佐竹郁夫，斉藤義寛の3人の精神科医が北海道から参加した．

長谷川直実（はせがわ・なおみ）　略歴

1963年北海道倶知安町生まれ．
1989年弘前大学医学部専門課程卒（在学中，法務省矯正医官修学生）．
1989年法務省八王子医療刑務所精神科病棟勤務，東京都立松沢病院研修医（研修期間終了後も医療刑務所と兼務）．
1997年八王子医療刑務所および松沢病院退職．
民間病院勤務を経て，1999年から医療法人社団ほっとステーション大通公園メンタルクリニック勤務，現在に至る．
2003年から月形刑務所精神科嘱託医．

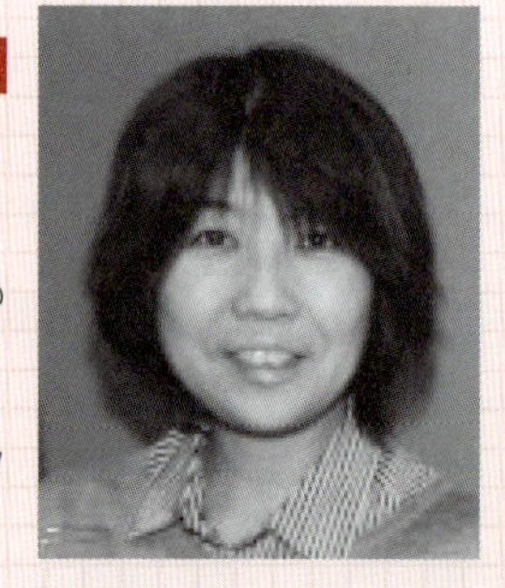

この流れを受けて，1975年（昭和50年）に旭川の佐竹郁夫を中心に6人の精神科医が志をもって声をかけ合い，1976年（昭和51年）2月に北海道精神神経科診療所協会（北精診）の記念すべき第一回の会合をもった．以後，年に2，3回の会合をもち，現在まで続いている[2]．年々会員は増え，15年後である1991年（平成3年）には会員数は30人になった．

現在，北精診は，4月，7月，9月，11月と通常年に4回の例会，理事会を開催している．なお，2015年（平成27年）からは一般社団法人へと法人化し，臨床家集団として地域貢献の役割をいっそう意識するようになった．

2 ユニークな活動を続けてきた北海道内精神科診療所医師

まだメンタルクリニックという名称が一般的ではなかった1988年（昭和63年）8月に岩見沢こぶしクリニックが開院した．この時の苦労話として院長であった三田村は「クリニック名は最初こぶしメンタルクリニックを考えたが，保健所から，“メンタル”は“デンタル”と間違えると指導された」と述べている[3]．今では笑い話であるが，それどころか当時は「精神科」の標榜も許可が下りなかったという．また，先輩医師には「地方で無床の精神科をビル開業とは！」と心配されたという．三田村は時代を先取りするような試みをしており，訪問看護，在宅診療，24時間対応（診療所の留守番電話が院長のポケベルにつながる），精神科病院，保健所や学校などとの連携を飄々と実施していた．

三田村のように，自院の診療を超えて，地域の精神保健活動に貢献している診療所医師も多い．区役所の精神保健相談医，病診連携，学校教育関係，更生関係，企業などさまざまな分野で地域貢献を果たしてきた．

熊谷豊次は，病院勤務医時代から続けていた青十字サマリア館（札幌市南区にあるアルコール・薬物依存症者のための回復支援施設）の理事長職を1990年（平成2年）に引き受け，診療所開設後も続けていた．熊谷は，若い頃に旧国鉄職員としての勤務の経歴をもち，その後に医学部に進学したという苦労人であった．青十字サマリア館は，1978年（昭和53年）に開設し，歴代館長はクリスチャンワーカーが務めてきた[4]．クリスチャンであった熊谷は，サマリア館の存続と発展に寄与した．そして，臨床においてアルコール依存症を診るうち，自らも20年以上断酒を続け，晩年には北広島メンタルクリニックで院長として診療を続けた．

道南函館市の伊藤 匡は，道南地域の起訴前簡易鑑定の多くを担い，矯正医療にも貢献した功績がある．伊藤のほかにも診療所勤務の傍ら道内の少年院や刑務所の精神医療にも貢献している精神科医が複数いる．

北海道精神神経科診療所協会会員のなかにはデイケア併設の診療所を始める医師もおり，三浦 彌もその一人である．三浦は1985年（昭和60年）に札幌市西区にクリニックを開業していたが，1998年（平成10年）7月に同院に小規模デイケアを併設開業した．三浦は1998年の2月にデイケアをスタートする決心について周囲に話し，それから５か月後にはデイケアを開始している[5]．周囲の協力あってのことだが，その行動力には驚くばかりである．三浦メンタルクリニックデイケアは，北海道札幌市での診療所精神科デイケア第一号である．同じ頃，旭川市では直江クリニックがデイケアをスタートさせている．

その後，少しずつ診療所デイケアは増えはじめ，なかにはリワークデイケアを始める診療所もあった．そして，2000年（平成12年）からは北海道精神科リハビリテーション研究会が毎年秋に開催されるようになった．北海道精神科リハビリテーション研究会は，北海道で日本精神神経科診療所協会の大会等が開催される年には休会になってきたが，2017年（平成29年）には第15回を札幌で開催している．この会は，2000年の初回から札幌での開催が続いたが，2012年（平成24年）以降は札幌市と道内の札幌市以外の地域を１年おきに交互に開催してきている．

また，2001年（平成13年）からは北海道精神神経科診療所協会が主催する形で，毎年北海道高齢者研究会も開催されてきた．2017年には本協会の有志が集まり，北海道メンタルヘルス研究会も立ち上がった．

2017年12月現在，北海道内の精神科診療所は約140か所で，このなかで北海道精神神経科診療所協会（2018年度会長石川博基：いしかわ心療・神経クリニック）に入会している診療所会員は95人（賛助会員，名誉会員を含む）で，組織率は約７割になる．会員は，それぞれの得意分野で特色ある臨床を実践している．児童精神医療，うつ病リワーク，てんかん，多機能型精神科診療所，不眠症外来，外来森田療法，産業メンタルヘルス等々である．早苗麻子（萌クリニック）は女性専門外来として，スタッフも女性だけで構成し，女性患者のみを受け入れ，たいへんニーズが高い[6]．

このように，診療所では，開設者の専門分野において，特色あるアプローチを提供できているところが多く，厚生労働省が提唱している精神科新医療体制においても，地域連携医療機関として組み込まれることが十分可能である．

3 現状と課題―医療過疎解消のためにはどうすればよいか

北海道の最大都市札幌市の精神科病床は2014年（平成26年）の統計で7,223床，人口10万人あたりは371.7床で全国平均の240.6床よりも大幅に上回っている[7]．しかし，札幌市の精神科入院患者数は2014年度で約5,800人で，この10年間で2,000人以上減っており，今後も減少していくことが予想され，診療所のニーズは高まっていくと考えられる．

北海道に限ったことではなく，全国的な傾向ではあるが，メンタルクリニックは札幌市をはじめ，都市部に集中する傾向がある．北海道精神神経科診療所協会の会員診療所の偏在を示したものが図１である．北海道精神神経科診療所協会の会員以外の診療所も入れると，印のない地域（美唄市等）にも印がつくことにはなるが，北海道最大の都市である札幌市に集中していることは同じである．その他は，帯広市，旭川市，函館市，小樽市，千歳市，苫小牧市，釧路市といった中堅都市に複数の診療所がある．

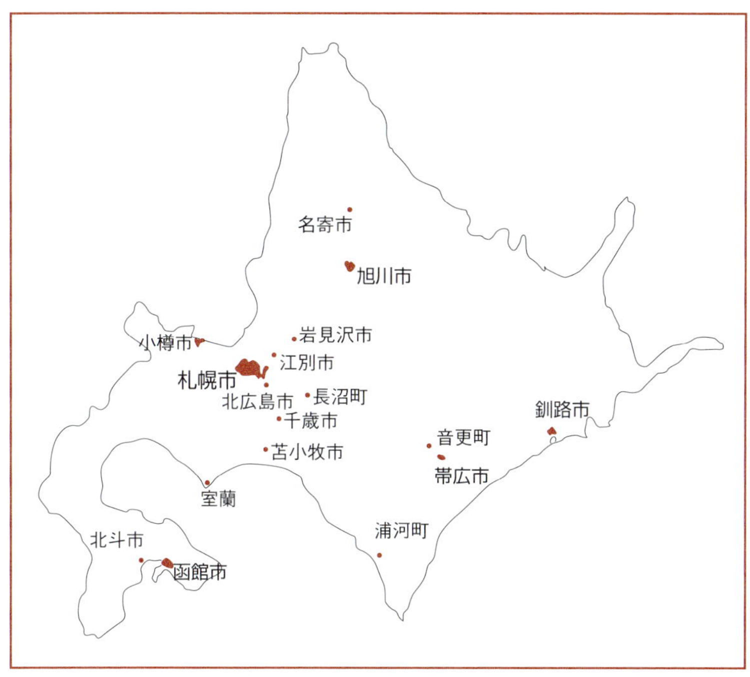

図 1 北海道精神神経科診療所協会会員診療所の偏在

その他の地域にはメンタルクリニックだけでなく精神科医療機関そのものが皆無である地域も多く，半径 100 km 以上の区間に精神科診療所は 1 か所のみという地域もある．そのような精神医療過疎地域では，院長が亡くなるなどして閉院すると患者を引き継ぐ通院先の確保は困難になる．今後，厚労省も推奨している遠隔医療が一つの方向性を示していく可能性がある．

阿部恵一郎（あべクリニック）は，関東地方で医療に従事してきた精神科医師であるが，2007 年（平成 19 年）から月に 2 度，数日間ずつを道北の名寄市の診療所で臨床を行っている．医師不在の期間があるため，地域の精神医療の協力を得て診療が成り立っているが，人口もそれほど多くない道北の地域で，多い時には 1 日 100 人近くの患者が来院することがあるという[8]．また同診療所は，この地域の学校や保健所などの勉強会の指導的役割も果たしている．今後，このような地域連携のなかでの臨床形態が過疎地の医療を救うことになるかもしれない．

2004 年（平成 16 年）から本会の川村邦彦（川村メンタルクリニック）らを中心とした呼びかけにより，地域の精神科医有志が札幌市精神科救急情報センターの待機医師として輪番制を組むようになり，多くの診療所の医師が登録している．これは，地域連携において，重要な取り組みである．このような輪番制について，道内医療過疎地保健所などに拠点をおいて，1 か月に 1 度でも有志が交代で診療を行うようにすれば，少しでも精神医療過疎地解消に貢献できるかもしれないとも考える．

精神科救急において，災害支援において，医療過疎地域において，精神医療が安定して供給され続けるために，今後は小さな地域の枠を超えて北海道全体で取り組んでいかなければならない．

文献

1） 斉藤義寛．北海道地区の精神科診療所の地域特性について．日本精神神経科診療所医会誌 1981；10：6-8.
2） 三浦敬一郎．第5章各地区の成立と現状．北海道精神神経科診療所協会．日本精神神経科診療所協会25年史．光文社；2002．pp101-103.
3） 三田村幌．気らくにこころのクリニック．アテネ書房；1992.
4） 熊谷豊次．青十字サマリア館開設30周年記念によせて．青十字サマリア館開設30周年記念誌．青十字サマリア館；2008．p9.
5） 三浦佳代子．とまり木―デイケアメンバーと共に歩んだ10年間．北海道医療新聞社；2008.
6） 早苗麻子．女性のためのメンタルクリニックの17年間の経験．精神神経学会シンポジウム34 女性精神科医の外来臨床の実際と課題を考える―日本精神神経科診療所協会女性会員の活動．第113回日本精神神経学会学術総会．名古屋，2017.
7） 札幌市保健福祉局保健所医療政策課．札幌の医療に関するデータブック．2017．p4，49.
8） 阿部恵一郎．精神医療過疎の町から．みすず書房；2012.

2 埼玉県の精神科クリニック──歴史～現状と課題

佐藤順恒
上尾の森診療所

1 埼玉県の精神医療の歴史

埼玉県

埼玉県は人口715万人，うち政令指定都市さいたま市は125万人である．

人口万対医師数は全国でワースト1位であり，精神科医師数，精神保健指定医の数もワーストである．

「埼玉都民」という言葉があるように，県内に在住して東京に勤務している県民が多い．こうした人たち，特に東京から住まいを埼玉に移した人たちは，「都民」的な感覚をもつ人が多く，そういった新住民と，いまだに封建的といってもよいような旧住民とが混在している．行政的にも，何事においても東京都に追従する傾向があるといってよい．

埼玉県の精神医療の歴史

1879年（明治12年），現在の都立松沢病院の前身である東京癲狂院が開設されて十数年，1892年（明治25年）に毛呂病院が開設された．精神科，内科，伝染病科を主とし，単科精神病院として発展し，埼玉医科大学設立の母体となった．次いで1922年（大正11年）に西熊谷病院が開設されている．1949年（昭和24年）現日本精神科病院協会（日精協）が創立された翌年1950年（昭和25年），西川口診療所が開院し，後に川口病院となりこの地域の中核的な精神科病院となった．

佐藤順恒（さとう・じゅんこう）　略歴

1949年東京都生まれ．
1974年東京大学医学部卒．精神科医として東大病院精神科病棟，毛呂病院大宮分院，富士病院，代々木の森診療所院長等を経て，1994年上尾の森診療所を開設．社会福祉法人あげお福祉会理事長を務める．

共著書として，『ゆるゆる病棟─精神医療の新しい可能性を求めて』（星和書店，2006）がある．

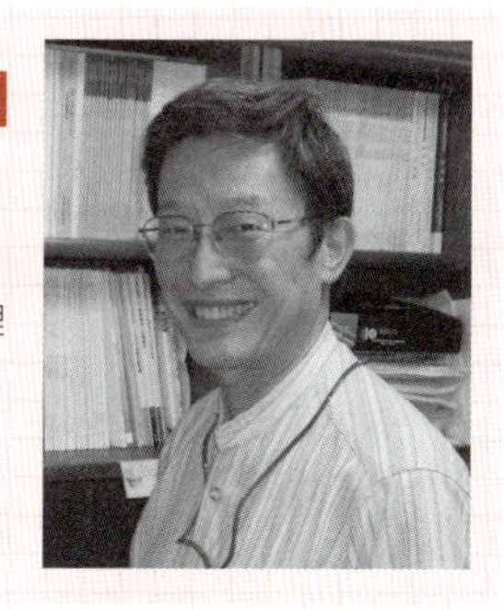

朝日新聞に「ルポ精神病棟」が連載されて大きな反響を呼んだ1970年（昭和45年），ソーシャルワーカーの谷中輝雄が精神病院を飛び出して「やどかりの里」をつくり，全国に先駆けて精神障害者を地域で支える運動を開始した．

わが国の精神医療への批判が高まるなか，1973年（昭和48年）の精神衛生実態調査は，精神医療の実態が改善していないなかでの調査は差別の助長につながりかねないとの批判を浴びて，全国で反対運動が繰り広げられたが，真っ先に埼玉県での調査中止が決定されたことにより，厚生省は調査中止に追い込まれている．

精神科診療所としては，1973年川越市に佐々木医院と現さいたま市に大宮クリニックが開業した．翌年に日本精神神経科診療所医会（後に協会）が発足している．以後，1976年（昭和51年）越谷市に木村クリニック，1977年（昭和52年）熊谷市に石川医院，1979年（昭和54年）現さいたま市に湯澤医院と精神科外来をもつ診療所の開業が続き，1994年（平成6年）埼玉精神神経科診療所協会（埼精診）が発足するに至っている．

その後も精神科診療所は増え続けているが，他の多くの地域と同様，埼玉県でも精神科医療保健福祉をめぐる“施策”は，精神科病院協会を軸に展開されてきたといってよい．

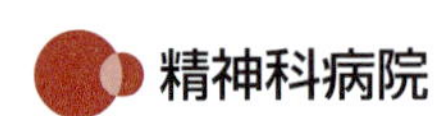

2 埼玉県の精神医療の現状

精神科病院

1949年日精協が発足，1955年（昭和30年）日精協埼玉県支部が結成され，1965年（昭和40年）埼玉県精神科病院協会（埼精協）が結成された．2017年（平成29年）現在，県立病院，大学病院を含めて40病院が埼精協に加入している．医療費抑制のための外来治療重視の流れのもと，医師や看護師不足に苦しみつつ，世代交代が進んでいる．そのなかで，スーパー救急やダウンサイジングなどに前向きに取り組む病院と，地域での生き残りを探る病院との二極分化が進んでいるようにみえる．いまだに県内の精神科病床はほとんどが閉鎖病棟である．しかしここ数年，開放処遇のストレスケア病棟やサテライトクリニックを開く病院が出てきている．

県立精神医療センターは，150床のベッドと医療観察法病棟を併せもち，三次救急を担うとともに，県内で唯一院内学級をもって児童の入院治療を行っている．

毛呂病院（現丸木記念福祉メディカルセンター）が母体となって毛呂山町に埼玉医科大学が設立されており，順天堂大学が越谷市に精神科病院を開いており，所沢市に存する防衛医科大学校病院が20床精神科病床をもっている．

総合病院精神科

獨協医科大学埼玉医療センター，自治医科大学附属さいたま医療センターと，赤十字病院や市立病院など，いくつかの公的ないし準公的総合病院が精神科外来治療を行っている．最近，さいたま赤十字病院が合併症病床をもったが，大学病院以外の総合病院で精神科病床をもつ医療機関はほかにはない．

全体状況

精神科病院のあり方に疑問を抱いて精神科診療所〜クリニックを開業した者が多かったこともあって，診療所と精神科病院との関係は必ずしも良好とはいえず，それぞれの地域での病診連携にとどまっていた感があった．時代の流れとともに世代交代が進み，精神科救急システムの構築を契機として，県レベルのさまざまな問題について診療所協会が病院協会とともに行政との協議に参加できるようになってきたこともあって，ここ数年ようやく過去の確執が薄れて連携が進みつつある．

精神科救急については，埼精診，埼精協と県が協力してシステムが構築された．一次救急は診療所，二次救急は病院，県立病院が三次救急を担当し，県立精神保健センター内に設置された精神科救急情報センターがトリアージュする．年数回システムに参画している機関が会議をもって情報交換と討論を行っている．

合併症病棟はほとんどないに等しく，児童精神科も入院病床については県立病院のみである．アルコール依存症については，入院治療を行っている精神科病院がいくつかあり，専門的に外来治療を行っているクリニックもあるが数は少ない．アルコール以外の薬物依存症の治療についても，入院・外来ともその多くを県立病院に負っているといわざるをえない．

3 埼玉精神神経科診療所協会（埼精診）について

埼玉県内に精神科を主とするクリニックは2017年時点で150か所ほどある．埼精診の会員数は現在83であるので，組織率は55％程度である（図1）．埼精診を中心にして埼玉県内の精神科診療所〜クリニックの歴史と現状を概観する．

歴史

1991年（平成3年）3月14日，悳 智彦，田代 巌，辻 鉄一の3人が世話人になり，県南の精神神経科診療所を中心に呼びかけて，北浦和の料亭に13人が集まった．気軽に飲み語り合う懇親会が始まり，日精診，東精診（東京精神神経科診療所協会）の助言・協力を得て1994年(平成6年)4月10日埼精診が発足した．なおこの年の3月，日精診は法人化を成し遂げている．

新井茂郎を初代会長として29人の会員で発足したが，着実に会員数を増やし，2013年（平成25年）一般社団法人となり，2016年（平成28年）さいたま市内に事務所をもった．日精診の埼玉県支部であるとの認識をもち，日精診の活動に積極的に関与している．2001年（平成13年）には日精診の全国大会を埼玉で開催し，2007年（平成19年）と2014年（平成26年）には日精診の地域リハビリ研修会を開いている．2019年にも全国大会を埼玉で開催する予定で準備を進めている．

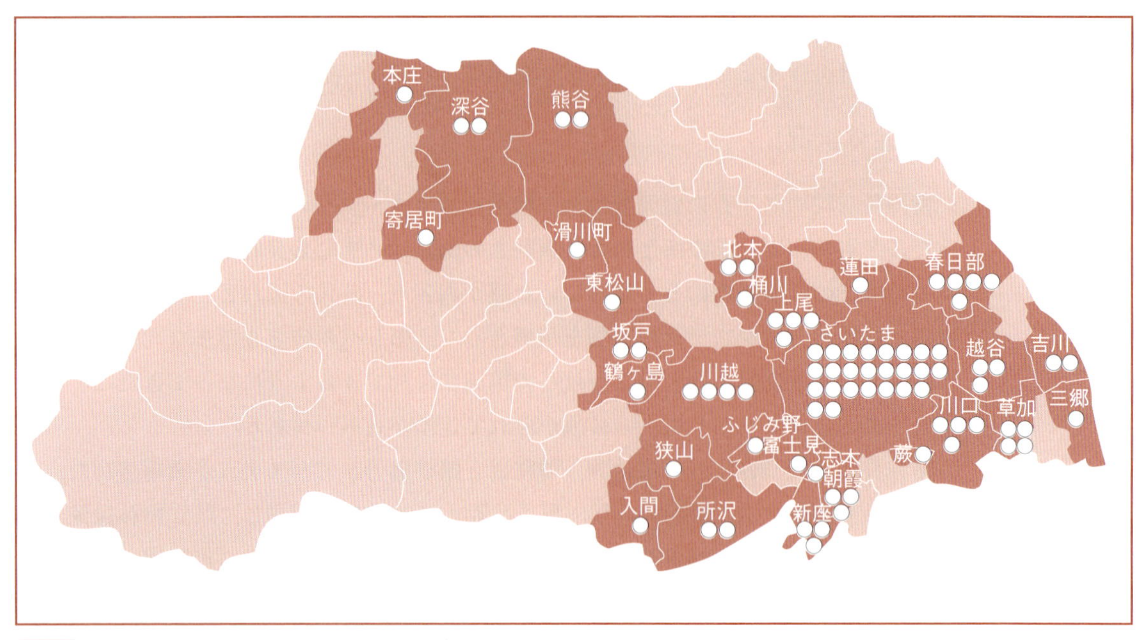

図 1　埼玉精神神経科診療所協会（埼精診）会員のクリニックマップ

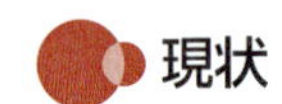

現状

◆専門性をもつ診療所

デイケアをもつクリニックは 22 ある．精神科の入院治療を行う有床診療所は 19 床の当院（上尾の森診療所）と，非会員であるが越谷に女性のみ 18 床の有床診療所があり，当院と同様，思春期やパーソナリティ障害の患者が多く入院しているようである．

中学生以下の児童の診察を行っている会員は少ない．特に未就学児も含めた児童精神科を前面に掲げている診療所はないに等しい．アルコール依存症の外来治療に専門的に取り組んでいるクリニックも 1 か所のみである．

しかしながら，看板には掲げていないが地域の要請に応じて，カウンセリングやデイケアを利用して児童や依存症に対応している診療所は多い．

認知症デイケア等をもって，高齢者，特に認知症の診療を積極的に行っているクリニックは数か所ある．

性的違和（性同一性障害）を専門とする医師とアウトリーチに取り組む医師が開業し，入会してくれた．

産業メンタルヘルスに取り組む診療所は急増している．

◆精神科救急システムへの参画と措置診察への協力

2003 年（平成 15 年），埼玉県内の精神科救急システムが始動した．40 人の会員が 2 か月に 1 回，平日 17 時～22 時の準夜帯，一次救急の輪番を担当している．5 月のゴールデンウィーク，年末年始の長い連休に際して，数人の会員で 9 時～17 時，輪番とは別に無報酬で精神科救急情報センターを通じて一次救急を行っている．

23 条通報を主とする措置入院の一次診察を依頼されることが増えている．埼玉では，措置診察を行う精神保健指定医の確保に苦労しており，特に，二次診察を入院先の病院で行っている状況を改善するためにも，開業している精神保健指定医の協力に期待しているようである．

◆自殺問題への取り組み

2007年（平成19年）から，自殺した通院患者のアンケート調査を続けている．これまでに350例以上の報告が集積されており，委員会や例会での詳細な事例検討も重ねている．精神科診療所に通院している患者の自殺についての貴重な知見を得て，全国に先駆けた貴重な自殺研究として注目されている．

なお，さいたま市では2010年（平成22年），自殺対策医療連携事業として自殺未遂患者に対する一般病院と精神科の連携システム（GPEネット）を構築した．多くの会員が参加しており，一般科医が自殺の危険性の高い患者を精神科に紹介するシステムとして有効に機能している．

埼玉県医師会の自殺防止対策検討委員会にも数人が参画しており，自殺未遂例に関するアンケート調査や関係者を対象とした研修などの活動に協力している．

◆市民講座，委員会活動など

年1回，日精診との共催で市民公開講座を開いている．テーマは，ひきこもり，児童虐待，発達障害，働く人のメンタルヘルス，アルコール依存症など．2017年は，女性の依存症からの回復をテーマとして，講演のほか，買い物，ギャンブル，アルコールの当事者の体験発表があり，盛況であった．

年1回発行している会誌は，多くの会員が自院の紹介にとどまらず，意見・主張から個人的趣味まで，“言いたい放題”の投稿が載り，各会員の個性が表れており，関係者に好評である．

年4，5回，例会に伴うセミナーで自己研鑽を図るとともに，デイケア，児童思春期関連，産業メンタルヘルス，自殺問題，精神科救急，依存症関連の委員会を設け，研修や他機関との交流等を行っている．

◆行政，他機関等との連携

埼精診として，精神科救急医療システム運営会議，精神保健福祉審議会，災害派遣精神医療チーム連絡調整会議，精神医療福祉連携推進委員会等に参画し，精神科診療所として意見や情報の交換を通して関係機関との連携を行っている．県教育局とは毎年教職員のメンタルヘルスについて会議を行っている．

各会員が，各地域で医師会を通じて，あるいは個人的に市町村レベルのさまざまな関連事業に協力していることはいうまでもない．

4 埼玉県における精神科診療所がかかえる課題

以上述べてきたような現状から，精神科診療所が直面している課題もおのずから明らかである．精神科医療全体でみても埼玉県特有な事情による問題は少なく，合併症，依存症，児童などに対応できるシステムが不十分であることなど，全国的に共通した問題をかかえており，診療所としても同様であると思われる．

① 児童，依存症に対応できる診療所が少ない．
② 特に新規開業では，デイケアをもつ所がない．結果的に，地域医療保健福祉に積極的にかかわりをもてる診療所が少なく，増えていない．
③ 世代交代が進まない．精神科診療所の歴史は浅く，先述したように入院中心主義への批判から地域に飛び出して開業した精神科医も多く，そうした診療所では後継者がいないことが多い．精神科は，古くから地域に根差してかかりつけ医機能を果たしている内科などと違う事情を抱えているといってよいであろう．

5 おわりに

埼玉県は，東京都に接していながらさまざまな面で遅れている．精神医療についても同様である．しかしその分，変わりうる可能性をもった地域でもある．精神科診療所に限っていえば，埼精診は結束が固く，全国的にみても活動性の高い組織であるといってよい．まだまだ行政に対する発言力などは乏しいが，目の前の患者のためという原点を忘れずニーズに応えていけば，「精神障害者」を地域で支える担い手として大きな力をもちうるものと考えている．

3 静岡県の精神科クリニック

岡本典雄
岡本クリニック

1 はじめに

静岡県での精神科クリニックの始まりは戦前にさかのぼるようである．静岡県は東西に長いため，東部，中部，西部に分けると地理的理解がしやすいと思われる．各地でクリニックが増えるに従って自然発生的に同業者の集まりが形成されていった．静岡県の精神科クリニックの歴史については，精神科診療所協会の成り立ちを概観していくのがわかりやすいのではないかと思われる．筆者は開業が1998年（平成10年）であるので，それ以前の精神科クリニックの歴史については知るすべも限られていた．幸いなことに日本精神神経科診療所協会（日精診）元会長の田中 健先生の「静岡県における精神科診療所の歴史」という論文にめぐりあうことができた．静岡県の精神科クリニックを調査した歴史的価値の高い論文であり，森口秀樹先生により編集され，浜田 晋先生により発行された『田中健先生追悼・遺稿集』[1]の中に収録されている．田中先生のご逝去から2年後の2007年（平成19年）の日精診総会（仙台）で会員に配布されている．日精診は1995年（平成7年）に社団法人として厚生省より認可され，この発足に伴い静岡県精神神経科診療所医会も「協会」(静精診）に改称となり，中央と地方の組織づくりを考える機会にと1995年7月にこの論文が投稿されている．筆者が開業の時には，田中先生は日精診の会長であり，論文とのめぐりあいなど歴史的な偶然を感じている．筆者の開業以前については，田中先生の論文を中心にまとめていくことにする．

岡本典雄（おかもと・のりお） 略歴

1949年　浜松市生まれ．
1987年　浜松医科大学卒．
1998年　岡本クリニック開業．
2007〜16年　静岡県精神神経科診療所協会会長．
2008〜11年　日本精神神経科診療所協会理事．

2 静岡県の精神科クリニックの歴史

戦前では1938年（昭和13年）に朝山種光が浜松市内に「神経科朝山診療所」を開設し，現在の朝山病院の前身となった．1942年（昭和17年）には木村俊雄が静岡市に「脳脊髄神経科木村医院」を開設した．木村俊雄は戦後には初代静岡市医師会長として活躍され，ご子息の木村 聰が後を継いだのが現在の木村クリニックである．

戦後初期には1946年（昭和21年）清水市内に1950年（昭和25年）には岡部町で精神科クリニックが診療していたとの記録がある．1955年（昭和30年）以降になると精神科クリニックは徐々に増加して，多くが日精診にも参加するようになっていった．主なものでは，小池憲二（1972年〈昭和47年〉，浜松市），東 英明（1974年〈昭和49年〉，清水市），田中 健（1979年〈昭和54年〉，清水市）などがあり，田中 健は静精診会長（1984年〈昭和59年〉から1998年〈平成10年〉）と日精診理事（1984年から2000年〈平成12年〉，1998年から2000年は会長）を歴任している．1980年（昭和55年）には田中 健，木村 聰，小池憲二，東 英明，酒井正隆の5人が集まって，情報交換や親睦を目的として定期的に集まることを約束して，他の診療所にも参加を呼びかけ，日精神総会にも参加するようになった（静精診の創成）．その後，定期的な会合がもたれるようになり，県の衛生部長，精神保健センター長，精神科病院長などを招いて，診療報酬請求，通院カウンセリングなど診療所からの要望や不満などを議論していたようである．1984年には「静岡県精神神経科診療所医会」の設立が決定された．会長は田中 健（中部），副会長は寺田龍史（東部）と小池憲二（西部），事務局は木村 聰であり，設立会員は15人であった．また，1986年（昭和61年）には浜松市にも医師会の分科会のような形で「浜松市精神神経科診療所医会」が誕生している．1995年に日精診が社団法人として厚生省より認可されたのに伴い静岡県精神神経科診療所医会も「協会」に改称となったのは先に述べた通りである．精神科クリニックが組織として位置づけられたことに伴って，行政との関係もできはじめ，精神保健協会，精神保健福祉審議会，救急医療体制検討委員会などに委員を派遣するようになった．

1989年（平成元年）には第16回（通算）日精神学術大会・総会を静精診が担当することになり，会員全員が参加して難局を何とか乗り切った．この時期以降は精神科クリニックバブルなどといわれ精神科クリニックが全国的に増加していく時期であったが，静岡県でも精神科クリニックは増え続けていった．診療所協会の役員については1998年，田中 健が日精神会長に選出されたのを機会に，静精診会長は木村 聰に，事務局は奥村 透（静岡市）に交代となり，2002年（平成14年）からは日精診理事も木村 聰に交代となった．その後の静精診会長については，2007年（平成19年）から2016年（平成28年）までは岡本典雄（菊川市），2017年（平成29年）からは田口博之（島田市）で通算の4代目となる．日精診理事については2008年（平成20年）から2011年（平成23年）は岡本典雄，2012年（平成24年）から2015年（平成27年）は窪田幸久（富士市），2016年から寺田誠史（沼津市）となり現在に至っている．この間，2014 年（平成 26 年）には第 42 回日精神学術大会・総会を 25 年ぶりに静精診が担当することになり，47 人の会員の協力の下で盛況裡に終わることができた．

3 現状

会員構成

2017 年度の静精診の会員は 48 人，そのほかに 5 人の賛助会員がおり，広く全県に分布している（図 1）．病院のサテライト，精神科の標榜だけのものなどを合わせると精神科クリニックはかなりの数になると思われるが，その実数ははっきりとつかめていない．精神科の診療を主にしているものは少なくとも 100 以上と思われるので入会率はまだ 50 %以下である．

ここ数年は入会者と同じ数が退会する状態が続いておりほぼ同じ数を保っている．賛助会員を含めた年齢構成は 80 代 2 人（4 %），70 代 7 人（13 %），60 代 17 人（32 %），50 代 17 人（32 %），40 代 10 人（19 %）であり，約半数が 60 代以上である．退会の理由は高齢化による閉院がほとんどであり，今後はクリニックが減少に転じていくことが危惧される．賛助会員の 3 人は親子，2 人は夫婦での開業であるが，その他のクリニックでは継承の目途が立っていない．

活動状況

2 か月に 1 回の頻度で県全体の例会があり，各地区（東部，中部，西部）では状況に合わせて会合がもたれている．県や市の行政からは精神医療に関するさまざまな業務が協会を窓口として依頼されるため，ふさわしい会員を選んで委員として推薦している．精神保健福祉協会，精神保健福祉審議会，自殺対策協議会，精神科救急医療システム委員会などである．これ以外にも，各地区部会を窓口にしたり個人的に依頼を受けて，行政や福祉関係と連携して地域に密着した業務にたずさわるクリニックもある．

精神科救急事業へのかかわりについては診療所協会として措置診察輪番事業や救急情報センターへの情報提供などに協力しているが，あくまでもかかりつけ医業務の延長の範囲と考えている．精神科病院とは精神保健指定医会議を共催するなど比較的良好な関係で連携ができている．

ビル診療の小規模なもの，病院以上のスタッフを抱える多機能型，小児・思春期，アルコール・薬物依存，高齢者など専門指向のクリニックなど，同じ会員でも診療のスタイルは実に多様なものに変化してきている．

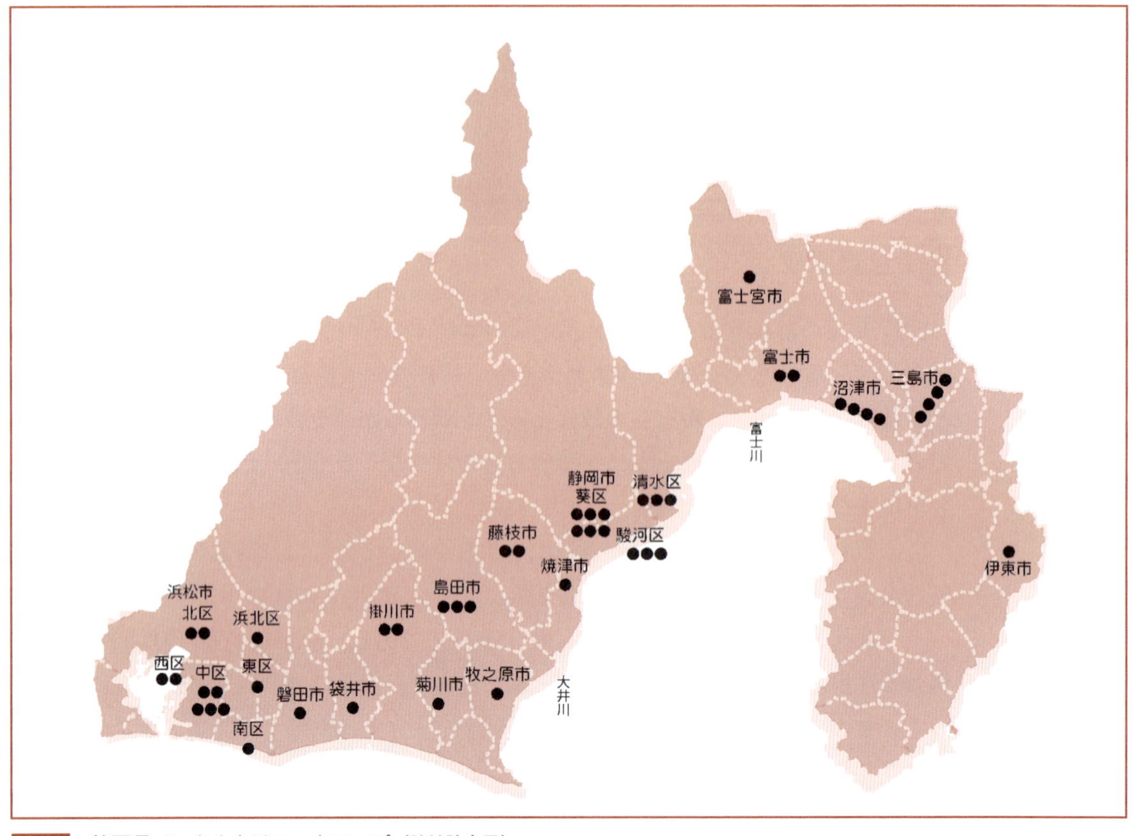

図 1　静岡県メンタルクリニックマップ（静精診会員）

4 これから

静岡県の精神科クリニックは戦前に始まり，その数が増えるにつれて自然発生的に同業者としての集まりが形成され，徐々に組織としての形を整え，その存在が認められるようになった．活動内容も診療所だけの親睦や情報交換から地域の精神医療保健福祉全般へと拡大し，地域とのつながりは増え，期待や責任も大きくなっている．

一方で，精神科クリニックは高齢化，継承問題，会員数の伸び悩み，公益事業へのかかわりなどの問題をかかえており，自由で多様な診療形態を維持しながら，地域精神医療の担い手として公益的役割をどのように果たしていくのかなどこれからの課題も大きい．

文献

1）浜田 晋．田中健先生追悼・遺稿集．2006．pp50-56.

4 近畿の精神科クリニックの歴史と現状

堤 俊仁[*1]，辻本士郎[*2]，稲田善紀[*3]
*1 つつみクリニック，*2 ひがし布施クリニック，*3 わかくさ会診療所

1 大阪の精神科診療所の歴史と現状

大阪大学精神医学教室120年誌[1]によれば，大阪府立医学校（大阪大学の前身）の初代精神科教授であった大西 鍛（きたう）は，1907年（明治40年）に退官して，大阪市東区高麗橋で開業し，精神・神経疾患の診療を行った．これがわが国における近代的精神科診療所の嚆矢であろう．大西の後任教授であった和田豊種も1941年（昭和16年），大阪帝国大学を定年退官後，大阪市北区南森町で診療所を開業した．この診療所は戦後，長男の和田種久に引き継がれた．

種久が1988年（昭和63年）の『大阪精神科診療所協会雑誌』（『大精診誌』）に「大正時代の思い出」として寄稿した文章から，大正から昭和初期の頃の精神科の医療事情の一端がうかがえるので一部を引用してみる．

> 大正の始めころ大学は府立であった為か，教授の自宅で診察する事を大目に見られていた様で，私の父も週2，3回午后2時間位自宅で診察をしていました．投薬，注射等はしませんが，診察の上処方箋を出しておりました．参考迄に当時の教授自宅診察料は初診10円，再診5円，往診旧市内30円でした．当時の貨幣価値は大卒初任給50円位，理髪25銭，市電6銭位の時です．又当時は大学病院も各科収入を競っていた時代で，各科の収入も教授会で発表されていたという話を聞いていました．今から思えば不思議な様ですが，神経科は常に全科のトップにあり，時に2位に下が

堤 俊仁（つつみ・としひと） 略歴

1955年大阪市生まれ．
1982年大阪大学医学部卒．
1982年大阪大学医学部附属病院精神科研修，1983年星ヶ丘厚生年金病院神経科医員，1988年小阪病院医員，1990年奥村診療所医員，1993年つつみクリニック開院，2011年公益社団法人大阪精神科診療所協会会長，2013年大阪市城東区医師会監事．
精神保健指定医，日本精神神経学会専門医，公益社団法人 大阪精神科診療所協会会長，大阪市城東区医師会監事，大阪市城東区・都島保健福祉センター精神保健福祉相談嘱託医，大阪市城東区認知症初期集中支援チーム員医師．

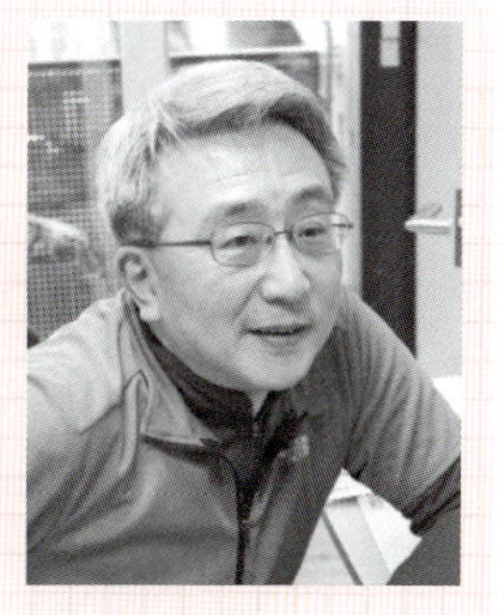

る事があると言うくらいでした．私（種久氏）が昭和14年神経科入局した時でさえ全科共通の一等，特等の病室の半分以上も神経科で占領していました．

当時，精神病院では外来診療はほとんど行われていないという時代背景もあって，一部の富裕層を対象として帝大教授が定年後開業したようである．

診療所の活動ではないが，1936年（昭和11年）大阪府立中宮病院の精神科医，長山泰政による入院患者の「院外保護」活動という先駆的な試みがなされていたことは忘れてはならない．10人程度のごく限られた患者ではあったが，病状の安定した患者の社会復帰を目指して，仕事の斡旋や，時には医師の自宅に住まわせるなどの支援を行い，一定の成果を上げていた．戦時色が濃くなり中断を余儀なくされるまで長山の活動は続いたようである[2]．

終戦時には和田の診療所以外に亘 繁，浅尾泰啓の診療所，宮軒神経科が大阪市内で診療を行っていた．しかし治療手段が，インスリンショックや電気ショック，持続睡眠療法等が中心の時代では，収容・入院中心の流れを変えるまでには至らなかった．

ここからは『日本精神神経科診療所協会25年史』[3]に拠って，歴史をたどってみる．

状況が一変するきっかけは，1954年（昭和29年）のクロルプロマジンの登場であった．抗精神病薬によって精神病の治療が可能となり，退院，社会復帰が実現するようになった．さらに昭和30年代以降は，統合失調症治療薬に加えて，ジアゼパム等の抗不安薬，イミプラミン等の三環系抗うつ薬などが次々と上市され，神経症，うつ病などで受診者数が増え，大都市圏を中心に総合病院精神科の設置が相次いだ．

そのような動きのなかで1955年（昭和30年），長坂五郎は浅香山病院勤務のかたわら精神科病院退院患者の継続治療のため，大阪市西成区天下茶屋の自宅にナイトクリニックを開設した．

長坂は，ナイトクリニックを統合失調症患者の治療，アフターケア，再発予防，社会参加などを支援する診療所と定義した．それは現在に至るまでその後の精神科診療所のモデルとなった．

一方で脳波計を備え，複数の総合病院のてんかん患者等の脳波検査を請け負うことで収入を確保しつつ，精神科診療を行う診療所ができ始めた．1961年（昭和36年）

辻本・士郎（つじもと・しろう） 略歴

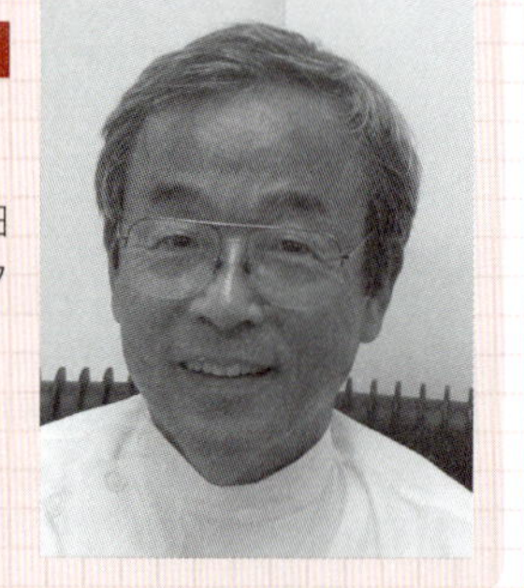

1950年愛知県生まれ．
1976年大阪市立大学医学部卒．同年，同大学医学部神経精神科教室入局．1979年財団法人田附興風会北野病院就職．1981年大阪市立大学医学部神経精神科助手．1984年小杉クリニック就職，後に同クリニック副院長．1987年医療法人弘心会理事および小杉クリニック分院院長．1992年医療法人弘心会小杉記念病院就職，後に同病院院長．1993年東布施クリニック開設．
大学卒業以来，アルコール依存症の治療一筋に，今日に至る．
社団法人全日本断酒連盟顧問．関西アルコール関連問題学会会長．

には，水野慶三，浅野 晃が旧大阪大学病院近くに堂島クリニックを開設している．昭和40年代にはこのタイプの診療所が精神科診療所の主体であった．

1964年（昭和39年），ライシャワー駐日大使襲撃事件をきっかけとして，精神衛生法が改正され，精神通院公費制度が設けられたことも精神科診療所開設の機運に追い風となった．

もう一つの時代背景として，昭和40年代初頭から始まった青医連（青年医師連合）闘争とそれに引き続く大学紛争の影響により，全国ほとんどの大学医学部精神医学教室が大きな混乱に陥り，大都市圏の総合病院に相次いだ神経科開設の波が市民病院に及ぼうとする流れを止めてしまったことがあげられる．そんな逼塞した状況のなかで，地域精神医療に新天地を求める動きが若手，中堅の精神科医にでてきた．1969年（昭和44年）に高石 昇，1972年（昭和47年）には南 諭が自立訓練法などの行動療法的な手法，心理カウンセリング等を活用した診療所を始めている．

そのような流れを健康保険の診療報酬上の手当てが後押しした．1965年（昭和40年）までは入院患者に対する精神療法も通院カウンセリングも等しく40点と著しく低いものであったが，通院カウンセリングはその後，1976年（昭和51年）に110点になり，1990年（平成2年）には240点まで引き上げられた．その後，通院精神療法と名称が変更され，診療報酬改定のたびに引き上げられて1998年（平成10年）には392点となり，精神科診療所の経営が安定することとなり，まさしく精神科診療所で食っていける時代が到来した．ところが通院精神療法の点数は，その後の医療費抑制の大きな流れのなかで精神科診療所数の急増，通院患者数の増加を調整するかのように，2000年（平成12年）以降次第に引き下げられ，現在は330点になっている．

診療報酬上では通院精神療法以外に，1988年（昭和63年）に小規模デイケアが点数化され，診療所で精神科デイケアが実施できるようになり，地域精神科リハビリテーションを行う診療所も次第に増加している．このタイプの診療所として，1981年（昭和56年）に三家英明が寝屋川市に三家クリニックを開設．地域の家族会と連携して診療所の一部を共同作業所に開放する形でスタートし，その後，精神科デイケアを開設．できる限り入院をさせない診療のスタイルを現在に至るまで続けている．1984年（昭和59年）に西口俊樹，1989年（平成元年）に稲垣俊雄，1990年（平成2年）

稲田善紀（いなだ・よしのり） 略歴

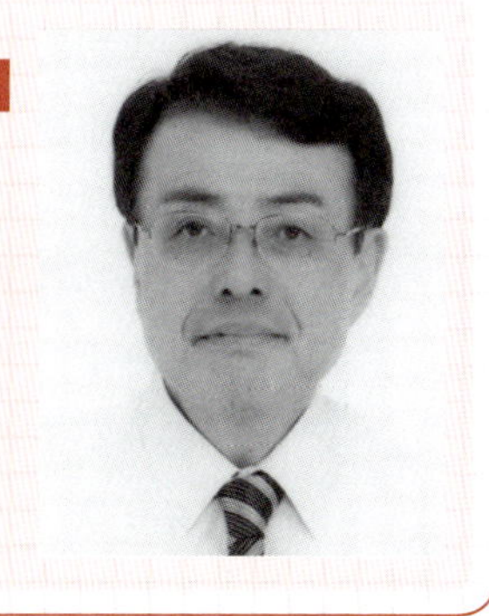

1949年大阪府生まれ．
1973年奈良県立医科大学卒．精神科医として奈良県立医科大学附属病院に勤務．
1974年わかくさ会診療所開設に参加し，1980年からわかくさ会診療所院長．
社会福祉法人寧楽ゆいの会理事を務める．
分担翻訳書として『奇病難病臨証指南』（メディカルユーコン社，1994）がある．

には加護野洋二がそれぞれデイケア併設型の診療を開設している．筆者（堤）も1982年（昭和57年）頃，寝屋川保健所の嘱託医時代に何度か三家クリニックを訪問し，このようなやり方の地域医療を行いたいと思ったことが開業の決意につながった．

その後の大阪における精神科診療所の動向を大阪精神科診療所協会（大精診）の発展の経過から振り返る．

大精診誕生の頃の事情は，『大精診誌』創刊号に高階経昭が寄せた「大阪精神科診療所医会誕生までの経緯について」[4]に詳しい．高階によると，当時大阪府立公衆衛生研究所の精神科部長であった岩井豊明の呼びかけで，大学病院，総合病院，精神科病院，診療所を問わず大阪府下で精神科医療に携わっている精神科医の集いの場をつくろうという話がまとまり，1966年（昭和41年）6月15日「大阪精神医会」が設立され，研究会，学術講演会などが活発に行われた．ところが折からの青医連闘争のあおりを受けて，1968年（昭和43年）以降は「医会」の活動が休止してしまった．そうした状況下で，「大阪精神医会」に集まった診療所の医師だけでも集まって例会をもとうという話が持ち上がり，さらに発展させて「大阪神経科診療所医会」にしてはという意見が出され，発起人会が設けられ，会則，事業計画等の準備を経て，1970年（昭和45年）3月29日に「大阪神経科診療所医会」(当時）として会員40人で発足した．大精診の会員数は，発足後の25年間は年平均，2.5人ほどでなだらかに増加し，1995年（平成7年）に約100人に至っている．1996年（平成8年）から2017年（平成29年）までは年平均10人程度で急速に増加し，現在の大精診会員数は315人となっている．大阪府医療機関データベースによれば，大阪府下で精神科診療所の実数はおそらく350か所程度と思われるので，大精診の組織率は90％ほどではないかと推測される．

2 新臨床研修医制度導入後の動向

2004年（平成16年）4月の新臨床研修医制度の導入以後，若い精神科医の医局入局者の減少が目立っているが，大阪では特にその傾向が著しい．大精診の最近の入会者の経歴をみても，スーパー救急病棟，認知症治療病棟，児童思春期病棟，ストレスケア病棟等をもち，指定医や精神科専門医の取得の資格要件を満たすために必要なすべての症例を1か所で経験できる大規模な民間精神科病院で専門研修を受け，指定医や専門医資格を取得後数年以内に開業する者がかなり目立つ状況となっている．2010年（平成22年）から2017年（平成29年）までの入会者97人中18人が1つの民間精神科病院の出身者となっている．

精神科診療所のほとんどは，精神科医が1人に少人数の看護師，精神保健福祉士，心理士，事務員の組み合わせといったところが多く，病院と比べるとマンパワーで見劣りがすることは否めない．大阪のようなクリニックの多い地域では，地域のなかでクリニック同士がいかに連携して活動するかが問われる．クリニック単独ではできない活動を行うために大精診を活動母体として，精神科一次救急診療所の運営を中心とした精神科救急事業をはじめとして種々の公益活動，会員相互の互助的な活動が行われている．また最近では認知症のみならず，勤労者・妊産婦へのメンタルヘルス，自殺対策等，社会のさまざまな場面での精神科と身体科の連携，地域包括ケアの必要性が高まっており，精神科診療所にも地域包括ケアシステムへの参画が強く求められている．新臨床研修制度以降にクリニックを開設した若い世代が地域連携の屋台骨として次の10年，20年を担ってくれるのか，一抹の不安を抱いてしまうのは，筆者が耄碌してきたせいなのだろうか．そうであればいいのだが．

次に近畿で独自の発展を遂げてきたアルコール医療について，いわゆる「大阪方式」の成立とその後の発展の経緯を振り返ってみる．

（堤　俊仁）

3 近畿でのアルコール専門外来

わが国でのアルコール専門外来（以下ア外来と略）は，1981年（昭和56年）に大阪市天王寺区のビルの1室で小杉クリニックが開設されたことから始まる．それまではアルコール専門病棟入院（以下ア入院と略）でも治療困難であった時代に，「ベッドも保護室もない」クリニックでアルコール依存症のア外来治療が開始されたことは画期的なことであった．どんな病気でもまずは外来治療から始まるのが当然だが，当時のアルコール医療は，社会防衛の観点から家族の同意という名のもとに強制入院が普通に行われていた．そのためにアルコール依存症がある患者さんには強い医療不信があり，「やめさせよう」とする医療に対して反発していた．患者さんが精神科病院で不審死するという安田病院事件や栗岡病院事件など多くの不祥事件が頻発していた背景にもアルコール依存症者がかかわっていた．医療への不信が治療を妨げていた．

大阪のアルコール対策も「あいりん地区」の住所不定単身労働者対策から始まった．和気隆三，小杉好弘（故人），今道裕之（故人）の連携のもと，大阪府衛生局の矢内純吉（故人）の支援で大阪アルコール問題研究所が設立され，治療導入は保健所を中心とした行政が，断酒の動機づけは医療機関が，そして退院後のアフターケアは自助グループである断酒会が行うという「大阪方式」が確立しつつある時期であった．アルコール依存症の回復は，生活地域での一貫した長期にわたる断酒継続への援助であり，ア入院もア外来もその長い援助のエピソードの一つにすぎないという共通認識が大阪のアルコール医療の先駆者にはあり，成熟した地域ネットワークがア外来治療を可能とした．

小杉クリニックはまたたく間に多数の患者さんが押しかけ，さながら野戦診療所の様相を呈した．そのためにスペース・スタッフの拡充と，プログラムの充実に力を入れ，働く人たちのための夜間診療，就労を準備するためのデイケアなどを行うために，新しい独立した建物に移転し発展した．大阪の地域ネットワークのなかで仲間が出会う場所として，治療的な雰囲気を大切にした．クリニックのスタッフは，診療後は保健所の酒害相談に，そして夜間は断酒会やAA（Alcoholics Anonymous）に参加した．

地域ネットワークのなかでのア外来治療であった．

ア外来治療を行うことでみえてきたことが多くあった．まず，患者さんのやめたい気持ちを引き出し，本人の自己決定のもとに自分の足で通い治療が継続することである．そのために病気の説明に尽くし，回復モデルを他の患者さんから学ぶことが必要であった．そして，「どうしようもない自分」が同じ体験をしてきた仲間からエンパワーされて「今日１日酒を止める」ことを実感するために，治療早期での自助グループ導入は欠かせないものであった．次に，患者さんの生活の視点を大切にした．立ち飲み屋の並ぶ「あいりん地区」から毎日飲酒渇望と闘いながら通院を行うことはたいへんなことである．しかし患者さんは，逆に飲むとどうなるかの見本がある，飲みつぶれている人を見ることで酒がやめられるという価値観の逆転をもたらした．生活福祉面の支援のためにソーシャルワーカーなど診療報酬にならないスタッフを雇い，福祉面も配慮した多職種チーム医療が行われた．また家族へのかかわりも重視した．ア外来はアクセスのしやすさから家族教室や家族ミーティングが開催され大勢の家族が参加した．画一的になりがちなア入院と異なり，アルコール依存症と他の精神疾患のある重複障害の人や集団治療になじまない人に個別の治療を行うことができた．ア入院では集団を管理するために多くの規則で束縛しがちになりやすく，また本音を言うと退院できない，入院が延びると患者は思っていた．ア外来では医療スタッフと患者さんが対等で「患者さんが心を打ち明ける」ことができる環境ができた．

小杉クリニックで経験を積んだ医者が退職後に，近畿各地にア外来を創設した．神戸市の宋クリニック，京都市の安東医院，奈良県の植松クリニックと八木植松クリニック，大阪府のひがし布施クリニック，山田メンタルクリニックなどである．またア入院でアルコール医療を行っていた人も，その地域に合わせ自分色を出し，外来でアルコール医療を行っている．京都市の廣兼医院，奥井クリニック，神戸市の幸地クリニックや西宮市の禎メンタルクリニック，大阪府の新阿武山クリニックや藤井クリニック，稲垣診療所，川田クリニックなどである．現在，小杉クリニックは悲田院クリニックと名称が変わっている．多くのクリニックが後継者問題を抱えている．地域に生かされてきた外来は，アルコール健康障害対策基本法の制定のもとでこれからも大きな役割があり，地域の社会資源としてさらなる発展が望まれる．

近畿でのア外来は，アルコール依存症の治療にまず「あたりまえの医療を」，そしてその人のリカバリーを援助し「あたりまえの生活を」を目指している．日本のアルコール依存症者109万人のうち数パーセントしか受診していないというトリートメントギャップを少なくするという課題とともに，これから，さまざまな依存症を，多くの支援機関とともに連携をしながら支援を模索する時代に来ている．ア外来は地域資源の一員としてより機能的に活躍できる可能性がある．

（辻本　士郎）

4 京都精神神経科診療所協会の歴史

京都精神科診療所医会の発足は，1981年（昭和56年）12月水野精一，鈴木嘉集，西尾元哉を発起人として6人が参集した時にさかのぼる[5]．しかし会員数は伸び悩み，1989年（平成元年）でようやく16人となった．日本における精神医療の揺籃の地ともいえる岩倉地区をもつ京都が，同じ近畿圏で同規模の大都市をもつ大阪，兵庫と比べるとクリニックの数では極端に少なく，なかなか増えなかった．そのあたりの事情について，『日本精神神経科診療所協会25年史』のなかで，岩瀬則文は，「地域の特徴としては，やはり京都は永年都として栄えてきた土地柄によるのか，独特の意識があり，精神医療に対してすんなりと受け入れてくれない部分もあり，われわれも苦労するところです」と述べている．

それでも2000年（平成12年）5月には会員数は47人に増え，精神科デイケアを併設する診療所も14か所を数えるに至っている．2017年（平成29年）9月現在で，会員数84人，クリニック数82か所となり，歴史と伝統を重んじる京都においても，精神科医療機関への偏見やコンフリクトよりも精神科クリニックを必要とする潜在的な期待のほうが勝ってきている現状がうかがえる．

5 兵庫県の精神科診療所の歴史

『兵庫県精神神経科診療所医会20年史』[6]によれば，兵庫県における精神科診療所の嚆矢は，1933年（昭和8年）の田村忠雄による田村内科神経科医院の開設にさかのぼる．田村は1923年（大正12年）長崎医学専門学校を卒業し，同医専の講師を経て山口県下で精神科病院の院長を務めていたが，神戸市内で開業していた内科医の兄に乞われて，1933年，兄の診療所に神経科を開設．同年10月に元町の花隈モダン寺の近くで精神科診療所を開設した．当時の兵庫県では，精神病院では外来診療はほとんど行われておらず，田村医院は裕福な通院患者でおおいに繁盛した．1945年（昭和20年）田村は軍医に召集され，阪神間の大空襲で診療所も消失．戦後，田村は郷里の宮崎に戻り，宮崎市内で再び精神科診療所を開設．92歳で亡くなるまで現役を続けていた．

空襲で焼け野原となった神戸市内で，1947年（昭和22年）1月兵庫区平野で田村正年が，同年10月には生田区で千島チエ子が精神科診療所を開設した．翌1948年（昭和23年）には須磨区で中野良男が内科，小児科，神経科を標榜して開業している．しかし，大阪同様治療手段が限られていた時代ではそれ以上の広がりはなかった．

本格的な精神科診療所の開設の動きは，1965年（昭和40年）鷹津冬弘，明石恒雄による清風クリニックが主に脳波検査を中心とした診療所として開設された時に始まった．その後，次々に開設が続き，1969年（昭和44年）「神戸市神経科診療所医会」が松川善弥を会長として発足した．その時の会員診療所は10院であった．その後，神戸市以外の県下にも徐々に精神科診療所の開設が続き，1973年（昭和48年）「神戸市神経科診療所医会」を母体として「兵庫県神経科診療所医会」が発足した時の会員数は31人に達していた．同医会は1974年（昭和49年）12月の「日本精神神経科診療所協議会」（後の日精診）の設立にも積極的に参画している．1979年（昭和54年）には会の名称を「神経科医会」から「精神神経科医会」に変更，当時の会員数は41人であった．その後も順調に新規開設が続き，1993年（平成5年）には会員数が80人となった．

兵庫県における精神科診療所の立地は，神戸市を中心に芦屋市，西宮市，尼崎市といった，いわゆる阪神間に集中しており，明石市，姫路市といった瀬戸内側では次第に増えてきてはいるが，但馬地区にはほとんど精神科診療所がないことも特徴である．

兵庫県の精神科医療を振り返るときに，1995年（平成7年）1月17日の阪神・淡路大震災を忘れることはできない．2002年（平成14年）に刊行された『阪神・淡路大震災報告書』[7]に，明石市で開業していた生村吾郎の記録によれば，「震災当時兵精神の会員診療所は82か所であったが，そのうちの43か所が神戸市，芦屋市，西宮市，尼崎市の被災中心部に位置していた．被災周辺部の伊丹市，川西市，明石市，三木市等を加えると70か所が被災地域にあった．その結果，被災中心部では全焼1か所を含め11か所が全壊，半壊が6か所に及んだ．当然，会員やスタッフは自宅でも被災していたが，兵精診の会員，スタッフに一人の死者も出なかったことは不幸中の幸いであった」．震災当時の兵精診会長で自身も診療所を震災後の火災で失った宮崎隆吉は，「この国が，この国に住み，故なく災害にあった人々個人に対してはいかなる手助けもせず，極めて冷淡であることを知った．行政もまたしかり．むしろ助けは日常の個人的な人間的繋がりにあった．地震に打ちひしがれた会員の支えになったのは，日頃われわれの援助の対象であった患者さんたちであり，精神医療に従事する者同士の人間的繋がり「結ぼれ」であった．この「結ぼれ」こそが，地震でも壊れることがない「形なきもの」であった．われわれは震災で多くのものを失ったが，逆に得たものもあった」[8]と述べている．震災翌週には神戸市，西宮市，芦屋市に精神科救護所が設けられ，診療所が機能不全に陥っていた兵精診会員を中心に大精診や全国の日精診会員のボランティア的活動が始まった．2月11日には日精診支援センターが三宮の明石神経科に設けられ，日精診の会員スタッフが交代で常駐する体制を約3か月継続した．同じく三宮の精療クリニックの小林 和は震災被災者に対する電話による心のケアを24時間体制で7月末まで継続している．このような試練を乗り越えて，兵精診の会員数は現在では170人となり，兵庫県内の精神科診療所のおよそ95％の組織率となっている．

（堤　俊仁）

6 奈良県の状況

◆ 1980年代

1980年代にさかのぼると，奈良県内で精神科診療所として診療を行っていたのは，奈良市内の4診療所（胡内医院，片岡診療所，辻野医院，わかくさ会診療所），橿原市内の中野医院の計5診療所であったが，いずれも日本精神神経科診療所協会に加盟せず，互いの連携もないまま，独自で診療を行っていた．

◆1990年代に入って

1980年代後半から，奈良県内の各保健所に精神保健福祉相談員が配置され，彼らを中心に地域での精神保健衛生活動が活発化していくことになる．各保健所単位で，精神衛生相談や家庭訪問を行い，当事者のグループ活動に力をいれ，地域家族会がつくられ，福祉サービス事業所（作業所）も設立されていくなかで，1990年代に入り，地域精神医療を志向した精神科クリニックが新規に開業されていった．

1990年（平成2年）に北村クリニック，1997年（平成9年）に植松クリニック，岡クリニックが開業され，個々に日本精神神経科診療所協会（日精診）に加盟していった（わかくさ会診療所・稲田も加盟）．しかし，個々の面識はあっても一堂に会して意見を交換することはなく，互いの情報を共有する場が必要とのニーズが高まっていった．

◆北和地区精神科診療所懇話会の発足から奈良県精神神経科診療所協会へ

1998年（平成10年）12月に，北村（北村クリニック），稲田（わかくさ会診療所），植松（植松クリニック）の3人が中心になって，奈良市，生駒市を中心とした北和地区で開業している日精診加盟のクリニックに，「北和地区精神科診療所懇話会」の設立と参加を呼びかけた．設立の趣旨として，「各クリニックの医師間の親睦・友好・交流，情報の交換，学術・研修の場として学術講演会の開催，地域精神科医療への積極的な関わり」をかかげた．

そして第1回目の懇話会は，1999年（平成11年）3月に日精診加盟の6クリニックの医師の参加で開催された．個々で診療活動を行っているものの，地域では孤立しがちなクリニックの医師にとっては，情報交換の場としての「北和地区精神科診療所懇話会」は新鮮であった．また，近畿圏だけでなく遠くは関東や九州から，第一線で活躍されている演者を招いて，われわれの日常の臨床に役立つ内容の講演をしていただいた．この懇話会は会を重ねるごとに充実し，参加者は増えていき，2001年（平成13年）7月に「なら精神科診療所懇話会」と名称を改める．そして2002年（平成14年）9月10日に日精診加盟の6クリニックの参加のもと，「奈良県精神神経科診療所協会」が発足した．

その後，県協会としては，主に学術講演会を中心に活動を続けてきている．日精診に加盟していないクリニックの医師にも参加しやすいように，「なら精神科診療所懇話会」として講演会を開催し，また互いの情報の共有と交流を深めるなかで，日精診への入会を勧めてきた．そして2017年（平成29年）11月現在，日精診加盟は16クリニックとなっている（県内で精神科を標榜するクリニックは35）．なお，「なら精神科診療所懇話会」主催の学術講演会は，加盟，非加盟のクリニックの医師の参加のもと，年間4，5回のペースで開催され，2017年11月で通算100回を数えている．さらに，県協会に加盟する各クリニックは，それぞれの特徴をいかし，公的，私的を越えて，地域の精神保健福祉分野，産業精神保健分野，アルコール医療，認知症治療，教育関係者との交流など，各分野の研修会や勉強会の講師などを務め，奈良県内の精神保健福祉活動に貢献しているところである．

今後の課題としては，日精診会員の医療機関をさらに増やすこと，超高齢社会となっている現状を見据えて他科との交流・連携を図っていくことが求められている．

（稲田　善紀）

7 和歌山県精神科診療所の歴史

和歌山県精神神経科診療所医会の設立は，1989年（平成元年）10月である．

1989年の直近の会員名簿（1990年〈平成2年〉9月現在）によれば，

- 和歌山市：久村静司（久村医院），山本 勇（山本医院），岩本省司（岩本医院），岩井勤作（岩井医院），古谷 隆（古谷医院），松本宣光（松本診療所）
- 田辺市：二村真行（二村医院）

という7人の会員でスタートし，山本 勇が初代会長となっている．

1995年（平成7年）2月からは「医会」から「協会」に名称を変更し，1995年2月の名簿によれば，設立時のメンバーのうち田辺市の二村真行が退会し，和歌山市の生馬利恵（生馬クリニック），百渓陽三（ももたにクリニック）が新たに会員となっている．

和歌山県の地で早くから精神障碍者の地域生活支援を行ってきた「麦の郷」の活動は特筆されるべきものであるが，この活動に百渓陽三が深くかかわってきたことは忘れてはならない．麦の里地域リハビリテーション研究所の伊藤静美[9]によれば，

麦の里は，1988年（有）障害者自立工場開所，1990年社会福祉法人一麦会認可．初代理事長代理として和医大精神科講師・故百渓陽三先生就任，といってもボランティアでこの困難な運営の任に就くことになりました．また，故東 雄司教授は和医大定年退職後，麦の郷の本部の中に障害者地域リハビリテーション研究所を立ち上げ，研究者として私たちを含め後輩の育成に全力を傾けられました．2人の先生に言えることは，名前だけの名誉職ではなく実質的に重い責任を担い，精神障害者の人たちを一人でも多く地域に帰すために血のにじむような努力が続けられました．百渓先生が口癖のようにいわれたのは「医師としての贖罪だ」という言葉でした．

残念ながら百渓陽三は亡くなったが，麦の郷はさらに大きな活動となって和歌山の地に根を下ろしている．

現在の県協会の会員は，2016年（平成28年）8月の会員名簿によれば，

- 和歌山市：松本幸男（松本メンタルクリニック），奥村匡敏（おくむらクリニック），岩井雅之（メンタルクリニック岩井），松本直起（松本診療所），津河大路（けやきメンタルクリニック），吉田義昭（吉田メンタルクリニック）

が新たに加わり，百渓陽三が亡くなっている．和歌山市以外では，
- 岩出市：馬島将行（ましまメンタルクリニック）
- 海南市：魚谷孝司（魚谷メンタルクリニック）
- 御坊市：村垣雅代（(むらがき心療内科クリニック）
- 有田郡：藤内真一（藤内メンタルクリニック）

が新たに加わり，県協会の会員数は13人となっている．和歌山市内中心に，県北の市町村にも診療所が広がりつつある現状がうかがえる．

8 滋賀県精神科診療所の歴史

1996年（平成8年）4月，日本精神神経科診療所協会に属する3診療所（湖南クリニック，におの浜クリニック，南彦根クリニック）が集まり，滋賀県精神神経科診療所協会が設立された．2014年（平成26年）12月には一般社団法人の資格を取得し，名称を滋賀県精神科診療所協会に変更した．一般社団法人設立時の役員は，上ノ山一寛，佐藤啓二，楢林理一郎，坂本暢典である．

協会設立当初から，現在も日精診理事を務める上ノ山一寛を中心によくまとまっており，講演会・事例検討会などによる研修や市民に対する啓発活動を行うとともに，会員診療所が協力して地域精神科医療・福祉体制に参画している．すべての会員診療所が輪番体制を組み，滋賀県の精神科初期救急に取り組んでいる．また2010年（平成22年）以降，自殺未遂者対策検討会を開催し，それをふまえて県に対し，自殺未遂者対策を含めて精神保健医療福祉施策について提言を重ねている．

彦根市では，精神科のない救急告示病院に救急搬送された患者が，精神科受診が必要と判断された場合，本人の同意に基づいて「相談窓口連絡票」が市の担当に送られ，必要に応じて医療機関や相談支援機関に連絡がとられる．それに対し彦根市内の2精神科診療所が交代で，彦根市自殺未遂者受診予約枠を設けて対応している．このような，救急告示病院，行政，精神科医療機関の連携による自殺未遂者対策は，その後県下に拡大している．

県協会の活動とは別であるが，大津市の楢林理一郎は日本家族研究・家族療法学会会長を長らく務めるなど，わが国の家族研究・家族療法の普及に中心的役割を果たしている．守山市の藤本直規は診療所型（現在の連携型）認知症疾患医療センターの国のモデル事業所に指定され，「もの忘れサポートセンター・滋賀」として地域医師会と連携しながら認知症の地域医療・介護に貢献しており，全国的にも注目されている．

一般社団法人滋賀県精神科診療所協会には，2018年（平成30年）5月現在，計21診療所，26人の精神科医が参加している．大津市に7か所，草津市に6か所，守山市に2か所，湖南市に1か所と県南部を中心に展開し，彦根市に2か所，近江八幡市，長浜市，愛荘町に各1か所と，県北部・東部に広がっている．一方，県西部（湖西地域）は精神科診療所の空白地域となっている．

（堤　俊仁）

文献

1）堤　俊仁．大阪精神科診療所協会．精神医学の潮流―大阪大学精神医学教室 120 年の歩み．新興医学出版社；2014．pp200-204.
2）森口秀樹．長山泰政先生と院外保護―地域精神科診療所の視点から．日精診誌 1993；28：26-33.
3）松田孝治ら．日本精神神経科診療所協会発足とその歩み．社団法人日本精神神経科診療所協会（編）．日本精神神経科診療所協会 25 年史．広文社；2002．pp3-42.
4）高階経昭．大阪精神科診療所医会誕生までの経緯について．大精診誌 1977；1：7-8.
5）吉田　護．京都精神科診療所医会の歩み．京都精神神経科診療所協会 15 年史.
6）「兵庫県精神神経科診療所医会 20 年史」編集委員会．兵庫県精神神経科診療所医会 20 年史.
7）生村吾郎．阪神・淡路大震災と精神科診療所．阪神・淡路大震災報告書（上）．日本精神神経科診療所協会，兵庫県精神神経科診療所協会；2002．pp3-12.
8）宮崎隆吉．巻頭言―あの日から．阪神・淡路大震災報告書（上）．日本精神神経科診療所協会，兵庫県精神神経科診療所協会；2002.
9）伊藤静美．麦の郷の礎を築いた人びと．わかやま新報 2013 年 12 月 5 日.

5 九州精神神経科診療所協会（九精診）の歴史

丸野陽一[*1]，後藤英一郎[*2]，諸隈啓子[*3]，川口　哲[*4]，
本島昭洋[*5]，挾間直己[*6]，水野智秀[*7]，三月田洋一[*8]

＊1 丸野クリニック，＊2 後藤クリニック，＊3 多布施クリニック，＊4 島原こころのクリニック，
＊5 くろかみ心身クリニック，＊6 はさまクリニック，＊7 みずのメンタルクリニック，＊8 三月田クリニック

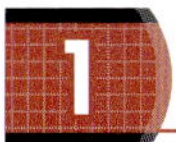

1 九精診の沿革

日精診のなかでブロック組織として活動しているのは，九精診だけである．会則に「本会は，日本及び九州各県精神神経科診療所協会並びに関係する諸会，諸機関と密接な連携を保ち，九州地区精神神経科診療所医療の向上発展を図り，社会福祉に貢献し，併せて会員相互の親睦を促進することを目的とし，その目的を達成するために必要な事業を行う」を掲げ，会員は「原則として各県精神神経科診療所協会会員で，日本精神神経科診療所協会に所属し，九州地区において主として精神神経科の診療所を開設し診療を行っている医師及びこの条の規定に準ずる者を以て組織する」と定めているが，各県協会の会員がすべて日精診会員ということではない．

日精診は1974年（昭和49年）2月60人の会員で発足しているが，九州では精神科診療所の先駆けは佐賀県の「久原一男先生が昭和44年まだ精神療法など点数化される前に開業され，……昭和50年代後半から他の先生が開業されるまで孤軍奮闘」，次いで福岡県の秋本辰雄先生が1970年（昭和45年），現在地に「丁度博多駅が移動する時で一帯は建設中の朝日ビル以外野原のような光景だった．……外来診療をやってみると毎日タコツボの中にいるような毎日で……しみじみと孤独を味わった」．そして北九州市に平井クリニックが1971年（昭和46年）開業され「やっと仲間が出来

丸野陽一（まるの・よういち）

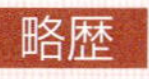

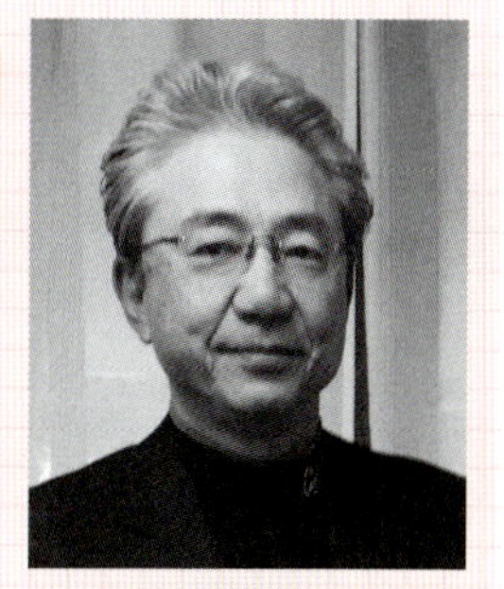

1948年熊本県生まれ．
1977年熊本大学医学部卒．
熊大精神神経科入局し，福岡県飯塚市の麻生飯塚病院勤務を経て
1987年12月飯塚市で丸野クリニック開業．
2005年NPO法人嘉飯山ネットBASARA設立，理事長就任．
九精診会長．

た」と述懐しておられる，まさに診療所協会の第一の存在意義で隔世の感がある．小生も1987年（昭和62年）開業にあたり朝日クリニックを尋ねご指導を受けたことを思い出す．；引用「日精診25年史」から

九州精神神経科診療所協会は平井宏之先生（北九州市）の発案で1975年（昭和50年）6月に九州精神神経科診療所医会として会員12人で発足した．初代会長は秋本辰雄先生で，1996年（平成8年）の日精診の法人化に伴い医会から協会へ改名し通称「九精診」として九州各地の個人が参加する組織だった．同時に会長は後藤哲也先生に交代．会長はその後，2006年（平成18年）から故緒方 良先生（2016年〈平成28年〉逝去），2010年（平成22年）から丸野陽一が引き継いでいる．

改名と前後して，各県協会が設立されていき，おのおのが独自に活動を展開するようになり，組織的にも会員，県協会，九精診の関係を整理するため2008年（平成20年）に会則を改正し，代議員制に移行した．各県から，日精診の会員数に応じて代議員を出し，現在福岡県精神神経科診療所協会（以降協会名は省略）8人，佐賀県1人，長崎県3人，熊本県2人，大分県1人，宮崎県2人，鹿児島県1人，日精診理事から2人が加わり，合計20人で構成されている．日精診では九州・沖縄ブロックとなっているが，沖縄県は遠方で経済的負担も大きく恒常的参加は困難で，1999年（平成11年）までは共に九精診会員に属していたが，その後は沖精診で活動され，代議員はなしとしている．年に3回代議員会，年に1回学術講演会を開催している．主たる事業としては，日精診理事のブロック推薦，ブロック事業の実施（日精診総会，地域リハ研修会，震災支援など），地区協会事業への支援，各地区との情報交換，日精診理事からの報告，また日精診理事会への提案などである．

日精診理事会は会の運営の要であるが，理事は各県から出ているわけではなく，各県協会の意見や要望を，文書だけでなく直接肉声をもって伝えることができるのは，ブロック選出理事である．九州では佐精診（佐賀県）が積極的に提案などをされてきたが，九精診で検討され，佐精診，九精診の共同提案として「日精診会員証」などを理事会に具申してきた経緯がある．逆に，ホットな中央の情報などが直接代議員へ伝えられてもいる．

代議員会は熊本で開催したこともあるが，交通の便が良いこともあり，最近は福岡

後藤英一郎（ごとう・えいいちろう）　略歴

1965年福岡県生まれ．
1989年熊本大学を卒業後，九州大学病院精神科，国立福岡中央病院で研修．国立肥前療養所，九州大学病院，国立療養所西別府病院，疋田病院を経て，2001年から心和堂後藤クリニック副院長，2005年から院長となり，現在に至る．
日精診理事．

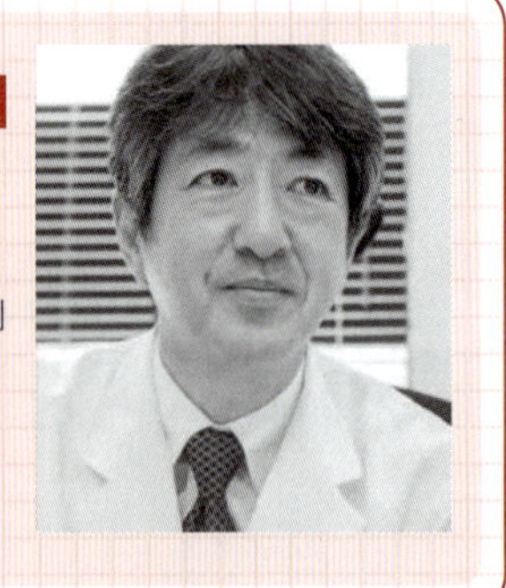

表 1 九州における日精診事業実施一覧

日精診総会	
•（通算 5 回） 1978 年福岡	「プライマリーケアと精神科診療所」（東京以外では大阪に次いで 2 か所目） 秋本辰雄会長
•（通算 14 回） 1987 年福岡	「診療所精神医学の確立について」 秋本辰雄会長，後藤哲也事務局長
•（通算 21 回） 1994 年宮崎	「精神科診療所とリハビリテーションの関わり」 近間 悟会長
•（通算 27 回） 2000 年熊本	「環境と精神医学—いまなにができるのか」 寺岡 肇会長
•（通算 32 回） 平成 17 年福岡	「失われたもの，いま求められるもの」 緒方 良会長，加藤裕二事務局長
•（通算 39 回） 平成 24 年北九州	「私たちは何処から来たのか，私たちは何者か，私たちは何処へ行くのか」 三原伊保子会長，高向和宜事務局長
日精診チーム医療・地域リハビリテーション研修会	
•第 2 回平成 13 年宮崎	「これからの社会における精神科診療所の役割」 近間 悟会長，早稲田芳男事務局長
•第 9 回平成 21 年福岡	「共に生きる」 緒方 良会長，丸野陽一事務局長
•第 20 回 2019 年福岡	「テーマ未定」 九大百年講堂　10 月 12 日（土）～13 日（日）

市で開催されることがほとんどとなっている．

さて，2011 年（平成 23 年）3 月の東日本大震災，2016 年（平成 28 年）4 月の熊本地震の際には，九精診として義援金を募集していて，災害対策に協力を行ってきた．日精診総会・学術講演会やチーム医療・地域リハ研修会など大規模事業は，地元主体ではあるが，九州全体で協力して運営してきたし，今後もそうしていきたい．

2019 年 10 月 16 ～ 17 日福岡で開催予定の第 20 回チーム医療・地域リハ研修会も代議員会で開催決定し，準備を始めている．

表 1 に九州で実施された日精診事業をまとめた．

九精診各県協会の設立時期

九精診は 1975 年（昭和 50 年）6 月，12 人で発足し，初代会長は秋本辰雄先生であるが，九州・沖縄ブロック各県の精神神経科診療所協会の設立は以下の通りである．

- 宮崎県：1991 年（平成 3 年）6 月（1990 年〈平成 2 年〉5 月立ち上げ），9 人で発足．初代会長 近間 悟先生．

諸隈啓子（もろくま・けいこ）　**略歴**

1946 年山口県生まれ．
1970 年広島大学医学部卒．佐賀県立好生館精神科，国立肥前療養所を経て，
1986 年から医療法人多布施クリニック（佐賀市）院長となり，現在に至る．
佐精診前会長．

- 佐賀県：1995 年（平成 7 年）1 月，5 人で発足．初代会長 久原一男先生．
- 熊本県：平成初め，7 ～ 8 人で発足．初代会長 寺岡 肇先生．
- 長崎県：1995 年発足．初代会長 池永先生．
- 鹿児島県：1998 年（平成 10 年）1 月，3 人で発足．初代会長 三月田洋一先生．
- 大分県：1998 年 2 月，12 人で発足．初代会長 笠置恭宏先生．
- 福岡県：1998 年 4 月，49 人で発足．初代会長 後藤哲也先生．
- 沖縄県：1998 年 4 月，6 人で発足．初代会長 城間政州先生．

（丸野　陽一）

2 各県協会について

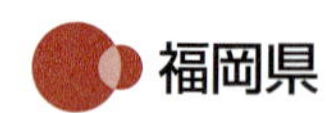

福岡県

福岡県精神神経科診療所協会（福精診）は 1998 年（平成 10 年）4 月に 49 人の会員で発足した．初代会長は後藤哲也先生，副会長は香西 洋先生，緒方 良先生であった．日精診二十五年史によれば，「ともすれば，閉じこもり恣意的になりがちな会員の親睦と情報交換を目的に……とにかく一緒にやろう，県でも」という有志の呼びかけもあり誕生したとのことである．

2000 年（平成 12 年）度から役員が交代し，会長に緒方 良先生，副会長に吉本哲郎先生，加藤裕二先生が就任した．2005 年（平成 17 年）第 11 回（通算 32 回）日精診総会・学術講演会を福岡市で開催した．会長は緒方 良先生，事務局長が加藤裕二先生であった．

福岡大会の会場はアクロス福岡であった．日精診の会員数も多くなり，総会を開催するのがたいへんであったと記憶している．福精診の規模も大きくなり，設立当初の会員相互の親睦を深めるという側面もだんだん変化してきたのかも知れない．

2008 年（平成 20 年）から三原伊保子先生が会長となった．2009 年（平成 21 年）に第 9 回チーム医療・地域リハビリテーション研修会を福岡市，九大百年講堂で開催した．緒方 良先生が会長，事務局長は丸野陽一先生であった．

本島昭洋（もとしま・あきひろ）　略歴

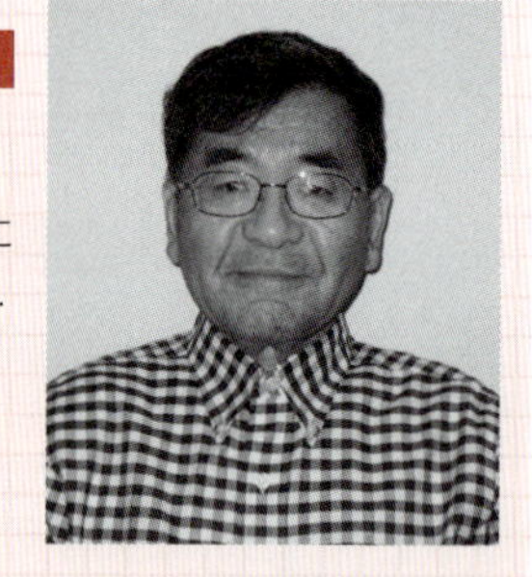

1958 年熊本県生まれ．
1984 年自治医科大学卒．熊本赤十字病院で臨床研修後，内科医として熊本県内のへき地医療に従事．その後，熊本大学病院，熊本中央病院，熊本県立こころの医療センターで精神科医療に従事．
西合志病院ではホスピスケアも経験．
2006 年から，寺岡会くろかみ心身クリニック院長．
共著書として，『死をみるこころ生を聴くこころ II』（木星舎，2006）がある．
九精診副会長．

2012年（平成24年）に北九州市で第18回（通算39回）日精診総会・学術講演会を開催した．北九州の総会・学術講演会では，総会・学術講演会を北九州国際会議場で行い，懇親会を門司港ホテルで開催した．会場間をバスで移動をするという，今までにない試みを行ったが，うまくいってほっとしたことを覚えている．会長は三原伊保子先生，事務局長は高向和宜先生が務められた．行政との関係，公益社団法人となった日精診との関係もふまえ，2013年（平成25年）には福精診は一般社団法人となった．

2014年（平成26年）度から今任信彦先生が会長となり，その後，2016年（平成28年）度から現在まで再び三原伊保子先生が会長を務めている．

福精診も会員が100人規模となった．精神医療も福精診開設の頃に比べるとずいぶんさま変わりしてきていると思う．以前に比べると福精診宛てに届く書類は激増している．現在，精神科救急関連の取り組みとして，① 措置診察のための会員のプール制を地区ごと（北九州地区，筑豊地区，福岡地区，筑後地区）に行い，各保健所に県の担当課から周知を行ってもらっている．② 精神科救急システムのオペレーターのサポート体制を週に6日（月～土）18時から24時で当番制を組んでいる．③ 県精神科救急システムの三連休初日に当番制で指定医として待機している．

2016年（平成28年）9月から福岡市南区に事務局を開設して，膨大な書類の整理を行い，会員に迅速な連絡などを行うようにしている．現在，毎月三役会あるいは役員会を開催し，会員への速やかな情報提供，行政からの協力要請に対応している．学術講演会は年に3回開催．福岡市と北九州市で交互に行い，会員がなるべく参加しやすいように考えている．

福精診発足当時から継続して行っている「北九州精神保健福祉の集い」（厳密には1983年〈昭和58年〉に九精診主催事業として始まり，現在は福精診が継承している）という一般市民や当事者が参加する地域精神医療活動は現在まで継続して主催している．九精診も協力を続けている事業である．

2017年（平成29年）7月に九州北部豪雨があった．福精診では会員に被害状況などのアンケートを行い，会員施設の状況を尋ねたり，会員の状況把握などもできるだけ行うようにしている．

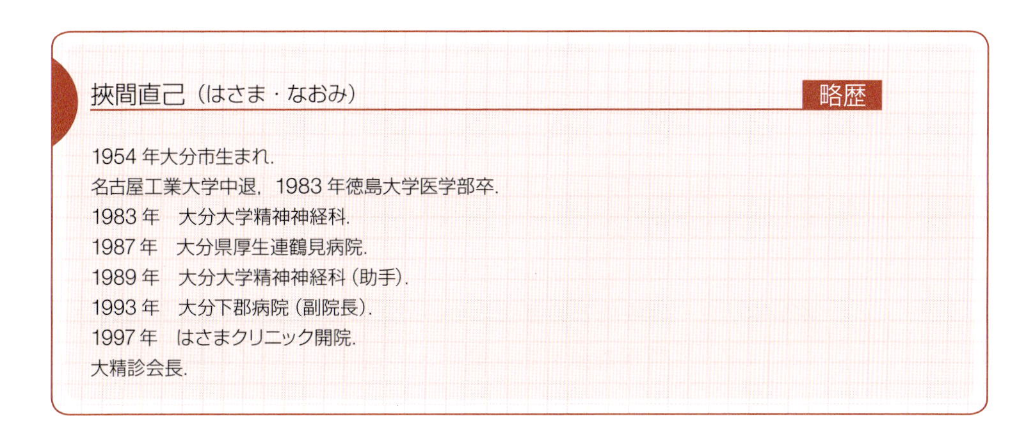

挾間直己（はさま・なおみ）　略歴

1954年大分市生まれ．
名古屋工業大学中退，1983年徳島大学医学部卒．
1983年　大分大学精神神経科．
1987年　大分県厚生連鶴見病院．
1989年　大分大学精神神経科（助手）．
1993年　大分下郡病院（副院長）．
1997年　はさまクリニック開院．
大精診会長．

先にも書いたが，福精診の規模も大きくなり，精神医療をとりまく状況も大きく変わりつつある．一般社団法人化，事務局の開設と会員への連絡を含めてこれまで以上に迅速な情報提供を行い，会員のサポートを行っていきたいと考えているところである．

（後藤　英一郎）

佐賀県

『佐賀県精神神経科診療所協会の発足と歩み』から抜粋して佐賀県精神神経科診療所協会の紹介に代える．

◆佐精診協会発足まで

佐賀の精神科診療所の草分けは，当協会初代会長の久原一男先生です．久原先生は，S44 年まだ精神療法が点数化される前に佐賀市水ヶ江に開業されました．S50 年代後半まで先生は孤軍奮闘の状態でした．

S61 年 5 月思いきって，多布施の地に診療所を開業しました．私が佐賀で 3 番目の精神科診療所でした．私が開業した S60 年代は“入院医療中心から地域医療へ”の流れの中で開業される先生が多く“日精診”への加入も多かった時期です．

佐賀県では，精神科の組織としては佐賀県精神科病院協会だけでした．そのため私も開業してすぐ加入しましたが当然ながら外来より入院の話題が多く，討論もあまりなく報告を訊くことが多かった印象です．佐賀での精神科診療所の集まりがなかったため，久原先生のお供で九州精神神経科診療所協会（S50 年結成）や日精診総会に参加していました．当時の九精診の集まりは，秋本辰雄会長の診療所がある博多駅前の朝日ビル地下街の狭い料理屋で開かれていました．北九州や久留米や福岡市近郊から先生方が参加され長テーブルを囲むくらいの人数でした．まだ，九州に県単位の地区協会がない頃でした．和気あいあいで先輩の先生方が酒を飲みながら熱っぽく診療所の運営などについて話をされていたことを思い出します．

H6 年 9 月，前年に開業された弟子丸先生の呼びかけで準備会を立ち上げ，5 つの診療所が集まりました．診療報酬，特に精神療法の回数制限（週 1 回）や精神科の病診連携の問題点などが話題になり，診療所の組織の必要性をお互いに確認しました．H7 年 1 月九州では宮崎（H2 年結成）に次いで二番目の地区協会が発足しました．

◆弟子丸会長退任まで

佐精診協会は，久原先生を初代会長として事務局は私が担当，年 4 回の例会をすること（例会は 2 回目からは当番の先生が話題提供）会費は年 1 万円ということを決めて始まりました．

活動として初めに取り組んだ事は，会員の中で一番話題になっていた佐賀県精神科病院協会に“診療所との連携について”の要望書を当会発足の報告も兼ねて提出しました．又，佐賀保健所へも保健師との連携についての話し合いを申し入れ 1 回のみ開催しています．

佐賀県医師会へは,「集団的個別指導」についての意見書の提出や「医界佐賀」に当協会としての意見を事務局より投稿しました．内容としては，① 指導の対象がレセプト高点数の施設であること，② 個別指導を前提としていること，③ 指導する立場の人が専門的な知識を持っていない等です．

日精診協会に対しては, 協会の運営方針を巡り混乱していたため当協会の“意見書”を九精診を通じて提出しました．結局, 日精診広島総会でその当時の会長が“意見書”通り混乱の責任を取って辞任されました．

ところが H14 年 11 月，九精診発足や当会初代会長として貢献された久原会長が，突然病気のため退任されることになり，悠心堂クリニックの弟子丸院長が次の会長を引き受けられました．

弟子丸会長の功績は色々ありますが，一番大きかったことは保険審査会へ診療報酬についての意見書を提出し，当会の意見が認められたことではないかと思います．まず 1 つは H16 年，その当時ハロペリドールの減点が相次いだため「ハロペリドール最高使用量設定による上限審査」の反対意見書を提出したことです．ハロペリドールは 6mg/日の 2 倍まで（当時は向精神薬の使用量は通常の倍量まで認められていた）というのを 20mg まで, それ以上は理由をつけ投薬可と認められました．もう 1 つは, H18 年「一般病棟の入院中の患者の他医療機関受診について」で国保審査会に申し入れて他科に受診しても算定できることになったことです．

次に，日精診に対しては，日精診会員と会員外の違いが患者さんに分かるようにできないか，当会より「日精診会員証」の発行を九精診を通じて提案しました．しかしデザインなどあまり検討されず重みのない物になってしまったのは残念な事でした．また，H18 年九精診の理事会で，代議員制の意見が他県より出され当会のみ反対しましたが，結局代議員制に変更されました．その後，九精診では総会を開くことが出来ず，今も各地区協会の情報交換の場になってしまいました．日精診は，全国をブロックに分けて理事の選挙を行っています．ブロックで協会を持っているのは九精診だけです．今まで佐賀のような小さな県では，発言力が弱く九精診を通じて当協会の意見を発信していました．

◆諸隈会長退任まで

H21 年 11 月当協会の発足からずっと中心になって活動されていた弟子丸会長が，クリニックを辞められたため会長を退任されることになり，H21 年 11 月，私が会長職を引き受けました．これまで，弟子丸先生は理論的で発信力があり佐精診協会をずっと引っ張って来られました．その後に，私が引き継ぐことは少々荷が重いことでした．

丁度私が会長になってからの H22 年から 26 年の間は佐賀県では，“うつ病対策”と“精神科救急体制作り”の時期でした．診療所の代表として，県や市の会議に参加することが続きました．うつ病対策については，年 2 回のかかりつけ医の研修会のための企画運営会議がありました．研修会で，診療所の立場から佐精診協会の会員や私が発表したこともありました．精神科救急体制については，佐賀県の整備が遅れており精神科救急情報センターの設置場所の検討から始まりました．県の事務方が，九州の２か所の県を調査し，結局 H26 年肥前精神医療センターに設置が決まりました．当協会もセンターへの情報提供やミクロ救急という形で参加しています．

ところで，私の在任中に印象に残った出来事がありました．H24 年２月佐賀新聞の「有明抄」に大事故の陰に精神障害者の危険性が存在するかのように受け取れる文章が載りました．早速，編集局長に抗議の意見書を送りました．その後，執筆者と話し合いを持ち，当協会の考えを理解してもらい「有明抄」に回答という形で掲載することになりました．抗議により“精神障害者に対する偏見のない社会を願っている”ということを執筆者と共有できたことは収穫でした．

当会も少しずつ会員が増え H28 年度には 14 名になりました．私の中で長年の懸案は，“佐精診協会の会則”のことでした．他県を参考にして，１年をかけて役員会で検討し H28 年４月当協会例会で“会則”をやっと決定し新しい役員へ，会長と事務局も松口直成先生に引き継ぐことが出来ました．この 21 年間で，佐精診協会の組織としての土台ができたのではないかと思います．

（以下松口現会長から）

その後は新体制で，組織の充実と会員間の絆の強化に取り組んでいます．その目的は，佐精診が社会貢献できる組織となり，地域での存在感を一層高め，会員の新たな自己実現の場となることです．このため年４回の例会，５回の懇話会，HP，メーリングリスト，講演会開催と今後も活動範囲を拡げていくことを目指しています．

（諸隈　啓子）

長崎県

長崎県に精神科診療所を最初に設立されたのは，長崎市の築城先生である．その後，佐世保に福迫先生，池上先生が開業されている．これは昭和 40 年代のことである．日本精神神経科診療所協会が 1974 年（昭和 49 年）に設立されているから，それ以前から長崎県には精神科の診療所があったようである．ただし，その頃は長崎県地区協会としての活動はなかった．1995 年（平成７年）に日本精神神経科診療所協会が厚生省認可の社団法人となったことを機に，長崎の池永先生が呼びかけて，長崎県の県地区協会が結成された．結成式は東京で行われたようである．

結成の当初は，池永会長のもと，田川先生，賀来先生，入江先生，佐藤先生，竹原先生，福嶋先生，森山先生，福迫先生，池上先生，稗田先生が参加されていた．その後，池永先生が会長を７年務めた後，森山先生が４年，入江先生が６年，道辻先生が２年，南先生が３年勤め，現在は菅崎先生が会長を務めている．

（川口　哲）

熊本県

◆日精診熊本地区会の歴史

昭和50年代に，寺岡 肇先生（寺岡医院，現：くろかみ心身クリニック），寺岡 葵先生（故人，寺岡 葵医院），末田田鶴子先生（末田クリニック：現よやすクリニック）などが「診療所医会」という情報交換，親睦の場をもっていた．これに，鹿井 功先生（鹿井医院），大山 繁先生（故人，熊本こころの診療所），河崎 隆先生（かわさきメンタルクリニック）などが加わり，平成の初め頃に，寺岡 肇先生を会長として熊本県精神神経科診療所協会（熊精診）が組織された．その後，外来のみの総合病院の医師や精神保健福祉センター，保健所の医師も参加をしていった．

2000年（平成12年）に日精診の総会・学術大会を熊本で開催することになり，準備のために頻回の会議などが行われ，体制の整備も行われた．「環境と精神医療」をメインテーマとして開催した（2000年5月27日～28日，ホテルニューオータニ熊本）大会は，盛会のうちに終わった．

また，この頃から，診療所を中心とした研究会が行われるようになった．

会長は，2代目の寺岡 葵先生となったが，外来精神科に興味がある人は広く，会員に入れることになり，病院の医師も参加するようになった．その後，研究会の開催も増え，会長が3代目の鹿井先生になっても，この傾向は続き，会員数も増え，一時は90人近くが参加する会となっていた．毎年，新年会（1月）と総会（6月頃）を開催していたが，新年会に落語家を呼ぶことが恒例となった．

その後，4代目三笘 宏会長（みとま神経内科）となったが，会員の数が多くなりすぎ，本来の診療所の集まりでなくなったこともあり，2012年（平成24年）に熊精診はいったん解散し，現在は，日精診熊本地区会として，日精診の会員18人（A会員16人，B会員2人）のみの会となっている．

2016年（平成28年）には，熊本地震があったが，会員の診療所は，ほとんど休むことなく診療を続けた．また，地震と関連したテーマでの研究会も日精診との共催で開催した．

なお，現在の熊本地区会の役員と主な活動は次の通りである．

- 現会長：三笘 宏（みとま神経内科）
- 世話人：橋村哲男（上通りメンタルクリニック），井形朋英（ともクリニック），中田滋寛（よやすクリニック，事務局），本島昭洋（くろかみ心身クリニック）
- 主な活動：研究会の開催（熊本外来精神科カンファレンス，年に5～6回），新年会（落語会），総会

（本島　昭洋）

大分県

大分県精神神経科診療所協会の歩みは，1998年（平成10年）2月18日に設立総会

を開いた時に始まる．1995年（平成7年）頃から県内でも診療所の開設が相次ぎ，また全国各地で協会設立がなされるなか，大分県での設立の機運も高まって12人でのスタートとなったのである．

発足当時の役員は次の通りである．

• 会　長：笠置恭宏（大分ルカス医院　大分市）
• 副会長：木村欣一郎（木村クリニック　別府市）
• 理　事：挾間直己（はさまクリニック　大分市：事務局），釘宮誠司（博愛診療所　大分市），馬場政宏（馬場政宏クリニック　大分市）
• 監　事：広瀬信行（真那井診療所　日出町），後藤一美（後藤医院　別府市）

それまでは，会長・副会長に就任された笠置恭宏，木村欽一郎の両先生が早くから日精診・九精診に加入されていたが，大分県全体の集まり等はもたれていなかった．当初は，日精診の支部というより大分県の精神科診療所の集まりとして発足し，当時の日精神会員は笠置会長をはじめ4人であった．

大分県には県立の精神科病棟がなく精神科医療の遅れが目立っていたが，国からの指導もあり2006年（平成18年）に大分県精神科救急電話相談センターが運営を精神科病院協会へ委託する形で立ち上げられた．マンパワーの関係で24時間体制はとれなかった．

そのなかで診療所の医師は，電話を受けるコメディカルスタッフのサポート役のオンコール医として登録し相談に乗ってきたが，2017年（平成29年）3月で終了した．24時間体制が必須になったため，県が全国的な相談機関に委託したためであった．

県立の精神科病院についても，主に医療保護入院を対象とする36床の県立病院精神医療センターが2020年に，精神科救急情報センターと同時に開設予定となった．会長は2000年（平成12年）から挾間直己に交代して現在に至っている．

2017年（平成29年）現在の会員は29人である．当初の精神科診療所協会としての集まりが続いており，日精診の会員は廃業した先生もあり2人となっていることが今後の課題である．

（挾間　直己）

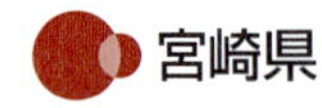

宮崎県

『宮崎県精神神経科診療所医会設立までの歩み』への近間 悟初代会長寄稿から一部抜粋し，宮精診の紹介とさせていただく．

本会の公式設立は平成3年6月15日で，宮崎医大法医学高浜桂一教授の特別講演で花を添え正会員（診療所開設者）9名，準会員（診療所に準じる勤務者；県精神保健センター所長，県立宮崎病院精神科医長）2名で発足．会の準備は平成2年3月22日近間 悟，茂木 晃，早稲田芳男で協議したのが発端である．

＊会長は初代近間 悟先生から2008年（平成20年）5月2代目細見 潤先生に継承されている．

◆「一般社団法人宮崎県精神科診療所協会について」

宮崎県精神科診療所協会の礎を築かれたのは，日本精神神経科診療所協会にて，会長職，理事，その他，多数の役職を歴任されました近間 悟先生です．

他，当時の多くの精神科診療所の先生方が，宮崎県内の精神科医療進展のために御尽力されてきました．

その後，協会発足当初から協力して頂いた先生方も高齢となり，ここ数年間で閉院，継承，相続，移転等があり，一時期は会員の人数が減少する傾向にもありました．しかし，宮崎県内に新たに精神科診療所を開設された先生方も多くおられます．

精神科診療所が地域に於いて，診療面だけでなく，市民講座，学術講演会開催，行政との相互協力，精神科救急に対する協力を続けてきました．

2014年（平成26年）に当時（現在も），協会会長でありました細見 潤先生（ハートピア細見クリニック）主導により「法人化」に向けて準備が進められました．

定款作成や登記に向けて尽力なされ，2015年（平成27年）10月に変更，翌11月に更新して，現在の「一般社団法人」としてスタートしました．法人化されてからは，定款に基づき，理事の選出，定期的な理事会の開催，予算編成，収支決算報告をきちんと行っています．

また，精神科診療所協会が主催する市民講座を少なくとも年に1回開催しています．その予算の2～3割程度を日本精神神経科診療所協会及び九州精神神経科診療所協会より協賛して頂き，より良い市民向け講座が開催出来る様に尽力をしております．また，会員向けの学術講演も年1～2回の割合で開催しています．学術講演には，コメディカルスタッフも参加され，全てのスタッフの知識・技術習得に励んでいます．

上述しましたが，現在，宮崎県内には新規開業診療所，現存する診療所の後継が行われています．診療所の数は16施設ですが，会員の多くが，日々の診療で多忙な中，行政や精神保健に関わる役職に就き，地域医療及び地域に於けるメンタルヘルスの責務を担っております．

（水野　智秀）

鹿児島県

鹿児島県精神神経科診療所協会は当時九精診会長の後藤哲也先生の勧めで，1998年（平成10年）1月，三月田洋一（会長），井上大策（副会長），中川 潔の3人で発足し簡単な規約も作った（現在も変更なし）．その頃，診療所は県内5か所ぐらいで，その後，新たな開業があるごとに入会者が増え，2008年（平成20年）頃は10人を超えたときもあったが，退会，死去，閉院があり，一方この10年間新入会はなく現在の会員は7人である．県内精神科診療所は30軒ほどと増えているので入会率は1/4弱である．定例会や本協会が自ら企画する事業はなく，必要に応じて連絡，集う程度である．昨今，行政，医師会，民間団体からメンタルヘルス関連の協力依頼が増えており，診療所側の代表とはいいがたいが，困惑しつつもできる限り対応，協力しているのが実情である．日精診会員に限らず，診療所をまとめる何らかの組織が必要になってきていると思われる．会長は2年ごとの交替で，2016年（平成28年）4月から三月田洋一である．

（三月田　洋一）

沖縄県

詳細は，山本和儀先生（沖精診会長）が本書に「II．精神科クリニックの現状と課題」の「4. 精神科クリニックの現状と課題―地方都市の場合②」（p.94）として寄稿されているのでご参照いただきたい．

設立までの経緯については『日精診25年史』[1]から以下に引用する．

城間政州先生が，昭和52年西原町に開業，翌昭和53年に日精診に入会，「その頃は当地では精神科診療所は初めてだったので，暗中模索，無我夢中だった」，その後昭和59年石田クリニック（石田芳子），昭和63年一銀クリニック（城間功旬），平成2年田本クリニック（田本 伸），平成8年なかまクリニック（中島 聡），平成10年さよウィメンズメンタルクリニック（竹下小夜子）が開業され，日精診会員となり，平成10年4月沖縄県精神神経科診療所協会を設立．全員が県人口の9割を占める沖縄本島中南部で診療所を開いている．平成11年までは九精診にも所属していたが，その後県協会として活動している．

（丸野　陽一）

文献

1）社団法人日本精神神経科診療所協会（編）．日精診25年史．広文社；2002.

IV

「こころの健康と不調」～「精神医療」を考える
—さまざまな立場からの所感と考察

1 Kさんとの対話

池内 紀
ドイツ文学者・エッセイスト

Kさんとは大学院の時に知り合った．多少とも風変りな経歴の持ち主で，北大医学部を出て病院勤務についたが，ドイツ文学をやりたくて上京．東大独文科に学士入学して，一から学び始めた．学資の必要から船会社と契約して，船医として1年を海外運輸の貨物船に乗り，次の1年は大学に戻る．次の1年は再び休学して船，翌年は大学というローテーションで，4年かかって卒業した．大学院も同じシステムで続けていて，その何度目かの大学の時に知己を得た．そんなわけで，こちらは二十代半ばだったが，Kさんは四十に手が届く年齢だった．

Kさんが医学部で専攻したのは精神科だが，船医としてはオールラウンドにつきあわなくてはならない．もっとも，船員はもともと頑健なタイプが大半で，厄介なケースはほとんどなかったという．ヤブでも務まるし，船会社は法律で定められているから船医をおくだけで，要求といったことはいっさいない．長い航海中は，もっぱらドイツ書を読んでいたそうだ．

両親はすでになく，気楽な一人者で，中野区のアパートに住んでいた．穏やかな性格の人で，つきあいが良いが，一つ特徴があった．何かに関心が向くと，関連するものを徹底して集める．私が知り合った頃は岩波文庫にこっていて，創刊以来の全冊を目標に，着々とコレクションに努めていた．あと何冊かで完成だが，その数冊がどうしても手に入らない．

コレクションについて話しだすと，とめどない一人語りになり，独特のモノローグが続く．集めているのはほかにもあって，ドイツのレクラム文庫は，船医として寄港

池内 紀（いけうち・おさむ） 略歴

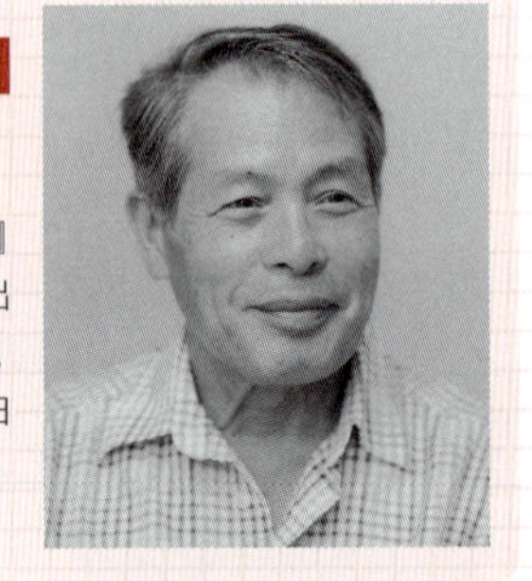

1940年兵庫県姫路市生まれ．ドイツ文学者，エッセイスト．
『海山のあいだ』（マガジンハウス，1994）で講談社エッセイ賞（1994），『恩地孝四郎――つの伝記』（幻戯書房，2012）で読売文学賞（2013），訳書『ファウスト』（集英社，1999～2000）で毎日出版文化賞（2000）を受賞．その他，主な著作に『見知らぬオトカム―辻まことの肖像』（みすず書房，1997），『二列目の人生―隠れた異才たち』（晶文社，2003），訳書に『カフカ小説全集（全6巻）』（白水社，2000～02）など．

のつど，その町のめぼしい古書店を廻っていた．フルトヴェングラーのレコードもおおかたそろえていた．

ドクターコースに進んだ頃，精神病院の宿直医のアルバイトを見つけてきて，船医をやめた．Kさんはそのうち，私大のドイツ語教授のポストを得たが，宿直医はやめなかった．並みの職業と違って，俸給が抜群にいいのである．病院は私の住む町の郊外にあり，バスで10分とかからない．ひところ，週3日の宿直日には，頻々とKさんを訪ねた．勝手知った裏口から階段を上がり，医師控室に入ると，白衣姿のKさんがいた．本を読んでいるか，コレクション・リストの整理か，しかるべきところからのカタログを広げていた．

頻々と訪ねたのは，その頃，いくつか精神科の領分で尋ねたいことがあったからだ．幼なじみの友人の妹にあたる人で，私も幼いときから知っていた．二十代後半に発病，決定的な破局は三十代の半ばにあった．精神病理学では，この種の破局をどういうのだろう．知覚や言葉をはじめ，一人の人間の人格を成り立たせていたものが，バラバラになってしまう．人格の「解体」というのにあたる．主治医によると，その彼女には言葉がない．そもそも経験というべきものが認められない．おのずと出来事がなく，人間的歴史がない．

当時の精神科では，そのように診断されていたが，友人によると，必ずしもないないづくしでもないのだった．身近で見ていてわかるのだが，きわめて孤独な自分の世界があり，彼女はそれに独自の名づけをしているようなのだが，言葉の関連性がないので，はっきりとはわからない．知覚のつながりが欠落しているので，判断がつかない．いや，やはりそうとも言いきれない．普通とはまるきり別の精神状況とも考えられる．普通人には閉ざされた独自の世界であって，普通人は閉め出されているだけかもしれないのだが，そう言ってみても何もならない．シロウトが妹可愛さに勝手に思っているだけかもしれない．せめて妹に一つの可能性を認めて，彼女が抱いている，あるいはとらわれている妄想の世界へ入る手がかりといったものを見つけられないものだろうか．──そんな相談を受けて，宿直医通いを始めたというわけだった．

ある夜のことだが，ノックすると，「どうぞ」と聞きなれた声がした．ドアをあけると，白衣姿が後ろ向きに回転椅子にすわっていた．そのときは珍しくカルテを整理中で，ペンを握ったまま顔を上げない．そのうち整理がついたらしく，何やらひとりごとを言いながら，にこやかに振り向いた．

分裂者がとらわれている独自の世界には，言葉があるのかどうか．それが私たちの意見の分かれるところだった．あるとすれば，どうやってそれを習得できるのか．そもそも，普通人とのあいだに理解が成り立つものなのかどうか．

幼なじみの友人によると，分裂者の言葉は，身体の内側をコツコツたたく音のようなものらしい．それが幻覚をもたらす．予感，予聴でもあって，そういえば彼女はしばしばベッドにすわりこみ，一心不乱に何かを聴いている．ノックの音は近づき，また遠ざかるらしく，全身を聴覚にして聴きとろうとしている．少なくとも，そうとしか思えない．身体の内部の伝えるメッセージは単なる幻聴なのか，それとも普通人には拒まれている一つの特殊な能力なのか．

Kさんはかつての専攻を生かして，ニーチェの著作をパトロギー（精神病理学）から解釈することを始めていた．ニーチェには何度も幻覚・幻聴体験があって，その経過をつづったメモもある．私はKさんから，妄想幻覚といったことの講義を受けた．治療の対象であるというが，その病態，あるいは幻覚性を，どのように判別するのか．妄想，あるいは幻覚と呼ぶことは実はマト外れであって，もしかすると正常化の過程で人が失ってしまった能力かもしれないだろう――．

またしても平行線，あるいは同じことの堂々めぐりだった．治療すべき一つの病態とするか，それとも一つの特殊な能力とするか．私には病理とされるものが，病状とばかり言いきれない気がしないでもないのだった．ある人類学者の本で知ったのだが，アフリカのブッシュマンがそなえている予覚の能力がある．その能力によってブッシュマンは，目に見えない遠くのものの接近を，いち早く感じとるというのだ．

たとえば，ある老人がこちらにやってくる．老人の身体には，若いときに受けた古傷があって，それがときおり疼くことを息子に語ってきた．その老人が遠くの道を歩いてくる．このとき息子は，父の身体の古傷をありありと思い浮かべ，自分の身体の同じ個所に，疼きを感じる．ブッシュマンはそんな体内感覚をそなえており，目に見えなくとも，また何の連絡があったわけでもないのに，父の接近を正確に言い当てる．

人類学者にとってそれは，文明化の過程で人間が失ってしまった能力だった．分裂病患者にとっては，それは妄想幻覚と規定されて，治療の対象になる．

幼い頃，私は幼なじみといっしょに遊んだ．そのとき友人の妹も仲間だった．無口な，おとなしい，気の弱い女の子．私にはそんな印象しかなかったが，あるとき，隠れんぼうをしていて，彼女がいなくなった．実際は，隠れた小屋の隅にうずくまって，声もたてられずにすくんでいたのだが，日暮れに見つけられるまで，近所まわりでちょっとした騒ぎになった．見つけられて，なぜ声を上げなかったのか，親に叱られていたとき，まっさおな顔で，じっとうつ向いていたのを子どもの記憶に刻みつけている．

私自身，声を上げられない気持ちがよくわかる気がした．ものかげに隠れていて，あわや見つけられそうになった一瞬，全身をすくませるようにして息を殺すものだが，そんなとき，こちらに忍んでくる足音を，はっきりと耳にする．息をつめて待っていて，たしかにその足音を聴いている．幼い者たちのなかにひそかに息づいている感覚．全身で感じとったもの．それは大人になるにつれて，消えていったのか．あるいは失っていったのか．それでも自分のなかに残っていて，たとえば乗り物の事故などで，一瞬身をすくませるような状況が起きたときなど，聞こえないはずの音を，はっきりと聴いたりする．それ自体は健康な体内感覚とされるにもかかわらず，人によっては病的な徴候になる．Kさんとのやりとりは，主にそんなことをめぐっていた．

Kさんは担当している患者のケースをあげて，自分には予覚能力の告げる病態を判別する力はなく，だから当然，治療のすべも知らないと正直に言った．幻覚性を病理としてとらえるか，特殊な能力と考えるか，病理学とドイツ文学と二股かけた人間は，どっちつかずで対応するしかない．

その点，私は病理学のお世話になっていない．隠れんぼうで身をすくませていた女の子について，別の見方を述べたことがある．動物学者は「逃走変身」と名づけているようだが，とりわけ小さい虫におなじみである．モクモクと進んでいたり，クネクネと木の枝を這っていたのが，指先でつつくと，とたんに丸まる．まん丸な玉状になる．あるいはいっさいの動きを停止して，死んだふりをする．生物的機能の停止，外界とのつながりを一時的に断ち切って，存在の消去をはかる．友人の妹のすくみ状態も，そんな防御本能による「自己消去」だったのではあるまいか．

Kさんによると，弱い者，あるいは追われている（と思っている）場合の変身であって，追われると，まるきり違った形に変わる．変身して相手の意表をつくわけで，患者にも，おりおり見受けるケースだといった．追っかける方，または強い方が，相手に応じて変化すると，それに応じる弱い方の変身もある．童話や昔ばなしに見かけるワザくらべとよく似ている．

ある一瞬，全身で感じる奇妙な感覚は何なのだろう？ 何の気なしに，工事現場の真下にきたとする．たまたま通りかかったまでだが，そこへ上から声が降ってくる．ただそれだけなのに，全身で反応するだろう．身をすくませて，いわば自己消却をはかる．世界の消滅をくわだて，それでもって難局から逃れようとする．分裂病患者の場合，それが幾重にもよれ合って，自分で収拾がつかないだけではなかろうか．

そのとき，突然，ドアにノックの音がした．私はとび上がるほどびっくりして，石のように硬直した．夜勤の看護師が，担当の患者のことを連絡しにきただけだったが，しばらく胸のドキドキがやまなかった．用件を伝えて，看護師が戻っていった．ドアを閉じて，遠去かる．私はまるで全身が聴覚になったようで，遠去かる足音をはっきりと聴いていた．渡り廊下をわたった別棟の廊下まで，どこまでもそれは聞こえる気がした．

精神医療をめぐり，私がほんの少し関心を深めたのは，宿直医を訪ねていたしばらくのあいだことである．幼なじみには，Kさんとのやりとりを簡略に伝えて，自分の役立たずを謝った．

しばらくして友人から礼状がきた．そこに病室で撮った妹さんの写真が同封してあった．白いベッドに半身を起こした姿で，ベージュ色のカーディガンを着て，目を細め，かすかな笑みを浮かべている．目を細めているのは，窓から陽ざしがななめに射していて，眩しかったせいだろう．「機嫌のいい午後」と，裏に一筆しるしてあって，妹思いの兄の日常が見てとれた．

Kさんはしばしば，精神病患者を診るためには，自分にもその要素がなくてはならないといった意味のことを洩らしていた．それは私たち共通の意見であって，本当はそのことからやりとりをすべきだったのだが，互いに慎しみ深く，自分に認める「その要素」は棚上げにした．みだりに話すべきことではなく，孤独のなかで反芻するたぐいであるからだ．

ドイツ文学にはダニエル・シュレーバー（1842～1911）の『ある神経病患者の回想録』という古典的名著がある．ドレースデン控訴院長だった法律家は，四十代の初めに発病し，パラノイア患者として7年間，診療所で過ごした．快癒していた一時期，その7年間を回想のかたちで書きとめた．精神の崩壊の始まりから，続く妄想体系というべきものを，驚くべき精神力で詳細につづっていった．フロイトが精神病の分析例として取りあげたので有名だが，私たちにはそれは，いかなる文学的想像力も及ばない詩的産物として語りたい素材だった．Kさんはパトロギーから論じたいらしかったが，パラノイアそのものをどうとらえるかで学者の説が分かれていて，うかつに近寄れないとボヤいていた．このことについてもやはり，慎しみをこめて話すことはしなかった．

それから何年かして，友人の妹さんは心臓病に肺炎を併発して亡くなった．印刷したお知らせの余白に，さして苦しみがなかったこと，死が救いであるようなケースもあるといったことが，細いペンで書き添えてあった．

2 人類学の立場から

尾本恵市
東京大学名誉教授

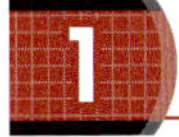

1 はじめに

筆者は，長年東大理学部人類学教室で自然人類学・集団遺伝学の研究・教育に携わった（1964 ～ 1994）が，精神医療については素人で論文を書く能力はない．しかし，この分野には２つの点で個人的な思い入れがあるので，エッセイならと執筆依頼をお受けした．

第一は，学生時代になぜか人間の精神疾患に興味をもったことである．大学の教養学部（理 II）のとき医学部受験に挑戦したが，動機は昆虫少年だった筆者が「寄生虫学」に惹かれていたことと，精神の病にも関心があったことだった．受験には失敗したが，もし成功していたら精神科医になっていたかもしれない．

教養課程のとき，ある著名な精神病理学者による，分裂病や躁うつ病など人間の精神障害の特徴と研究史の講義を聴講した．後日，人類学者として人間の身体および文化の特異性と多様性を学ぶなかで，ふとあることを想いだした．小学校での同級生に算数と図画のよくできる子がいたが，中学に進学してから彼の言動が尋常でないことにクラスの皆が気づいた．授業の合間に突然立ち上がって「今，ぼくは小説を書いている」などと言うが，内容は支離滅裂である．彼は自分が普通ではないことにまったく気づいていないようだった．おそらく，彼は精神分裂病（統合失調症）を病んでいたろう．驚いたことに，後日，彼の父上は筆者が受講したあの選択科目の講師その人

尾本恵市（おもと・けいいち） 略歴

1933 年東京生まれ．東京大学大学院理学系研究科博士課程中退．
学位：Ph. D.（ミュンヘン大学），理学博士（東京大学）．
東京大学理学部教授，国際日本文化研究センター教授，桃山学院大学教授を歴任．
専攻：人類学・人類集団遺伝学．
主な著書：『ヒトの発見―分子で探るわれわれのルーツ』（読売新聞社，1987），『分子人類学と日本人の起源』（裳華房，1996），『ヒトはいかにして生まれたか―遺伝と進化の人類学』（講談社学術文庫，2015），『ヒトと文明―狩猟採集民から現代を見る』（ちくま新書，2016），『日本の人類学』（山極寿一との対談，ちくま新書，2017）など．

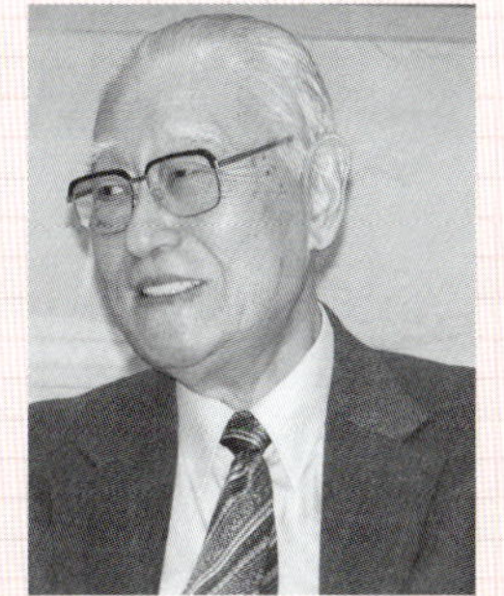

だと判明したのである．

第二に，現在筆者自身が精神疾患の患者だということである．そのことをカミングアウトし，人類学の立場からこの疾患について少し考察したので，拙いエッセイとした．的外れの点が多々あると思うが，ご叱正いただければ幸いである．

2 人類学者としての出発

医学部受験に失敗して，自分の居場所がわからないままに文学部・独文学科に進学した．どうやら筆者は典型的な「モラトリアム人間」で，決定を後回しにする性格だった．ただ楽天家でもあり，いずれ何とかなるだろうと考えていたが，稀有の偶然によって1957年に理学部に学士入学し，人類学者になる道が開けた[1]．

この学科の歴史は古く，坪井正五郎によって初の講座が開かれたのが1892年（明治25年）である．彼は，江戸時代の本草学の系統をひく博物学者だったが，考古学や民俗学を含む文・理合同の総合的人類学を立ち上げた．しかし，彼は1913年（大正2年）に50歳で急死したため，この伝統は失われてしまう．1938年には，医学部・解剖学科出身の長谷部言人が教授として招かれ，自然人類学の研究・教育が軌道に乗った[1, 2]．

人類学科では，学生に医学部の人体解剖学，生理学，生化学を実習を含めて履修（必修）させていた．それまでカエルしか解剖したことがなかった筆者は，人体解剖学実習にはショックを受けた．遺体にメスを入れながら，人間が「生きている」とはどういうことかを考えさせられた．このように，東大理学部の人類学科は人間を対象とする共通性から医学部との密接な関係のもとに教育を行っていた．最近では，人類学というと文化人類学のことかと思う人がいるが，それは完全な誤解である．

よく覚えているのは，医学部脳研究所の時実利彦教授の授業だった．当時人類学科の学生定員はわずか4人で，欠席する者もいるため家庭教師に教わるような贅沢な対面教育だった．教授の授業は非常にわかりやすく，巧みな比喩的表現でヒトの脳機能の重層性を説明された．脳幹・脊髄系は「生きている」(生命維持)，大脳辺縁系は「うまく生きてゆく」(本能，情動)，大脳新皮質は「たくましく生きてゆく」(適応，調節)，さらに前頭葉は「よく生きてゆく」(創造力，価値判断）という機能に対応するとのこと．「人間とは何か」という人類学の基礎知識を得るまことによい機会だった．

同じ脳研の井上英二教授には，双生児研究に基づく遺伝と環境の問題を教わった．大学院に進むと同教授の双生児研究班や，軟部人類学の須田昭義助教授の「サンダースホーム」の日米混血児調査班に参加することができた．そこでは遺伝と環境という視点でヒトの皮膚色の個人差・人種差を研究して修士論文とした[2]．

日本の人類学の伝統的な研究テーマに「日本人の起源」がある．日本人とは，むろん日本国民ではなく「日本列島のヒト」を意味する．20世紀前半には古典的人種分類がまだまかり通っていて，皮膚色，身長，顔貌など目に見える特徴や人体の測定・観察が主な研究対象だった．遺伝マーカーとしてはABO血液型などごく少数が知られていたにすぎない.

あるとき，ドイツのアイクシュテット（E. F. von Eickstedt）著『人種学と人類史』の教科書でアイヌ人に関する章を読んで驚かされた．わが国（北海道）のアイヌ人はユーラシアに住んだ古い白人の系統と書かれている．根拠は多毛や彫の深い顔貌の類似で，何と文豪トルストイの写真が載っていた[3]．筆者は古典的人種分類にはおおいに疑問をもっていたので，ヒトの地理的多様性や民族集団の起源の解明に便利な遺伝子マーカーの開発が急務だと痛感した.

その後ドイツ留学を経て，筆者はヒトの血液蛋白質（赤血球酵素や血清蛋白質）の遺伝的多型（genetic polymorphism）を用いる集団遺伝学的研究によってアイヌ白人説を否定し，この人々が日本列島の先住民に由来すると推定して学位論文にまとめることができた．当時はDNAそのものを利用することがまだできなかったが，むろん蛋白質はDNAの直接産物なので，アミノ酸置換がヌクレオチド置換の間接的証拠として用いられた．筆者には，1980年代以降に盛んになった日本の分子人類学（molecular anthropology）の先鞭をつけたとの感慨がある[4]．

3 患者としてのカミングアウトの弁

定年（60歳）が近づいた1987年，体調の変化を感じた．当時の筆者の授業風景を後日テレビで見たが，仮面顔としゃがれ声が異常だった．思い起こせば，少し前から不眠や不安，倦怠感に悩まされ，集中力と記憶力の低下から研究活動は低調化していた．授業の準備が満足にできず，学生の質問に答えられるか不安だった．予定していた国際会議も取りやめ，趣味で続けていたテニスや将棋でも勝てなくなった．

1987年8月25日，虎の門病院精神科のK先生の初診.「軽症うつ病」と診断されて薬治療が始まる．ドグマチール®（スルピリド），レキソタン®（ブロマゼパム），デパス®（エチゾラム）の服用によって，約5年間一進一退だった症状が軽快し，1994年に最終講義と定年の行事を無事にすませることができた.

その年から，国際日本文化研究センター（日文研）教授として京都に住んだ．うつ症状はいつの間にか消えていて，病気は治癒したと感じられた．おかしかったのは，教員会議で筆者が，「うつ病のときは吉川英治の『三国志』しか読めなかった」と話したところ，週刊誌に「三国志を読めばうつ病が直る！」と書かれてしまったことである．犯人は同僚の中国文学が専門のI先生だった.

京都では，それまで東大で行っていた遺伝人類学の研究ではなく，文・理を問わない学際的（interdisciplinary）研究として「日本人および日本文化の起源に関する総合的研究」を実施し，100人を超す貴重な人脈を得た．当時の関係者との交流は今でも続いている.

1999年，65歳で日文研を定年・退職，桃山学院大学教授として大阪に移った．そこでは「先住民族の人権」という新たな研究テーマを思いつき，フィリピンなどアジアの先住・少数民族の調査を実施した．現在，筆者は「DNAから人権まで」をキーワードとする新しい総合的人類学を提唱しているが，これには東京での専門研究に加えて京都と大阪での文・理合同の学際研究の経験がもとになっている[4]．

70歳で退職し，2003年に東京に戻った筆者は，葉山にある総合研究大学院大学（総研大）のシニア研究員としてヒトの成長・発育パターンの特異性と起源を探ることになった．しかし，任期満了直前の2008年うつ病が再発した．虎の門病院のK先生の再度の診察によって，単なるうつ病ではないと推定された．2010年頃まで，さまざまな薬による治療にもかかわらずうつ症状は改善せず，何事にもやる気を失い不安と不眠に加えて食欲不振，しゃがれ声と手の震えなど身体的にも障害がみられた．75歳で車の運転もあきらめ，ほとんど外出しなくなった．自殺だけはすまいと，台所で包丁を見るとよけて通り，ホームで電車を待つあいだもなるべく後方に立つようにした．2009年，役員としての義務で国際会議に出席したとき，ホテルの風呂場で倒れ起き上がれなかったことがある．

2012年3月21日，突然気分が良いと感じた．これは「躁転」と考えられ，はじめて双極性II型障害と診断されてリーマス®(炭酸リチウム）とラミクタール®(ラモトリギン）を中心とする薬治療が始まったが，2013年頃まで軽躁状態とうつ状態が繰り返された．筆者の場合，「躁」のときは「早朝起床」「やる気」「多弁」「安定した筆記」「正常な歩行」等の特徴がみられ，研究活動は回復し好んで人と会った．しかし，「うつ」のときは,「朝の起床が困難」「声がかすれる」「意欲がない」「筆字の障害」「外出を嫌う」等の症状がみられた．K先生によれば，躁状態のときに活動過多となり脳の疲労傾向があるとのことで，リーマス®の倍量服用によって気分が安定した．睡眠導入薬としてはデパス®を服用した．

2014年には気分が回復し仕事量が増えたが，まだ軽いうつ症状が訪れることがあり，レキソタン®が処方されて好転した．2016年，たまたま左右両眼の白内障手術を受けたところ視力が著しく改善され，心理的にも明るく良い効果があった．そのためか「うつ」症状はまれになったが，2017年春，起立性のふらつき症状があり，薬の副作用が疑われたためレキソタン®の服用を中止し，回復した．睡眠中，頻尿のため頻繁に目が覚めるので，デパス®をベルソムラ®(スボレキサント）に代えたところ好結果が得られた．2017年末の現在，体調は非常に良く，執筆や研究会，講演等を順調にこなしている．

4 人類学者からみる精神障害

筆者は，若い頃から自己の健康，特に「気分」に興味をもっていた．母には自律神経失調の徴候があり，低気圧が来ると倦怠感や脱力感に悩まされていた．筆者にも同様の症状があり，遺伝性が疑われた．性格的にも，筆者は父より母に似ていたようである．母は東京帝大教授（専門は冶金学）だった祖父の長女で，兄弟姉妹には小説家，医者，画家，それに恋愛問題で新聞沙汰になった妹など非常に多彩な人材がみられた．地味な父とは違い，母は社交家で旅行やピアノ演奏，俳句など，幼少時から筆者に情操面で影響を与えた．筆者の気分障害には，母方の家系の遺伝要因に影響された性格的背景があると推定される．

またあるとき，『片付かない！ 見つからない！ 間に合わない！』という題名の本を見て，自分のことのように感じた．これは注意欠陥障害（ADD）を扱った書で，筆者も無関係ではないと思われたが，特に追求はしなかった[5]．

しかし，2012年に双極性II型障害と診断され，筆者は自己の循環する気分障害に興味を覚えた．さっそく購入した『DSM-IV 精神疾患の分類と診断の手引き』[6] によって「軽躁病エピソード」(hypomanic episode) に該当する7個の症状を知った (表1)．筆者にはこれらすべてが持続的に認められ，発病のはるか前から性格のなかにあったことが思いだされた．筆者の症状は，入院を必要とする双極性I型障害の躁（manic）状態ではなく，マイナス・イメージの「病的症状」というより，むしろプラスのイメージをもつ「性格的徴候」とみなしうる．

たとえば「自尊心過剰」は，程度によっては自信として積極的活動の動因となりうるし，「睡眠欲求の減少」は「早起き三文の得」と考えればよい．特に筆者の場合，早朝に目覚めた直後に研究や執筆のために良いアイデアが次々に生まれるが，すぐ忘れるのでメモを取ることにした．筆者の「多弁」は，家内を含め人にうるさいと感じられることもあったろうが，一方で高い情報伝達力，表現力や説得力，さらにユーモアのセンス等につながったと考えられる．「観念奔逸」は，バラバラの思考ととられがちだが，頭脳の回転が速く，寸時に連想が広がることによって，一見無関係な事柄をシステムとして理解し，斬新な計画を生むきっかけとなろう．「注意散漫」はマイナス症状ではあるが，考え方によっては異常興奮を生むような集中力を中止して，落ち着きを取り戻す効果がある．

「目標指向性の活動増大」は，特定の目的を達成するために人と会って相談するなど，良好な人間関係・人脈創生を生む．さらに，「快楽的行動」はむろん問題だが，考えてみると興味深い点がある．双極性I型では，北 杜夫のケースのように際限のない株の購入等によって借金が増え，人間関係が悪化して人格破綻を招く．しかしII型では，開高 健の場合のように自己制御（旅行や釣りによる）が可能で，人格破綻には至らないどころか，芥川賞を受賞するなど顕著な業績を生む結果につながる．

なお，この病の患者には正直者が多いといわれるが，筆者にも思い当たる点がある．嘘をつけず秘密が保てないことが，果たして欠陥であろうか．カミングアウトの動機は，正直の究極の姿かもしれない．また，正直さや自己規制は，自己の状況を理解している，つまり「病識がある」ことを前提とする．言い換えれば「理性」が働くのである．

筆者にとって理性（reason）とは，論理（logos）だけでなく，共感や反省の念，あえていえば倫理（ethica, nous）を含む概念だが，これこそ双極性I型とII型を分けるものではないだろうか．前者には病識と理性が欠損しているのかもしれない．

I型とII型の相違は，うつ状態ではなく，躁か軽躁かのエピソードの相違にある．筆者の疑問は，両エピソードが不連続的な「カテゴリー」(類型）なのか，それとも連

表 1　軽躁病エピソード

気分障害の期間中，以下の症状のうち 3 つ（またはそれ以上）が持続しており（気分が単に易怒的な場合は 4 つ），はっきりと認められる程度に存在している
（1）自尊心の肥大または誇大
（2）睡眠欲求の減少（たとえば，3 時間眠っただけでよく休めたと感じる）
（3）普段より多弁であるか，しゃべり続けようとする心迫
（4）観念奔逸，またはいくつもの考えが競い合っているという主観的な体験
（5）注意散漫（すなわち，注意があまりにも容易に，重要でないかまたは関係のない外性刺激に転導される）
（6）目標指向性の活動（社会的，職場または学校内，性的のいずれか）の増加，または精神運動性の焦燥．
（7）まずい結果になる可能性が高い快楽的活動に熱中すること（例えば，制御のきかない買いあさり，性的無分別，または馬鹿げた商売への投資などに専念する人）

（APA〈著〉，髙橋三郎ほか〈訳〉．DSM-IV-TR 精神疾患の診断・統計マニュアル，新訂版．2002[6] より）

表 2　ヒトの進化（概要）

- 人類は約 700 万年前にアフリカでチンパンジーなどとの共通祖先から別れ，いわゆる猿人や原人の段階を経て，約 20 万年前に新人ヒト（ホモ・サピエンス：人間）が生まれた
- 6～7 万年前から一部の集団が出アフリカ（Out of Africa）をはたし，ヒトはアフリカだけでなくユーラシア全域，東南アジア，オーストラリア，アメリカに分布するようになった．むろん，これらすべての集団は狩猟採集民（食糧獲得者=フォーレジャー）である
- 約 12,000 年前頃から，世界各地で独立に農耕・牧畜が始まり，「都市文明」が興隆して人口が増大した．人口学者によれば，農耕開始の直前約 10,000 年前の人口はおよそ 500～800 万人と推定される．古い発展史観では，人間は「野蛮」から「文明」へと進歩したとされたが，人類学はこれが完全な誤りであることを示す
- 今日，70 億人に達した現代人のなかに文明を採用しなかった狩猟採集民の子孫が 700,000 人ほど存在する．彼（彼女）らは，多数者である「文明人」に対する「先住民」で，ヒトの原点の「生き証人」だが，両者は同時代（contemporary）人であることを忘れてはならない

続した「スペクトル」の一部なのかという点にある．人類学でも，黒，白，黄色という「人種」がカテゴリーかスペクトルかという問題がある．古典的人種学ではこれらは類型としてとらえられたが，現在は，国連における説明のように，スペクトルとして理解される．いずれにせよ，表現型だけ見ていても真の答えは得られず，ゲノムレベルの研究によって遺伝子型の分析が進めば，いずれこの問題は解決されるだろう．

二大精神疾患の統合失調症と双極性障害には遺伝的素因があり，世界中のヒト集団で発生率が 1%を超える高い頻度であることはよく知られている[7-9]．集団遺伝学では，比較的高い表現型頻度が広く分布する状態を「異常」現象というより正常な遺伝的多型と考える傾向がある[10]．いわゆる色覚障害がよい例で，遺伝要因はヒトの進化の過程で何らかの生存上の有利性があり，自然淘汰による消失を免れたと考えられる[11,12]．

さまざまな精神障害がヒトの進化史でいかなる時期に発生し，遺伝的基盤があるとすればいかなる進化的要因によってそれが現代人に受け継がれたのかは興味深い問題である．筆者は直感的に次のようなシナリオを考えるが，先史学や民族学の事例による検討が必要である．なお，表 2 にヒトの進化史の概要を記す．

古今東西，人間には超能力や超現実的現象を崇める心理的傾向がある．中南米の先住民には儀式の際に麻薬成分をもつサボテン等を摂取し，「幻視・幻覚」を得て恍惚状態となる文化が広く存在する．したがって，同様の幻覚症状を示す統合失調症の遺伝子にも一定の淘汰的利益（selective advantage）があったと推定される．

さまざまな民族で「シャーマン」は，「天の声を聴く」特殊能力者として重用された．

わが国で有名なのは邪馬台国（弥生時代）の女王，卑弥呼（ヒミコ）である．魏志倭人伝によれば，彼女は鬼道（呪術）を使い人々を惑わした．おそらく，統合失調症の遺伝要因をもっていたと想像される．シャーマン，さらに神官や僧侶等が権力者または権力をもつ階級を生んだとすれば，高い繁殖率によって遺伝要因が保持されたとの仮説が成り立つ．そもそも宗教の起源には超能力や幻覚を生む統合失調症の遺伝要因が関係したと想像される．

一方，双極性障害の場合は躁とうつ症状の両者が循環することに意味があるのではないか．いずれのエピソードも単独では障害が大きく，遺伝要因に生存上の利点は認められない．しかし，仮に進化の途上，両者の遺伝要因が遺伝子融合等によって合体したと仮定すれば，結果として生ずる循環的な気分特徴が新たな表現型として生存上の有利性を獲得したと推定できる．

過大な自尊心（自信），多弁（説得力），観念奔逸（豊富なアイデア），目標指向性行動（社会性），それにユーモア（親和行動）のコンビネーションをもつ躁的症状は，平均レベルを超える活動によって人間社会の発展に寄与した．一方，過度の躁的状態が継続すれば脳疲労のため破綻を招くが，うつ症状はこれを防ぐ一種の休養期間とは考えられないか．狩猟採集民の社会では，集団の存続にとってきわめて重要な役割を演ずるリーダーが双極性II型障害の遺伝要因をもっていたと想像できる．この遺伝要因もヒトの進化過程で自然淘汰による消失を上回る程度の繁殖率のため比較的高頻度で維持されたと推定される．

5 おわりに

このエッセイは，人類学者で双極性II型障害をもつ筆者の直感的な精神障害像である．ヒトの進化の過程で，精神障害の遺伝要因がいかなる生存上の利益によって高い頻度を保ってきたのか，その一端を想像してみた．素朴な仮説で，独断と偏見との批判を招くと考えられようが，精神病医学や人類学，さらに集団遺伝学および進化心理学の話題として問題提起した．

本稿を執筆中に，高畑尚之博士（著名な集団遺伝学者，総研大の元学長）から私信をいただいた．アジア人ゲノムの比較研究によって，統合失調症の遺伝子の一部に進化上正の自然淘汰が働いた事実を発見し，国際誌に論文を投稿された由である．偶然とはいえ，集団遺伝学に基づく進化研究と精神障害という医学的現象の研究が融合し，さらなる人間理解につながっていくと予見される．この分野の研究にブームが到来するかもしれない．

最後に，主治医として筆者の治療を担当された虎の門病院の金村 元医師に心より御礼申し上げる．また，筆者に人類学者の立場からヒトの精神障害を考える機会を与えられた原田誠一医学博士ならびに海老澤佐知江医師に深謝する．妻の尚子にはたいへんな迷惑をかけてきたが，絶えず筆者の傍で温かく見守ってもらったことに感謝の念を表したい．

文献

1）山極寿一，尾本恵市．日本の人類学．ちくま新書．筑摩書房；2017.
2）尾本恵市．ヒトの発見―分子で探るわれわれのルーツ．読売新聞社；1987.
3）von Eickstedt EF. Rassenkunde und Rassengeschichte der Menschheit. F. Enke；1934.
4）尾本恵市．ヒトと文明―狩猟採集民から現代を見る．ちくま新書．筑摩書房；2016.
5）リン・ワイス（著），ニキ・リンコ（訳）．片付かない！ 見つからない！ 間に合わない！ WAVE 出版；2001.
6）アメリカ精神医学会（著），髙橋三郎ほか（訳）．DSM-Ⅳ-TR 精神疾患の診断・統計マニュアル，新訂版．医学書院；2002.
7）内海　健．双極Ⅱ型障害という病．勉誠出版；2013.
8）岡田尊司．うつと気分障害，第 7 刷．幻冬舎新書．幻冬舎；2016.
9）加藤忠史．双極性障害，第 5 刷．ちくま新書．筑摩書房；2014.
10）Huxley J, Mayr E, Osmond H, et al. Schizophrenia as a genetic morphism. Nature 1964；204：220-221.
11）デイヴィッド・ホロビン（著），金沢泰子（訳）．天才と分裂病の進化論．新潮社；2002.
12）ランドルフ・M・ネシー，ジョージ・C・ウィリアムズ（著），長谷川真理子ほか（訳）．病気はなぜ，あるのか．新曜社；2001.

3 際のふちを，ゆっくり歩きつづけること

鬼海弘雄
写真家

数日まえから，夏風邪ぎみだった．

油断していたせいで，昨日の午後から熱が出て喉が痛みだした．用心して漢方薬を飲み，いつもより早めにベッドに横になった．

真夜中に，じっとりと寝汗をかいて目を覚ました．外灯の光が漏れてくる部屋には，しとしと夏の雨音が枕元の障子から届いている．

口のなかに薬の苦みが残っていた．口をゆすぎに台所に立った．直に蛇口から飲んで眼を上げると，濡れた台所の縦長のガラス窓に何軒かの建物の隙間をくぐり抜けてきた交叉点の信号の光が雨粒をゆっくりと色をかえていた．

いつも夜中に目を覚ますと，妻のベッドから這い出してきては缶詰をねだったゴンの脚にまといつく感覚がよみがえった．猫のゴンはちょうど1か月半前に老衰で亡くなった．

ゴンとの縁は，小学校に入学したばかりの娘が深手を負ってうずくまっていた子猫を拾ってきたからだ．入院と治療に大枚を使わされる困惑をも運んできた子猫は，いつの間にかこの春で21歳になっていた．つい習い性で，餌場にしていた部屋の隅に眼がいく．今は，買って間もない観葉植物モンステラを置いている．鉢に水をやりに行くと，根本の茎から若い葉がでていた．まるでこれから伸びをするかのように葉を丸めている．

ベッドに戻りじっと雨音を聴いていた．雨に惹かれる性癖は幼い頃からだ．農業が機械化される前の水稲の村で生まれ育ったからだろう．雨音に耳朶をくすぐられながら先ほど見ていた夢を思い出している．

鬼海弘雄（きかい・ひろお） 略歴

1945年山形県寒河江市生まれ．1978年法政大学文学部哲学科卒．
山形県職員を辞して，さまざまな職業を経て写真家になる．
1988年『王たちの肖像―浅草寺境内』（矢立出版，1987）で日本写真協会賞新人賞，伊奈信男賞，1993年『INDIA』（みすず書房，1992）で「写真の会」賞，2004年に『PERSONA』（草思社，2003）で第23回土門 拳賞，日本写真協会賞年度賞を受賞．
『しあわせ―インド大地の子どもたち』（福音館書店，2007），『東京夢譚』（草思社，2007），『India 1979-2016』（クレヴィス，2017）など，多数の写真集がある．

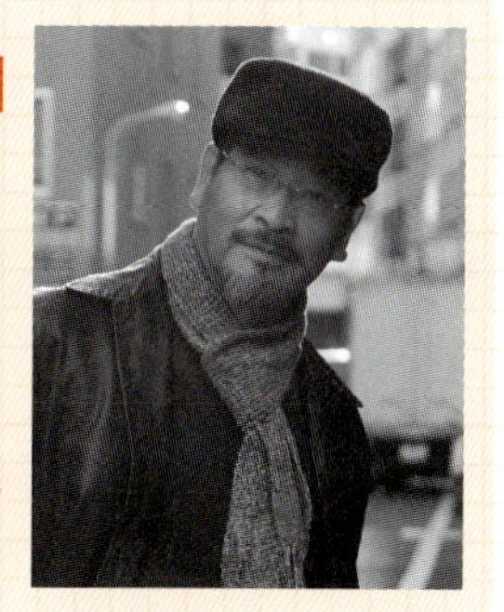

母親が夢に出てきたのは，本当に久しぶりだ．こころに刻み込むような母の夢を前回みたのはインドの旅だった．今でもハッキリと覚えている．ベンガル湾の漁村のロッジだったから5年ぶりだろうか…….

雨季の真っただ中だった．ロッジは霖雨で壁も床もうっすらと濡れていた．そんな長逗留のある夜，真夜中に母の夢で起こされた．たわいもない夢だったが，歳甲斐もなく胸がつ～んと詰まった.暗い部屋のベッドで胡座をかいてしばらく放心していた.開け放った窓からは，潮騒と遠い水平線の縁で音のない雷がぼんやりと瞬き光っていた．

先ほどの夢も夏だった．風邪を引き茅葺き屋根の生家の湿っぽい部屋で寝ていた.うつらうつらしていると大きな土瓶を持った母が部屋に入ってきた.

母の背後の仏間には房のついた盆提灯が点されていた．八月の盂蘭盆会．母は春先に手縫いしていた浴衣を着ていた．枕元に座ると椿油の匂いがした．いつも髪を柘植の櫛で梳いて後ろに丸め結っていた．私の額に手を当てて熱をはかった．先ほどまで井戸で葉もの野菜でも洗っていたのか，掌は冷たく快かった．母は喉の痛みに効くからと言いながら，土瓶から褐色の水をガラスの吸い飲みに注いだ．吸い飲みを使うほどの病ではなかったが，小学4年生の私は戸棚の奥から探してきたのだった．濁った湯冷ましは庭の南天の葉を煎じたものだ．取っ手にアケビの蔓がついた先祖伝来の土瓶.

たしか，まだ「南天のど飴」は発売されていなかったはずだ．母の痩せた手が眼に浮かんできた．骨張った手だったが，長い歳月の野良仕事で静脈がくっきりと浮いていた．寝る前に飲んだ風邪薬が，煎じ薬のあのぬるっとした渋みにつながって母を連れてきたのだろう．

古希を過ぎた今でも，母に夢で会えるのは嬉しくありがたい．すでに，母が亡くなってから30年が経っている．夢は記憶の時間をかき混ぜてくれる．七人兄姉の末っ子（ばっつ）もいつの間にか十分に歳を重ねた．加齢とともに子ども時代の古い記憶が鮮明になるのはどうしてだろう．現代社会が「進化」しすぎ，功利をまとった合理主義の仕組みが暮らしをすっぽりと包み込んでしまった味気なさが，きっと昔の質素な暮らしの記憶を掘り起こすのだろう．

私は，他人（ひと）や世間に結びつける素の核は母や家族や村（共同体）から与えてもらったとものだと感じている．たぶん多くの人もそうだろう．それは粒子のような微細な核だから，かえって働きが自在で，多様なものに結びつき個人を世界へ結び広げることができるのかもしれない．たぶんヒューマニズムの素.

私は寡作な写真家だ．限られた連作だけをだらだらと撮りつづけている．（今から思えば，のらりくらりだから長いあいだ続けてこられた気もするからふしぎだ.）連作は，市井の人の肖像，人が住む場所としての東京の風景，長い旅を繰り返したインドやトルコでのスナップ写真だ．それぞれ違った対象だが，興味の根は同じだと思っている．根っ子は,育った家族や村やそして時代の記憶にゆるやかにつながっている.性懲りもなく数十年つづけているのは，きっと森や果樹や田畑などを，年月を重ねて

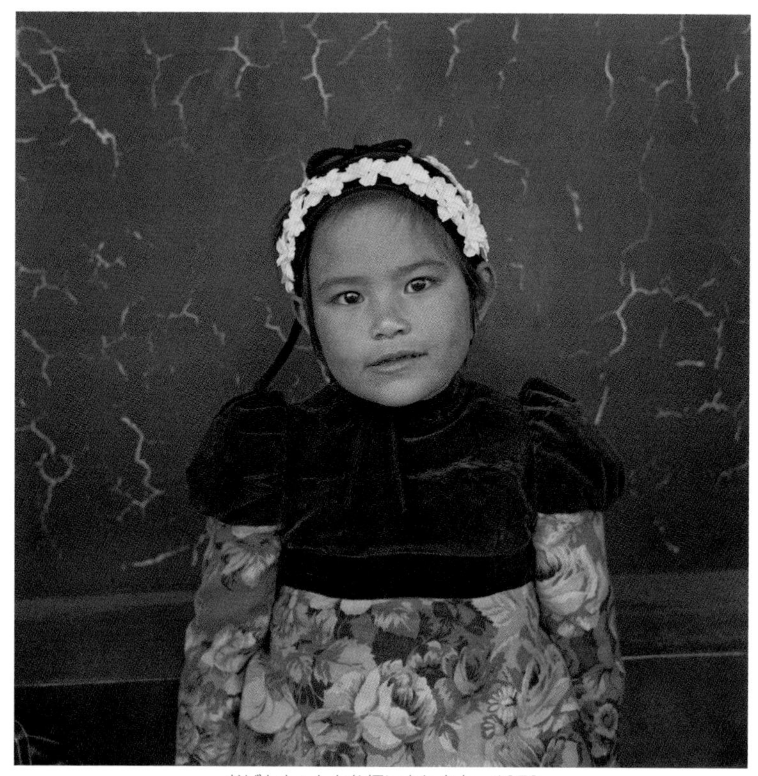

おばあちゃんと参拝に来た少女　1973
（鬼海弘雄．東京ポートレイト．クレヴィス：2011 より）

育てていた父の影響もあるような気がする．父は，「もの」は作るのではなく，自然にできるのだと言っていた．

願わくば，連作がばらばらにならずに一本の表現の河になって「人間とは何か」という大海に注ぎたいと思っている．オリジナリティとは，無意識の層に根が繋がりはじめて個が拡がりと普遍性を持つのかもしれない．

とりとめない理屈に思いをめぐらしていると妻が目を覚ました．

「今夜も眠れないの……」言って寝返りをうった．妻のベッド傍の小ダンスの上には，ゴンの写真と骨壺が並んでいる．

雨が強さを増している．外の青桐の葉がさたさたと囁いている．不眠症と縁のないつれあいは，もうかすかに寝息を繰り返している．なんとも羨ましい．

ふと，武蔵さんの家の桐の木が眼に浮かんできた．故郷（くに）では娘が生まれると嫁ぐ時の箪笥のために桐を植えるしきたりがあった．武蔵さん家には，次々と娘が立て続けに生まれてすでに四姉妹になっていた．豚小屋のある裏の畑には，桐の木が段々になって一列に並んでいた．夏には，大きな団扇のような葉が重なり裏山からの風に揺れていた．幹には蝉がとまって鳴いていた．

私は高校を出ると山形県の職員になった．両親は喜んだ．私も詰襟から背広に着替えただけでオトナになった気分になった．しかし，何か月間が過ぎると単調な繰り返

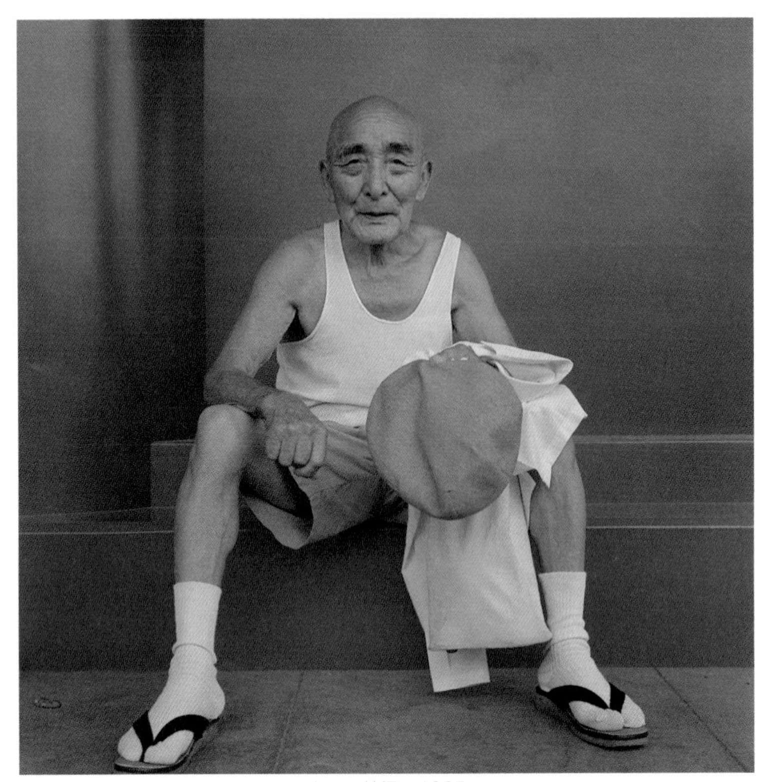

大工の棟梁　1985
（鬼海弘雄．東京ポートレイト．クレヴィス；2011 より）

しに徐々に嫌気がしてきた．大学に行きたいと思うようになった．一年が過ぎた頃，誰にも相談せずに県職員を辞めてしまった．

当時は東京オリンピックの開催を契機に社会の仕組みが劇的に変わる潮目で，高度成長経済の風に後押しされていたような気もする．そんな風潮に加えて，米作だけが主だったわが家にも経済的変化が起きていた．父が戦中に周りから反対されて植えた桜桃（サクランボ）が，ようやく実り出し始めたからだ．サクランボはほとんどが缶詰になった．紅に色づけされた小さな果実は，喫茶店やデパートの食堂で給されるパフェやソーダ水の飾りになった．そんなことで，黄色いサクランボはいい値段で出荷された．サクランボを生産する農家は少なかったので，梅雨の終わりの収穫の期には仲買人たちが川端の畑まで押しかけてきて奪い合い，それに従ってその日の値が上がって行った．そんな内と外との偶然が重なって，私は大学に入ることができた．

公務員の体験から，実務的能力がないことに気づいていたので，実務とかけ離れているという曖昧な理由で，哲学を選んだ．

当時 1960 年代半ばの全国の大学はどこも政治運動が盛んだった．入った大学はひときわ盛んだった．狭いキャンパスには，大きな過激な文字が踊る立て看板で埋められ，終日いろいろなセクト運動家のアジテーションが音の破れた大音量で響いていた．学校閉鎖も頻繁で授業もよく中止になった．だが幸いなことに，私は時間を持て余すことはなかった．新しい友人からどんな小説家や詩人を読むべきか，どの映画監督の

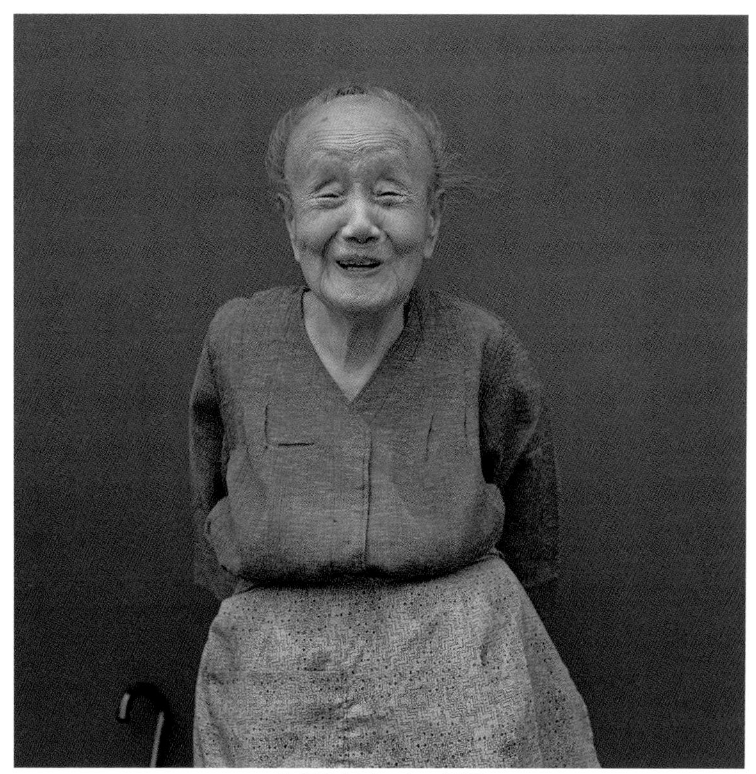

笑うおばあちゃん　1986
（鬼海弘雄．東京ポートレイト．クレヴィス：2011より）

作品を観なければならないかなどと「啓蒙」されたからだ．モダンジャズも隆盛を極めていてジャズ喫茶は盛況だった．初めは苦行だったが，周りの陶酔の表情で聴き入る人たちを眼にして，この楽しみを知らないと人生での何パーセントか悦びを失うと思い，通っていたら徐々に夢中になった．

友人が貸してくれた何冊かの社会科学の本から，学問が人類に対しての希望の道筋を探す研究だと感じてたまげた．それまでの教えられてきたテストのための学習と違った学問の気高い山容をかすかに感じたからだ．それはまた，自分の能力の無さを思い知らされることでもあったが，「世界」の輪郭を遠望したような気もした．

友人たちは真面目がゆえに学生運動にのめり込んでいった．さそわれては何回かデモに参加したが，そのたびに臆病な私には政治運動はとても無理だと思わされた．学内は政治運動に関心をもつ人とまったく関心を抱かぬ群れに分かれていた．逆巻く時代に優柔不断な私は宙ずりになってしまった．両親に無理を言って仕送りをしてもらっている手前，何らかの在学する意味を見つけなければと軽くあせっていた．ある日，たまたま入った名画座でポーランド映画「灰とダイヤモンド」を観て心を揺すぶられた．映画は，文学と同じように人間に対する深い思索の試みだと感じた．文字より映像がさらにひらかれた表現だとも思った．自分なりの在学での「何か」は映画を観ることで探そうと思った．

幸せなことに在学した哲学科には，福田定良教授がいらっしゃった．先生は『映画

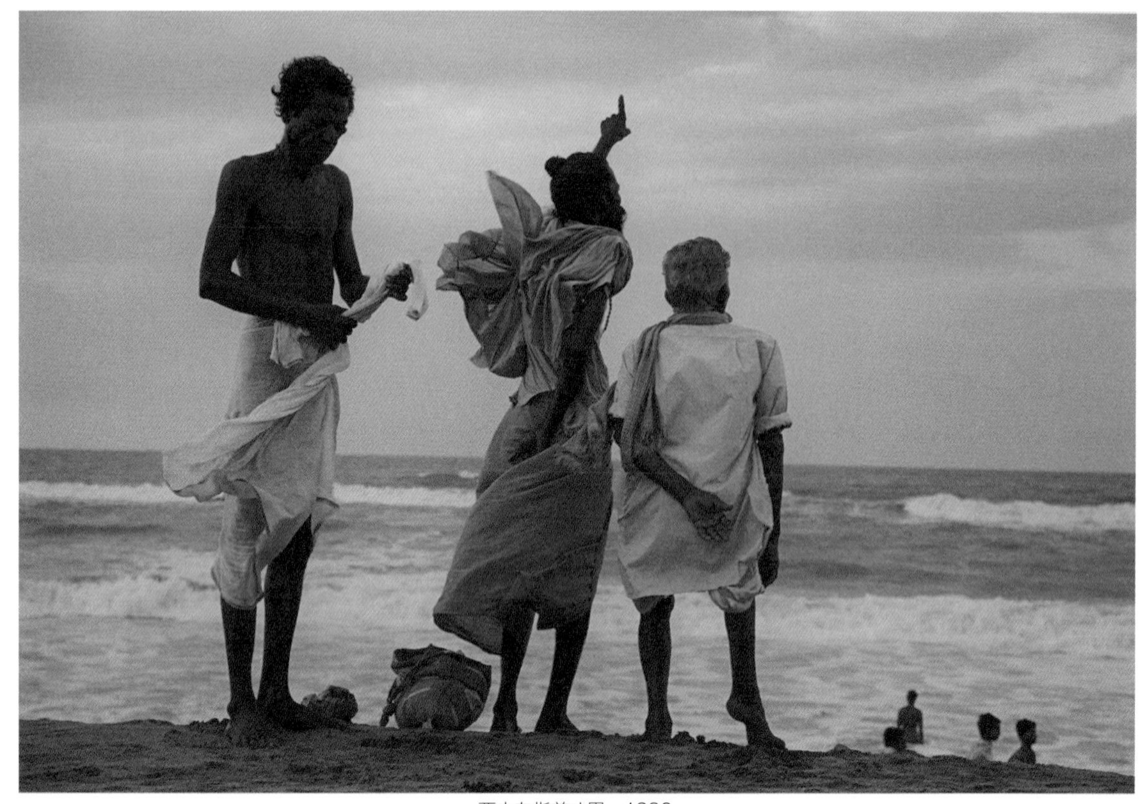

西方を指差す男　1996
（鬼海弘雄. India 1979-2016. クレヴィス；2017 より）

芸術』や『映画評論』に原稿を書かれていた．そんなことから親しくしていただくようになった．先生は，哲学研究者というよりは「sophia（智）を philein（愛する）」という本来の哲学を志向されていた．誰でもが考えることが面白くなる方法としての哲学を対話で実践されていた．学外でも毎週，何回か一般の人たちと喫茶店でコーヒー代だけの学習会をもっていた．どの会も，はじめの 30 分間はヘーゲルの小論理学を読み，その後は論理学を頭の隅においてのフリートークだった．

恩師は夏休みになると毎年一冊の本を書かれていた．その仕事ぶりを身近で見ているうちに，軽薄な私は，人生でいちばんのゼイタクな遊びは表現だと思ってしまった．大学を終えても定職に就こうとは考えもしなかった……．

家の前にバイクがエンジンをかけたまま止まった．新聞配達のベトナムからの留学生グエンさんだ．雨降りなので，小柄な躰にあの大きすぎる青色のカッパを着ているにちがいない．すでに，外は薄明るくなっている．朝刊を読みながら，温い砂糖湯を飲んでから眠ろう……．

今日も台風の影響で雨が降っている．

福田先生との邂逅まで綴ったのが 10 日前，書くのが苦手なので日延べをしていた．

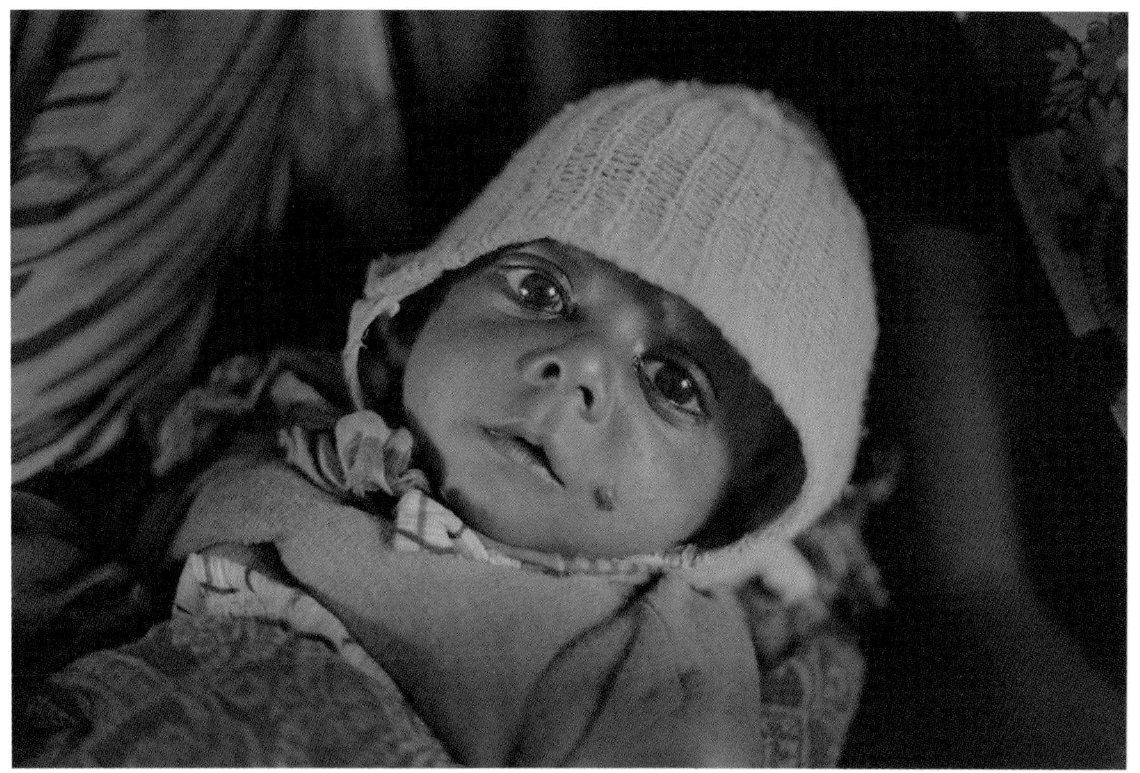

凝視する赤子　1982
（鬼海弘雄．India 1979-2016．クレヴィス：2017 より）

雨音を聴きながら書かなければと思った．枕頭のラジオが，勢力の強い台風が九州をゆっくりと横断していると伝えている．このところ九州地方は，大地震をはじめ，大雨の被害を何度も被っている．昔から町や集落の住民たちは，先祖から受け継いできた風景が当然子孫に引き継がれると疑いもしなかったはずだから，天変地異に愕然としているにちがいない．欲望社会のメタボのような地球温暖化．

渋く熱いお茶を飲んでからパソコンに向かった．

大学を終えると，数年間はトラック運転手や職工などをしながら何か表現の仕事をしたいと思って過ごした．しかし，絶えず表現する能力が自分にはあるだろうかと悩まされた．当時，先生は『カメラ毎日』に写真評を掲載されていた．そんな縁で編集者の山岸章二さんに紹介された．写真界ではその辣腕ぶりから山岸天皇と呼ばれていた．何回目かに編集部を訪ねたおりに，ダイアン・アーバスの英語版写真集を見せられた．

ニューヨークの狭間で生きる存在感のある人たちの肖像写真に心を掴まれた．写真は一過性の事象を写す記録だと思っていたので，その実存の波動に揺らされた．繰り返し観てもいっこうに飽きないのが不思議だった．そして，カメラ一台を買った．

休みや夜勤明けにカメラを肩に町を歩くようになった．1970 年代は写真の潮流も変わりつつあった．フォト・マガジン“LIFE”，“LOOK”などの人道主義的な写真雑誌が次々と廃刊に追い込まれて行った．それらの正統表現に代わって，日常の何でも撮って写真にするというコンポラ・フォトが流行りだした．古典的な文学や絵画や音楽などの表現は，才能と長いあいだのレッスンが必須なのに，写真は誰でもシャッターを押せば撮れる．しかも無機質なレンズを決断も決意もなく向けて，それで表現になるならこれほど楽なことはないと思った．町を歩きながら，2年ほどパチパチと撮っていた．あるとき，自分の写真には表現というべきものは何も写っていないと気づき，愕然とした．どうしたらいいのか皆目わからず，血迷ったあげく，自分の立っている位置を変えなければと，遠洋マグロ船の見習い漁師になった．

8か月間の航海で仕事の合間に撮った写真が，運良く『カメラ毎日』に7ページ載せてもらえた．山岸さんに「腰を入れて写真をやるのも一つかも……」と肩を突つかれた．写真の手仕事をおぼえるためにプロ用の現像所で働けるようにしていただいた．毎日，氷酢酸の臭う暗室作業なので，休みの日には陽に当たりたいとカメラを持って町に出た．

プリント技術は半年を過ぎたころ身につけたと思い，辞めようと思った．福田先生に告げると穏やかに「覚えてから，数倍の時間をかけることで身に沁み込んでくるものもあるよ……」と言われた．はやくカメラマンになりたいと焦っていたが，わがグルジーの言葉だから仕方なく従った．堅い真実は，時間をかけて溶ける．今ではありがたかったと思っている．

3年でラボを辞めた．ビルのメンテナンス員や自動車会社期間工などなどで食いつなぎ写真を撮っていた．徐々に私の撮りたい写真は，生業にはならないと思い知らされた．それでも表現にしがみつくなら，人間を正面から撮り続けなければと思った．

肖像シリーズだけだとどうしても煮詰まりマンネリズムに陥るので，並行して人の住み処としての町の風景写真，暮らしている時代を外から考えてみたいと，繰り返してきたインドとトルコでの放浪スナップ．わが三拍子ワルツの長い道中…….

振り返ってみれば一本の道．いかに写真が写らないかを知った時から私は写真家になった気がする．そんな訳で，表現には長い時間をかけなければと思うようになった．今ではあらゆる表現は「人間を好きになる」ための方法だとぼんやりと思っている．特に写真は，観てくれる人の思いやりと想像力だけが表現を支えてくれる．特に肖像写真は，観る人が他人のなかに自分を見出し，ゆるやかに自分のなかの他人を見出しての対話だと思っている．自分との「わかい」としての静かなダイアローグ．

人間に対して寛容な心持ちで写真を観ていただければ，きっと静止画像は「テレビ」よりたくさん生のコトバで話しかけてくれるはずだ…….

一段落したので，紅茶を入れようと椅子から立った．

ミルクが，お腹が空いたと鳴きだした．ミルクとは白と黒斑のモルモット．十四ヶ月前に変な縁で家に舞い込んできた．境遇が似ているせいか，ゴンとは本当に仲がよかった．ミルクはケージの中央で立ち上がり，ひまわりの実をくれと鳴いている．

ソファーで本を読んでいる妻が，アップル・ティーにしてと言っている．

4 精神栄養学の立場から

功刀 浩
国立精神・神経医療研究センター神経研究所疾病研究第三部

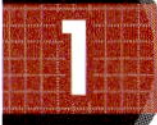

1 はじめに

精神栄養学とは，精神疾患や精神機能に関連する栄養学的要因や食生活習慣などについて明らかにする学問領域である．臨床的には精神疾患患者の栄養学的異常や食生活習慣の問題点について明らかにし，診断や治療に有用な知見を得ることを目的とする．筆者が精神栄養学的研究を行い始めた当初は，「食事で精神疾患が治るのか？」といった疑問符を投げかけられることもあった．しかし，近年，真剣に患者さんと向き合っている精神科医の学術集会（日本精神科医学会，日本精神神経科診療所協会など）において精神栄養学に関する講演を依頼されるようになった．また，家族会，地域のメンタルヘルス講演会などにおいて，心の健康を保つための食事や運動について話してほしいという依頼も少なからず受けてきた．したがって，精神疾患に対する栄養学的アプローチに対する期待やニーズは高まっていることを実感している．

現代の食生活は，ヒトが文明化する前に行っていた食生活とはかけ離れており，むしろ，ヒトを動物としてとらえると，非常に特殊な食生活に曝されているといってよい．それは主として，① 食物過剰摂取／摂取エネルギー過剰の問題，② 食事の文明化，欧米化，製品化に由来する栄養バランスの偏りの2点である．現代は飽食の時代といわれるが，人類は本来，飢餓に耐えられるような遺伝子が自然淘汰によって生き残ってきたはずである．飽食に対処するような遺伝子はほとんど備わっていないと考えられ，それによって種々の生活習慣病（糖尿病，高血圧，心筋梗塞，脳卒中，癌など）が生じることがわかったのは20世紀の話である．しかし，主として2000年以降の研

功刀 浩（くぬぎ・ひろし） 略歴

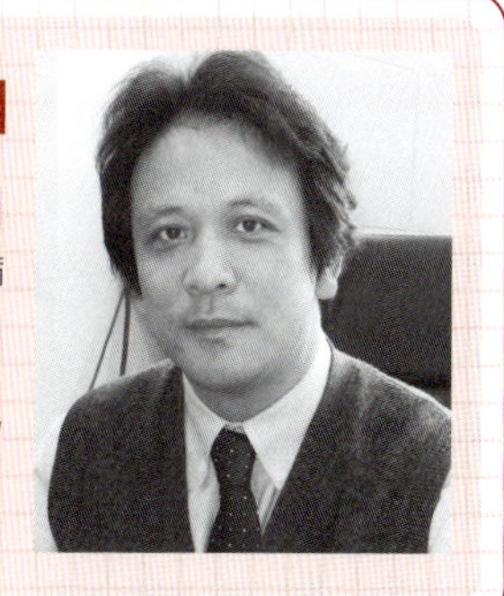

1986年東京大学医学部卒．1994〜95年ロンドン大学精神医学研究所にて研究．1998年1月帝京大学精神神経科講師．2002年5月より国立精神・神経医療研究センター 神経研究所 疾病研究第三部長．早稲田大学・山梨大学客員教授，東京医科歯科大学連携教授．
専門：生物学的精神医学，バイオマーカー，栄養学的研究．
著書：『精神疾患の脳科学講義』（金剛出版，2012），『図解 やさしくわかる統合失調症』（ナツメ社，2012），『研修医・コメディカルのための精神疾患の薬物療法講義』（編著．金剛出版，2013），『こころに効く精神栄養学』（女子栄養大学出版部，2016）ほか，著書・翻訳書多数．

究により，うつ病や認知症といった精神疾患も一種の生活習慣病であるととらえることができることを支持する研究結果が積み重ねられてきた．また，統合失調症や双極性障害においても，食事や運動習慣が経過を大きく左右することも知られるようになった．さらに，発達障害の臨床においても偏食や胃腸症状の問題がクローズアップされてきている．上記②の食事の文明化，欧米化，製品化については，食物の精製や加工によって食物繊維，ビタミン，ミネラル，n-3系多価不飽和脂肪酸，ファイトケミカル（ポリフェノールなどの生体機能調節作用をもつ植物由来の物質），抗酸化物質などの成分が失われる，あるいは本来摂取すべき栄養バランスとはかけ離れたものになることが指摘されている．食品添加物の影響もある．

外来精神科における精神栄養学的アプローチについては，「精神栄養学―食事療法とサプリメントの利用」として本シリーズにおいて別に述べたので[1]，ここでは，その後の展開で筆者が特に注目しているトピックスを中心に述べる．精神栄養学的研究は急速に発展しており，まさに日進月歩であるといっても過言ではない．ここでは，精神疾患と肥満の問題，統合失調症に対する運動療法の確立，発達障害（特に自閉症スペクトラム障害）における栄養学的問題，腸-脳相関についてとりあげた．

2 精神疾患における肥満の問題

うつ病は，肥満，メタボリック症候群，糖尿病など，一般にエネルギーの過剰摂取が主因となって引き起こされる病態と双方向性の関連があることが指摘されている．また，双極性障害や統合失調症においても肥満やメタボリック症候群を併発している患者の頻度は高い[2]．近年，このような肥満が精神症状，とりわけ認知機能低下と関連するエビデンスが増えている．実際，カロリーの摂取過剰がアルツハイマー病などの認知症のリスクを高め，特に，糖尿病が認知症リスクを高めることはよく知られるようになった．

筆者らは，大うつ病性障害患者のなかで肥満（body mass index〈BMI〉が30以上）を呈している者とそうでない者を比較したところ，肥満者はそうでない者と比較して，作業記憶，実行機能，巧緻運動速度（ペグボードによる評価）などの認知機能が低下していることを見出した．さらにMRIによる脳構造との関連をみたところ，肥満患者において，非肥満患者と比べて灰白質の体積，白質の神経結合が有意に低下していた脳領域がみられた．すなわち，灰白質では，前頭葉，側頭葉，および視床，さらに白質では内包と左側視放線と呼ばれる部分の神経結合が，大うつ病性障害患者のうち肥満者の脳において有意に減少していた[3]．これは横断的な検討であり，因果関係については明らかでないが，少なくとも一部のうつ病患者では認知機能が低下しており，それは症状が軽減しても社会復帰の妨げとなるが，栄養指導などによって肥満を解消すれば，認知機能が改善し，社会復帰が容易になる可能性が考えられる．

統合失調症でも同様のことが指摘されており，メタボリック症候群や糖尿病は認知機能低下と関連することが最近のメタアナリシスにおいても指摘されている[4]．筆者らが勤務する国立精神・神経医療研究センターでは，肥満患者に対して積極的に栄養指導を行っているが，統合失調症患者でも時間はかかるものの，肥満に対する栄養指導は効果があることが示されている[5]．すなわち，40例のBMI≧25の患者に対する栄養指導（おおむね月に1回の指導）を行ったところ，12か月後に平均3.5 kgの体重減少，BMIで1.2の低下がみられた．この結果は，肥満を呈する統合失調症患者への栄養指導は，長期にわたって継続的に行えば効果があがることを示唆している．

3 統合失調症における運動療法の効果の確立

近年の研究によって，統合失調症を対象とした運動療法は，精神症状や認知機能を高めることがおおむね確立されたといってよい．先駆的な研究としてはPajonkら[6]による報告があり，統合失調症を対象に有酸素運動を用いた運動療法を行い，海馬体積の変化や記憶テストスコアの変化を検討した．その結果，運動療法を行った患者は海馬体積が平均12％増加したが，サッカーゲームを行った対照患者群の海馬体積については有意な変化はみられなかった．運動療法群における海馬体積の増加は，体力の増加（最大酸素摂取量の増加）や治療前後の短期記憶テストのスコアの変化とよく相関したという．

その後，統合失調症を対象とした運動療法の介入研究も多数なされるようになり，そのメタアナリシスも報告されている．ここでは，2016年，2017年に“Schizophrenia Bulletin”誌に報告された2つの論文を紹介しよう．

Dauwanら[7]は，運動療法の効果を検討した29の研究（1,109人の患者を含む）を分析した．その結果，重症度スコアの合計得点，陽性症状，陰性症状，総合精神病理尺度のいずれも運動療法群は対照群と比較して，有意に改善効果をもっていた．さらに，生活の質，総合的機能，うつ症状に対しても有意な改善効果をもっていたという．

また，Firthら[8]は，認知機能をアウトカムにした運動療法の研究（合計385人の患者を対象とした過去の10研究）を対象として解析した．その結果，有酸素運動は総合的認知機能を有意に改善した．運動量が多いほど効果が大きく，専門家による指導を受けた場合のほうがそうでない場合に比べて認知機能改善効果が高かった．認知機能のなかでも，作業記憶，社会的認知，注意・集中力に関する有意な効果があったが，処理速度，言語性記憶，視覚性記憶，推論・問題解決能力に関しては有意な効果はなかったという．

以上のように，運動療法は統合失調症の諸症状，生活の質，認知機能に対する効果があることが明らかになった．しかし，わが国では運動療法に対する取り組みはいまだにほとんどなされていないのが現状ではなかろうか．

4 発達障害における精神栄養学的問題

自閉症スペクトラム障害（ASD）児は好き嫌いや偏食などの食行動異常（“picky eaters”とも呼ばれる）をもつ者が多く，それによって栄養学的問題をきたしやすい[9]．食行動異常としては，①乳幼児期にはテクスチャー（歯ごたえ，食べごたえなどの食感）のある食品への移行が困難で，固形物を受け入れようとしない，②新奇の食べ物を食べたがらない「食物新奇性恐怖」，③特定の食品カテゴリー，食品の色，外見，味，臭い，製造元，パッケージ，温度などへのこだわり，④特定のプレート，ナイフやフォーク，食べ物の位置などにこだわる，⑤食物の触感，テクスチャー，温度へのこだわりにより，それに合わないものは食べようとしない，⑥落ち着いて食事ができない，⑦異食行動（食べ物ではないものを食べる），⑧一般に歯ごたえの少ない食物，エネルギー含有量が多いものを好み，野菜は好まない傾向，などである．

対応法の原則としては，偏食を叱ったり脅したりせず，できるだけ子どものこだわりにつきあいながら，無理強いをせず，少しずつ，ほめながら，苦手な食べ物を克服するようにする，ということである[10]．一般に，幼児期に偏食が改善することは難しいが，小学校高学年頃には偏食が改善している子どもが多いという．しかし，食行動異常は微量栄養素（ビタミン，ミネラル）や食物繊維などの摂取不足につながる．Zimmerら[11]による摂取食品の品目数に関する比較では，定型発達児では平均54.5品目を食べていたのに対し，自閉症群は平均34.5品目と少なく，摂取食品の種類が少ないほど，栄養欠乏症に陥りやすいと報告されている．発達期に栄養障害があると，脳の発達にも影響を与えることから，栄養学的問題は決して軽視できない．

また，上記のような食行動異常とおそらく関連すると思われるが，ASD児には胃腸症状（腹痛，腹部膨満感，便秘，下痢，嘔吐，嚥下困難など）が多いことが知られている．研究方法によってばらつきがあるが，ASD児の23～70％に胃腸症状があるとされる[12]．カリフォルニア大学による960児の調査では，ASD児は定型発達児に比べて一般的な胃腸症状が3倍以上，頻度が高かった[12]．また，胃腸症状をもつASD児はもたないASD児と比較して，ひきこもり，常同行為，落ち着かなさといったASD症状のほか，不安，攻撃性，自傷行為といった副次症状も強くなる傾向があることも明らかにされている．したがって，ASDの病態において腸内環境が重要な役割を果たす可能性が示唆される．

栄養学的治療としては，上記のようにASD児にはしばしば偏食がみられることから，その是正に努めることが肝要である．次に，体重測定，食事歴調査，生体試料（血液など）における微量栄養素の測定などによって栄養学的異常を把握し，肥満に対しては食事指導を行い，必要に応じて補充療法を行うべきであろう．ビタミンではビタミンA，ビタミンB_6，ビタミンB_{12}や葉酸，ビタミンC，ビタミンDなど，ミネラルでは鉄，マグネシウム，亜鉛など，さらにEPAやDHAなどのn-3系多価不飽和脂肪酸の補充療法の有効性が指摘されている[13]．

5 腸-脳相関

ここ数年で脚光を浴びている研究分野の一つに「腸-脳相関」がある．近年，腸内環境や腸内細菌叢と脳機能や精神疾患との関連についても研究が進み，ストレス応答やストレス性精神疾患の病態において重要な役割を果たしていることを示すエビデンスが急速に蓄積されつつある．特に，慢性的な腹痛や腹部不快感があり，他の病気や検査異常によって説明できない病態である過敏性腸症候群は，腸内細菌が関与するストレス性精神疾患として古くから注目されてきた．過敏性腸症候群は精神疾患患者に合併することが多いとされることもあり（大うつ病では25〜30 %，気分変調症では58 %，不安障害はおよそ40 %前後の数字になる）[14]，このことから精神疾患にも腸内細菌が関与する可能性が考えられる．近年，うつ病との関連に関する研究も進み，乳酸菌やビフィズス菌といったプロバイオティクスが，うつ病の治療にも有効であることを示唆するエビデンスが現れ始めた．

筆者らは，大うつ病性障害患者と健常者における腸内の *Bifidobacterium* や *Lactobacillus* といったいわゆる「善玉菌」に注目し，16 S rRNA 遺伝子の逆転写定量的 PCR 法を用いて比較を行った[15]．その結果，*Bifidobacterium* や *Lactobacillus* のそれぞれの単純な比較では，大うつ病患者群（n=43）は健常者群（n=57）と比較して *Bifidobacterium* が有意に低下しており（p=0.012），*Lactobacillus* の総菌数も低下傾向を認めた（p=0.067）．また，*Bifidobacterium* が一定のカットオフ値（便 1 g あたり $10^{9.53}$ 個）以下の菌数だったのは大うつ病群で 49 %であったのに対し，健常者群では 23 %であった（オッズ比 3.23，p=0.010）．*Lactobacillus* では，カットオフ値（便 1 g あたり $10^{6.49}$ 個）以下の菌数であったのは大うつ病群で 65 %，健常者群では 42 %であった（オッズ比 2.57，p=0.027）．以上から，*Bifidobacterium* や *Lactobacillus* はともに菌数が低いとうつ病リスクが高くなることが示唆された．

同じ被験者において，過敏性腸症候群を合併している人の割合は，健常者群では 12 %であったのに対し，大うつ病群では 33 %と有意に高かったが，*Bifidobacterium* や *Lactobacillus* の数が上記のカットオフ値より低い人は，過敏性腸症候群症状をもつリスクが高いという結果を得た．以上から，筆者のサンプルにおいては，過敏性腸症候群は *Bifidobacterium* や *Lactobacillus* が少ないことと関連することが示唆された．

さらに，乳酸菌飲料，ヨーグルトなどの摂取頻度と腸内細菌の関係を調べたところ，大うつ病性障害患者のなかで週に 1 回未満の摂取頻度の人は週 1 回以上摂取習慣がある人と比較して腸内の *Bifidobacterium* の菌数が有意に低かった．

以上から，プロバイオティクスを摂取するとストレス関連症状やうつ病症状が緩和される可能性が考えられるが，ごく最近になってヒトを対象とした臨床介入研究も報告されるようになった．最近，Akkasheh ら[16]は，大うつ病患者に対するプロバイオティクスのカプセル（*Lactobacillus acidophilus*，*Lactobacillus casei*，*Bifidobacterium bifidum*）を投与したランダム化比較対照試験の結果を報告した．通常の抗うつ薬治療にプロバイオティクスを上乗せした群（n=20）とプラセボを上乗せした群

(n=20) とを8週間の治療後に比較したところ，プロバイオティクス群のうつ病症状スコアの減少は，プラセボ群と比較して有意に大きかった．また，耐糖能や炎症（高感度CRP），酸化ストレス（血漿グルタチオン）についてもプロバイオティクス群はプラセボ群と比較して有意に改善していた．

以上から，うつ病が *Lactobacillus* や *Bifidobacterium* の低下と関連しており，これらの菌で構成されるプロバイオティクスの摂取がうつ病の治療に有効であることが示唆される．しかし，いまだに検討が少ないことから，さらにエビデンスを蓄積していく必要がある．

想定されるメカニズムとしては，*Bifidobacterium* や *Lactobacillus* などの腸内細菌叢の変化は腸の透過性を左右し，腸内細菌叢の乱れによって腸の透過性が亢進して「漏れる腸」となり，これらのプロバイオティクスの投与によって透過性が回復することが報告されている．腸の透過性亢進は，腸内細菌や毒素などの侵入の機会を増やすため，炎症を惹起したり（炎症性サイトカインの上昇），毒素そのものの影響を与えたりする．炎症性サイトカインは，血液脳関門の破壊から脳内の炎症を誘発（ミクログリアを活性化）する．また，トリプトファンからキヌレニンへの代謝経路を活性化し，キヌレニンは，血液脳関門を比較的よく通過して脳内に入り，キノリン酸などに代謝されると脳内でNMDA受容体を介した興奮毒性を示し，うつ病発症を誘起すると考えられている[17]．

6 おわりに

最近の精神栄養学的トピックスとして，精神疾患における肥満の問題，統合失調症に対する運動療法の効果の確立，ASDの栄養学的問題，腸-脳相関の4つについて述べた．実際の患者と向き合うとき，食事や運動といった生活習慣の改善は治療の重要な要素であることは，今や明らかである．しかし，精神科医はなかなか適当な介入手段がない．その解決策の一つは管理栄養士とのタイアップである．外来の診療所で常勤の管理栄養士を雇うのはなかなか難しいであろうが，週に1回程度，栄養指導を行う日があってもよいのではなかろうか．もう一つは，デイケアの活用であろう．うつ病や統合失調症などの精神疾患において，生活習慣の問題が大きいとするならば，デイケアのポテンシャルは大きい．デイケアでは料理教室，スポーツを用いたレクリエーションなどを組み込むことができる．これは運動療法や食生活指導の恰好の場となろう．デイケアスタッフが精神栄養学に通じ，その指導の実践が普及することが期待される．

文献

1）功刀　浩．精神栄養学－食事療法とサプリメントの利用．石井一平（編）．外来精神科治療シリーズ メンタルクリニックでの薬物療法・身体療法の進め方．中山書店；2015．pp268-277．
2）功刀　浩．肥満と精神疾患．ホルモンと臨床 2015；63：133-137．

3）Hidese S, Ota M, Matsuo J, et al. Association of obesity with cognitive function and brain structure in patients with major depressive disorder. J Affect Disord 2018；225：188-194.
4）Bora E, Akdede BB, Alptekin K. The relationship between cognitive impairment in schizophrenia and metabolic syndrome：A systematic review and meta-analysis. Psychol Med 2017；47：1030-1040.
5）阿部裕二，今泉博文，瀬川和彦ほか．肥満を合併した外来統合失調症患者に対する栄養食事指導の効果．New Diet Therapy 2017；33：3-11.
6）Pajonk FG, Wobrock T, Gruber O, et al. Hippocampal plasticity in response to exercise in schizophrenia. Arch Gen Psychiatry 2010；67：133-143.
7）Dauwan M, Begemann MJ, Heringa SM, et al. Exercise Improves Clinical Symptoms, Quality of Life, Global Functioning, and Depression in Schizophrenia：A Systematic Review and Meta-analysis. Schizophr Bull 2016；42：588-599.
8）Firth J, Stubbs B, Rosenbaum S, et al. Aerobic Exercise Improves Cognitive Functioning in People with Schizophrenia：A Systematic Review and Meta-Analysis. Schizophr Bull 2017；43：546-556.
9）Ranjan S, Nasser JA. Nutritional status of individuals with autism spectrum disorders：Do we know enough? Adv Nutr 2015；6：397-407.
10）徳田克己（監），西村実穂，水野智美（著）．具体的な対応がわかる気になる子の偏食―発達障害児の食事指導の工夫と配慮．チャイルド本社；2014.
11）Zimmer MH, Hart LC, Manning-Courtney P, et al. Food variety as a predictor of nutritional status among children with autism. J Autism Dev Disord 2012；42：549-556.
12）Chaidez V, Hansen RL, Hertz-Picciotto I. Gastrointestinal problems in children with autism, developmental delays or typical development. J Autism Dev Disord 2014；44：1117-1127.
13）Kawicka A, Regulska-Ilow B. How nutritional status, diet and dietary supplements can affect autism. A review. Rocz Panstw Zakl Hig 2013；64：1-12.
14）Garakani A, Win T, Virk S, et al. Comorbidity of irritable bowel syndrome in psychiatric patients：a review. Am J Ther 2003；10：61-67.
15）Aizawa E, Tsuji H, Asahara T, et al. Possible association of *Bifidobacterium* and *Lactobacillus* in the gut microbiota of patients with major depressive disorder. J Affect Disord 2016；202：254-257.
16）Akkasheh G, Kashani-Poor Z, Tajabadi-Ebrahimi M, et al. Clinical and metabolic response to probiotic administration in patients with major depressive disorder：A randomized, double-blind, placebo-controlled trial. Nutrition 2016；32：315-320.
17）寺石俊也，功刀　浩．キヌレニン経路．分子精神医学 2016；16：47-49.

5 宗教学の立場から――不安と自由

島薗 進
上智大学グリーフケア研究所

1 芥川龍之介の「ぼんやりとした不安」

不安から自殺を連想するのは，それほど突飛なことではないだろう．1929年，作家の芥川龍之介が服毒自殺した．死後に見出された「或旧友へ送る手記」には，自殺をする理由について，以下のように書かれている．

> レニエは彼の短篇の中に或自殺者を描いてゐる．この短篇の主人公は何の為に自殺するかを彼自身も知つてゐない．君は新聞の三面記事などに生活難とか，病苦とか，或は又精神的苦痛とか，いろいろの自殺の動機を発見するであらう．しかし僕の経験によれば，それは**動機の全部**ではない．のみならず大抵は動機に至る道程を示してゐるだけである．自殺者は大抵レニエの描いたやうに何の為に自殺するかを知らないであらう．それは我々の行為するやうに複雑な動機を含んでゐる．が，少くとも僕の場合は唯ぼんやりした不安である．何か僕の将来に対する唯ぼんやりした不安である．

芥川は「ぼんやりとした不安」が自殺の動機の主たるものだといっている．「僕はこの二年ばかりの間は死ぬことばかり考へつづけた」ともあって，熟慮した末の自殺であることが示されている．

「ぼんやりとした不安」というのでは何が不安だったのかわからない．彼を苦しめていたものを，わかりやすくいえば，「神経衰弱」や不眠や胃の痛みだったりした．

島薗 進（しまぞの・すすむ） 略歴

1948年東京生まれ．1977年東京大学大学院人文科学研究科博士課程単位取得退学．
東京大学名誉教授．上智大学大学院実践宗教学研究科研究科長・特任教授，同グリーフケア研究所所長，同モニュメンタニポニカ所長．
主な著書に，"From Salvation to Spirituality"（Trans Pacific Press, 2004），『いのちの始まりの生命倫理』（春秋社，2006），『国家神道と日本人』（岩波書店，2010），『倫理良書を読む』（弘文堂，2014），『いのちを"つくって"もいいですか』（NHK出版，2016）．

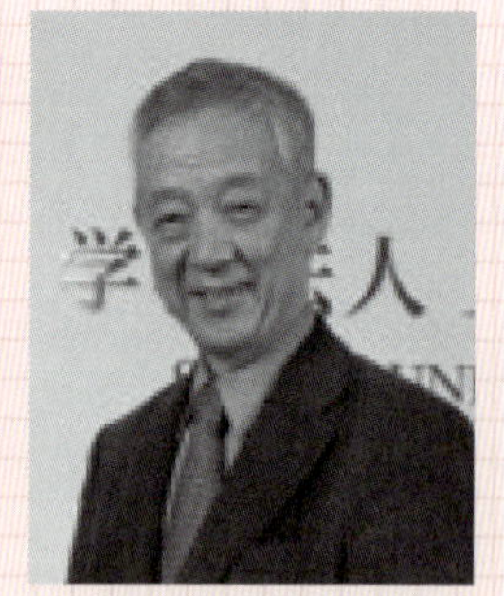

ここから医学的な診断を行いたくもなるだろう．だが，その向こう側には「生きている意味は何か」，「何のために生きているのか」といった問いがある．宗教に通じる問いであり，作家はそのことを意識していたに違いない．そんな問いを遠ざけておくこともできるはずだ．だが，そうできない．それを「ぼんやりとした不安」といっていると受け取ることもできるだろう．

2 『こころ』の「先生」と「K」の自殺

「不安」と「自殺」というと芥川の師だった夏目漱石のことが思い起こされる．漱石は自殺したわけではないが，1914年の作品，『こころ』で2人の登場人物の自殺を描き出している．「先生」のかつての友人であった「K」の自殺と「先生」自身の自殺である．「先生」の自殺の動機について，作品ではKを裏切ったことに対する罪の意識が背後にあることが語られている．Kが思いを寄せることを告白した「お嬢さん」に対し，「先生」はKに先立って愛を打ち明けわがものにしてしまった．その後，「K」は自らいのちを絶ってしまった．

『こころ』の「先生」はKへの罪を償うために自殺をしたのだとすれば，その誠実さは尊いものだが，それだけではわかりにくいと感じる読者も多いだろう．では，Kの自殺の動機は何か．友人である「先生」は愛を打ち明けたKに対して，「精神的に向上心のないものはばかだ」という言葉を投げつけた．この言葉だけで，現代の若者の自殺を想像して納得する人もいるだろう．自己評価の低さという問題だ．「お嬢さん」と「先生」の双方から，自分の存在意義を否認されるような仕打ちを受けて，自信と生きる勇気を失ったと理解できる．「先生」の場合は妻もおり，「私」のように慕ってくる若者もおり，自信がないというわけでもない．

「先生」の苦悩を理解する鍵の一つは「さびしい」という言葉にある．「先生」を慕う「私」が「先生」を訪ねていくと，「先生」は「私はさびしい人間です」と言う．そして，「ことによるとあなたもさびしい人間じゃないですか．私はさびしくっても年を取っているから，動かずにいられるが，若いあなたはそうは行かないでしょう．動けるだけ動きたいのでしょう．動いて何かにぶつかりたいのでしょう．……」と言う．「私」が「私はちっとも淋しくありません」と応じると，「先生」は「若いうちほど淋しいものはありません．そんならなぜあなたはそうたびたび私の宅（うち）へ来るのですか」と問い返す．『こころ』で「さびしい」という言葉で表現されているものは，「他者の愛を求める心」とも読み取れるが，それは挫折を余儀なくされる．確かめようとして確かめることができないものを人は求めてしまい，裏切り裏切られ続ける．それが「さびしい」という言葉で示唆されているものだ．ふり払うことができない，深刻な孤独感と言いかえてもよい．

3 『行人』の「一郎」の不安

『こころ』で「さびしい」という語で示唆されていることは，別の作品で「不安」という言葉で示唆されていることと重なりあっている．1912年から13年にかけて連載された『行人』では，大学教師である「一郎」の「不安」がえぐり出すように描かれている．一郎の友人である「H」が一郎とともに旅に出て一郎の本心を聞き出そうとする．そして，しばらくして一郎を気遣う「二郎」に手紙で知らせてくる．Hからみた一郎が描き出されていく（『行人』「塵労」三十〜）．

寝る前になって手持ち無沙汰なので，囲碁でもやろうかということになる．Hは決してゆっくり考えて碁を打っていくわけではないのだが，一郎はまだるっこしくてがまんできず中途でやめてしまう．

床に入る前になって，私は始めて兄さんからその時の心理状態の説明を聞きました．兄さんは碁を打つのは固より，何をするのも厭だったそうです．同時に，何かしなくってはいられなかったのだそうです．この矛盾は既に兄さんには苦痛なのでした．兄さんは碁を打ち出せば，きっと碁なんぞ打っていられないという気分に襲われると予知していたのです．けれども又打たずにはいられなくなったのです．仕舞には盤面に散点する黒と白が，自分の頭を悩ます為に，わざと続いたり離れたり，切れたり合ったりして見せる，怪物のように思われたのだそうです．兄さんはもう些とで，盤面を滅茶々々に掻き乱して，この魔物を追払うところだったと云いました（同，三十一）．

続いて一郎はHにこのような心理はいつものことであり，それは個人的な病理というより，現代文明の避けがたい困難の表れとしてとらえていることを告げていく．ここで，一郎の口を借りて漱石が述べていることは，現代文明に対する哲学的な省察と病理的にもみえる不安が切り離せないものだということだ．

4 目的を見失った生の苦悩

一郎がHに語るのは，彼が常に陥らざるをえない焦燥だが，これは家族にもふつうの同僚や他人にも理解しにくいものだろう．漱石がたびたび用いた言葉でいうと，「高等遊民」だからこそ抱え込まざるをえない苦悩だが，Hはそれを受け止めて二郎への手紙でわかりやすく説明してくれている．

兄さんは書物を読んでも，理屈を考えても，飯を食っても，散歩をしても，二六時中，何をしても，其処に安住することが出来ないのだそうです．何をしても，こんな事をしてはいられないという気分に追い掛けられるのだそうです．

「自分のしている事が，自分の目的になっていない程苦しい事はない」と兄さんは云います．

「目的でなくっても方便（ミインズ）になれば好いじゃないか」と私が云います．
「それは結構である．ある目的があればこそ，方便が定められるのだから」と兄さんが答えます．
兄さんの苦しむのは，兄さんが何をどうしても，それが目的にならないばかりでなく，方便にもならないと思うからです．ただ不安なのです．従って凝っとしていられないのです（同前）．

それが朝，起きたときから，一日中，つきまとっていて，ときに恐ろしくなるという．Hは理屈としてはわかったが「同情は伴」わなかった．「頭痛を知らない人が，割れるような痛みを訴えられた時の気分で」聴いていた．そして，「君の言うような不安は，人間全体の不安で，何も君一人だけが苦しんでいるのじゃないと覚ればそれまでじゃないか」と，生ぬるいと自覚しつつ，慰めらしいことを言う．Hにはその眼差しが軽蔑のように感じられる一郎の言葉は以下のようなものだ．

人間の不安は科学の発展から来る．進んで止まる事を知らない科学は，かつて我々に止まる事を許してくれた事がない．徒歩から俥，俥から馬車，馬車から汽車，汽車から自動車，それから航空船．それから飛行機と，何処まで行っても休ませてくれない．何処まで伴れて行かれるか分らない．実に恐ろしい（同，三十二）．

Hは一郎が「死ぬか，気が違うか，それでなければ宗教に入るか．僕の前途にはこの三つのものしかない」と語ったことも伝えている（同，三十九）．多くの人々はそのことに気づかないが，現代文明は人が生きる意味を見失わせ，それに直面すれば人は死か狂気に追い込まれざるをえないはずだ，宗教だけがそこを脱する道ではないか．だが，宗教を信じることはできない．そこに袋小路がある．一郎はそう考えている．『行人』の一郎が作者自身の思考を一定程度，担っているとすれば，漱石は作品に自らの不安を描き出すことで，自殺や狂気に陥らずに生き延びる道を探っていたということになる．その意味では，不安を正面から見据えることこそ，現代を生きる知恵の導き手でもあることになる．

5 不安に苦しむ人間を描く

漱石はなぜ繰り返し不安を，また不安に苦しむ人間を描いたのか．自殺に至るような不安をなくしていくことがよいという考えから不安を描いたのだろうか．それとも不安を抱き，不安に向き合うことに深い意味を見出してそうしたのだろうか．
確かに「不安」はないほうがよい．「不安」を取り除くこと，軽減することこそ自らの仕事の重要な課題だと考えている職種の人も多い．昨今では安全・安心を追求すると唱えられることが多い．「安全」だけでなく「不安」をなくすことが重要だとする立場だ．医療やケアの安全，食品の安全，学校や住まいの安全，職場の安全，災害からの安全，安全なサービス，交通安全，治安，国防，原子力の安全，放射能の安全とさまざまな領域があるが，その多くで「安全・安心」が標語となる．そこで，不安がない環境をつくることがすばらしい達成だとする理解がいきわたるようにもなる．

これは「リスク」という言葉の広まりともかかわりがある．リスクはゼロにはできない．だから完全な安全はない．だが，安心できるレベルの安全を確保しなくてはならない．そして，そのことを受け入れてもらわなくてはならない．そのためには「リスクコミュニケーション」が重要だ．適切なリスクコミュニケーションによって「安心」を広めていく．これは「過剰な不安」を除去することだ．このように論じられ，それを受け入れている人が多い．こうした考え方のなかでは，「不安」は小さければ小さいほどよいことになる．現代の医療関係者も，こう考える傾向が強い．

6 なぜ，不安に苦しむ人間を描くのか？

漱石の作品群はこうした論調とはだいぶ異なる考え方にそって創作されている．不安は何か大切な真実を表している．作品は読者に不安に向き合うことを促している．では，違いはどこにあるのか．

とりあえず，「不安」といっても考えている領域が異なるという答えが返ってきそうである．「安全・安心」の言説やリスク論は，科学技術や社会制度で統御できるような領域のことにかかわっている．サービスや製品を提供したり，環境を整えたりする職務や役割にあたる者には，特定領域のリスクにかかわって，受け手にできるだけ「不安」を引き起こさないような対応が求められる．

他方，漱石文学でとらえる「不安」，漱石が苦しんだ不安は，個々人の生き方や実存にかかわる事柄である．宗教・哲学思想・文学といった人文知や私的な生活実践の領域では重要な論題であって，科学技術や組織として対処することを求められているのとは領域が異なる．このような答えが予想される．だが，管理されるリスクも，実存的な不安も自由にかかわること，個人の自律や他者との共生への姿勢にかかわることである．

なぜ，漱石は執拗に不安を描き続けたのか．えぐり出すように不安を表現した漱石にとって，そこに自己自身の奥深い真実があったから．これが第一の理由だろう．昨今の精神医学の用語を用いれば，「愛着障害」といえるかもしれない（神田橋條治『治療のための精神分析ノート』創元社，2016）．漱石は創作活動の初めから自己自身の「神経衰弱」や人間関係の困難について，正面から取り上げていたわけではなかった．深刻な苦悩を抱えた主人公を描くのは，1909年に連載された『それから』以後のこと―『門』，『彼岸過迄』，『行人』，『こころ』，『道草』，『明暗』などの作品においてだった．漱石の「神経衰弱」は1900年から02年にかけてのイギリス留学前後に深刻化したとされるが，生涯続いていき，『それから』以後，はっきりと表現されるようになっていく．

7 「神経衰弱」の創造性

そして，漱石はそこにこそ自分の創造性の源泉があると考えていた．これが第二の理由である．「神経衰弱」について，漱石はすでに1906年6月7日の弟子，鈴木三重吉にあてた書簡で以下のように記していた．

今の世に神経衰弱に罹らぬ奴は金持ちの魯鈍ものか，無教育の無良心の徒か左らずば，二〇世紀の軽薄に満足するひょうろく玉に候．
もし死ぬならば神経衰弱で死んだら名誉だろうと思う．時があったら神経衰弱論を草して天下の犬どもに犬である事を目覚めさせてやりたいと思う．

また，その少し後（1907年）に刊行された『文学論』の「序」では，次のように述べている．

英国人は余を目して神経衰弱といへり．ある日本人は書を本国に致して余を狂気なりといへる由．賢明なる人々の言ふ所には偽りなかるべし．ただ不敏にして，これらの人々の感謝の意を表する能はざるを遺憾とするのみ．
帰朝後の余も依然として神経衰弱にして兼狂人によしなり．親戚のものすら，これを是認するに似たり．親戚のものすら，これを是認する以上は本人たる余の弁解を費やす余地なきを知る．ただ神経衰弱にして狂人なるがため，『猫』を草し『漾虚集（ようきょしゅう）』を出し，また『鶉籠』を公にするを得たりと思へば，余はこの神経衰弱と狂気とに対して深く感謝の意を表するの至当なるを信ず．
余が身辺の状況にして変化せざる限りは，余の神経衰弱と狂気とは命のあらんほど永続すべし．永続する以上は幾多の『猫』と，幾多の『漾虚集』と，幾多の『鶉籠』を出版するの希望を有するがために，余は長しへにこの神経衰弱と狂気の余を見棄てざるを祈念す．

『猫』は『吾輩は猫である』，『漾虚集』は「倫敦塔」，「幻影の盾」などの7編を収録した短編集，『鶉籠』は『坊っちゃん』と『二百十日』と『草枕』の三篇の小説をセットにした作品集である．「神経衰弱」が作品中に形象化されるのは，これらの後の作品群だが，漱石はそれ以前の諸作品も「神経衰弱」の賜物と考えていることになる．

8 不安と自由

このように誇り高く不安に苦しむことをよしとするのはなぜか．それを理解するには，近代文明と当時の日本に対する漱石の批判的な理解と，それをふまえた生き方のビジョンを問う必要があるだろう．これが第三の理由である．「現代日本の開花」，「私の個人主義」などが参考になる．紙数が尽きたので結論のみを述べる．

異質な他者を受け入れ，ともに生きて行こうとする道義的な個人主義の立場にとって，不安は不可欠である．不安は自由の証である．不安を遠ざけようとする社会はある種の価値に閉塞しがちである．不安はそのことを教えてくれる．不安は避けられないだけでなく，よき社会の存続にとって高い意義をもつ．漱石が不安を積極的に描き続けたのは，個人的な苦悩に耐えるためでもあったが，同時に，安易な連帯の前提から生じる権力性に敏感で，社会に不安と自由の場があり続けることに責任を感じるからでもあった．これは，『聖書』に「心の貧しい人々は幸いである，天の国はその人たちのものである」(「マタイによる福音書」5章3節）とあるのとどこか通じ合ってもいる．事実，たびたび禅に言及しているように，漱石は宗教的な「安心」を意識し続けてもいたようだ．

神仏を失った，あるいは神仏から見放された人間，それが現代人の不安の源泉にあり，そこに深い真実がある．そこを見失うと自由の源泉をも見失うことになる．このような漱石の考えは，文学・芸術作品や哲学的，宗教的な思想を通じて伝えられてきたものである．宗教学をはじめとする人文学は，このような認識を大切にしてきた．

精神医学もそのような人文学的素養を尊んできた時代があった．現代の精神医療においても，同様の問題意識は引き継がれている．生物学的な知見を重視する現代医療において，精神医療が独自の位置を占める一つの理由でもある．

6 多文化・移住化時代における メンタルクリニックのすがた

下地明友
熊本学園大学

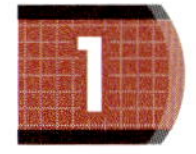

1 異種混淆性とクリニック―多文化間クリニックの到来：グローバル化のなかのクリニック―異邦人クリニックへの移行

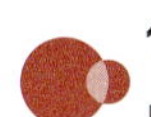

クリニックのビジョン 異言語混淆化するクリニック―新たなニッチの場の創出のための空間

精神医療はじめわが国の環境が変わりつつある．精神科医のパフォーマンスも変わる．精神医療界は異種混淆性・異言語混淆性（ヘテログロッシア）やクレオール化の潮流のなかに投じられているからである[1]．異種混淆性とは？ 異言語混淆性とは？ それは「この」潮流のなかで新たな日々の臨床パフォーマンスを模索するプロセスのなかで顕現してくるだろう．この潮流の正体は現在，未知なる「謎」を帯びたままだろうか．グローバル化の潮流という語り方はあまりにもパターン化している．この潮流はいまだ未知性を孕んでいるのだから．この潮流に呑み込まれるわが国のクリニックのありようもまた未知性を孕むこととなるだろう．と同時にそれは一種の「多文化交流の快楽」への誘惑でもある．

わが国では，24 年前に発足した多文化間精神医学会の学会誌『こころと文化』[2] が発行されている．具体的な事例や多職種連携などについては支援マニュアル[3] や学会誌やホームページ[4] にアクセスすれば豊富な実践のアイデアに出会う．拙論ではその

下地明友（しもじ・あきとも） 略歴

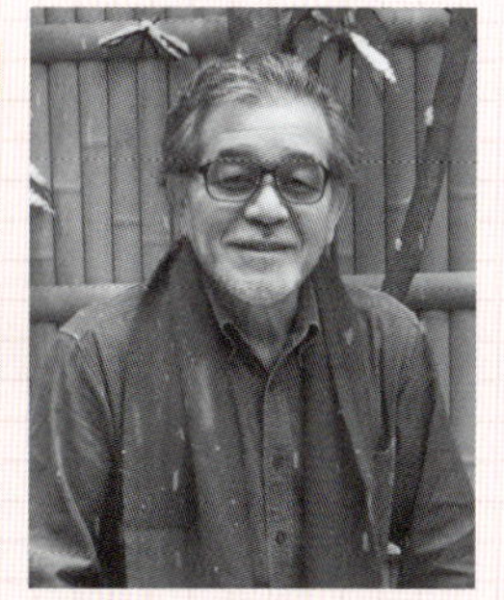

1947 年沖縄県宮古島市生まれ．
1973 年熊本大学医学部卒．精神科医として熊大精神科入局．県立病院勤務．熊大神経中毒学教室を経て沖縄県立宮古病院精神科医長．1997 年熊大精神科助教授を経て，2005 年から熊本学園大学教授．
著書として『〈病い〉のスペクトル―精神医学と人類学の遭遇』（金剛出版，2015），共著として『文化精神医学序説―病い・物語・民族誌』（金剛出版，2001），『専門医のための精神科臨床リュミエール 30 精神医学の思想』（中山書店，2012），『レジリアンス・文化・創造』（金原出版，2012），共訳書として『精神医学を再考する―疾患カテゴリーから個人的経験へ』（みすず書房，2012），『マッド・トラベラーズ―ある精神疾患の誕生と消滅』（岩波書店，2017）ほかがある．

基礎のさらに基礎で考えていることを述べたい．

クリニックのビジョンの一つに，「移住する人々が異国の地に新たなニッチを創出するための足場」となる姿を思い描くこともできる．

外国人（エトランジェ）―不気味感となじみ感

いわゆる「外国人」(エトランジェ）という問題が基底にある[5]．外国人とは通常の意味・観念をはるかに凌駕する豊かなものを含んでいる．その基底には「例外」と「規則」の対立があり，国民国家の論理がある．そして「不気味感」(unheimlich, uncanny)．外国人に魅かれながら拒否する気分．かのフロイト（Freud S）はどこかで言っていた．「外国人とは我々自身の中に探るべきものである」と[5]．単に外国人の統合をめざすのではなく，フロイトのように勇気をもって，われわれはバラバラな存在であることを明らかにし，いわんや排斥したりすべきではなく，あの unheimlich なものとして歓待してやればいいというのだ．

われわれは，同国人同士であろうがなかろうが，互いに不気味と縁の深い存在なのだ[5]と認識しつつ．異質なもの，異者への「臨床」とは何かと問う稀有な場所にいる．この「何か」が到来するところにクリニックのビジョンがある．heimlich な場，なじみのある生活の場を構築する前段階としてのアジール（避難場所）としてのクリニックも一つのビジョンである．

クリニックは多文化的失語症化する―エトランジェの歓待の場

言語の壁はクリニックにおける壁である．壁は乗り越えられ，迂回される．ときに破壊される．壁に穴を開ける．壁をめぐる「もがき」．そのもがきにも味わいがある．しかし，われわれが壁とみなしているものは実は「敷居」ではなかろうか．敷居は分断しない．敷居は自分と相手のハザマにあって架橋する．

環境的に医療通訳者が完璧に整備されればよし．事実は地球上には無数の言語がある．整備不良の環境のなかで，交流を模索する．言語交流と非言語交流．だが，気づいてみれば日常的に自然（動植物，鉱石など）と交流しているではないか．生態的交流．アニミズム的交流．ワンワードあるいはクレオール化した自前の外国語，と「多文化的失語症化」を歓待する外来クリニック．これは一つのビジョンである．きわめて日常的なクリニックが多言語化する．精神医療界も多文化化する．中近東，東南アジアなどからの難民や移住者たちが姿を現す．

多文化状況とは換言すれば「相互失語症状態」といえなくもない．失語症者同士が顔を合わせる．精神科医の力量が試される．通常，言語による面接が診療の核心だが，一方，異文化・異言語間の相互の失語状態における「面接」は，本来の面接の何たるかを再考する僥倖の場ではないか．異言語混淆時代のクリニックは，エトランジェの歓待の場と化すだろう．

住民それぞれが異邦人であるという思想—万華鏡化するクリニック

本書『外来精神科診療シリーズ／メンタルクリニックのこれからを考える』は，多文化的である．多文化間精神医学のほかに，宗教学，人類学，解剖学，思想史，スピリチュアルという種々の立場の論を含んでいる．さらに写真家や，栄養学の視点もある．編集姿勢にすでに，外来診療の場は，多視点を含むものであるという思想がみえる．「当事者の立場から」は必須．それゆえクリニックには，万華鏡化，曼荼羅化する多視点での技法が求められる．

わが国は，異邦人をめぐる国家的支援体制づくりを迫られている．その過程のなかで「いまここ」での具体的なブリコラージュ的な技法を案出しなければならない．異質性と向き合うクリニックへの転換．多文化間精神医学の究極は，「住民すべてがそれぞれ異邦人である」あるいは「自分こそ自分に対して外国人なのだ」という視点にあり，自省すれば，文化的同質性の内部にあっても基本的に「異邦人クリニック」なのである．異邦人クリニックの技法は多様な線を引き多次元を横断するなかから生まれる．国家と通訳との次元間を横断する．

統計

法務省によれば，2016年（平成28年）末，日本に中長期に在留または永住している外国人（外国籍を有する人）の数は238万2,822人にのぼり，過去最高となった．しかし，日本の在留外国人割合の1.8％は国際的には非常に少ない．全OECD（経済協力開発機構）諸国の総人口に占める割合は平均で8.1％である．先進諸国における多民族化の波は確実に押し寄せている．その波は少子化や，介護・看護などの労働人口不足というわが国の状況に対応して，潮流化している．日本とインドネシア，フィリピンおよびベトナムとのあいだで締結されたEPA（経済連携協定）に基づく看護師・介護福祉士候補者の受入れの実情はすでに多文化状況にある．

2 メンタルクリニックは一つの医療文化である—医療文化としてのクリニック

「医学はもちろん精神医学を医療文化としてとらえる」ことが多文化間精神医学の一つの思想である．クリニック文化！「私」のクリニックの文化．隣町の某クリニックの文化．最新式のIT化された場．クライアントの好みもクリニック文化に大きな影響を与える．「生物医学化」するクリニック．公務員好みのクリニック．女性好みのクリニック．うつ病が得意のクリニック．統合失調症の方々に人気のクリニック．多様な発達障害クリニックもある．患者の紹介時にはたらく勘はまさに「多文化的な勘」がはたらいている．某日，「私」のクリニックに「異邦人」がやってくる．その時どのビジョンのもとでどのような技法がはたらくだろうか．

3 移住者・難民のメンタルヘルス上のリスク因子

エスニック・マイノリティの精神医学を俯瞰するためには以下の書物がおすすめである．多文化状況にあるクリニックの技法開発にはこの俯瞰する視点が欠かせない．

①『マイノリティの精神医学』[6]：著者は，わが国の多文化間精神医学の創設と発展に功績のある畏友野田文隆．わが国の多文化間クリニックの足跡を知るには絶好書．

②『トラウマの医療人類学』[7]：著者は精神科医で医療人類学者．上級者向けではあろうが実は必読書．明日のグローバル精神医学の姿を再考するには最適．

③『移住者と難民のメンタルヘルス』[8]：世界精神医学会（WPA）のタスクフォースから生まれた成果の書．サブタイトルは「移動する人の文化精神医学」．翻訳は日本多文化間精神医学会の主要メンバー．

カナダでは，移住者と難民に対する「メンタルヘルス特別調査委員会」が疫学調査を行い，メンタルヘルス上のリスク要因を以下の７つに集約している[8]．

① 移住に伴う社会的・経済的地位の低下
② 移住した国の言葉が話せないこと
③ 受入国の友好的態度の欠如
④ 老齢期と思春期世代
⑤ 移住に先立つ心的外傷体験もしくは持続したストレス
⑥ 家族離散，もしくは家族からの別離
⑦ 同じ文化圏の人々に接触できないこと

①②は「常識」だが，直接的に日常生活に多大な影響を与える．③は，わが国は免れていると言えるだろうか．④では，思春期にある者はアイデンティティ拡散の危機にある．⑤としては，中国帰国者だと文化大革命，ベトナムやカンボジアにおける内戦や難民キャンプ，拷問や強姦などがあげられている．⑥では，単身なのか，家族での移住かによって危機には差異が生じる．⑦の同文化圏の人々との交流の有無は重要である．エスニックコミュニティの存在の有無，その接触の有無．

宮地[7]は，上記要因に対応して，支援策を提案している．すなわち，

① 雇用の確保の援助
② 言語習得の援助
③ 受入国が友好的で多文化主義的な環境を作っていくこと
④ その年齢自体が危険因子であることの認識
⑤ 移住者が心的外傷を抱えていることを認識すること，歴史的・文化的理解の共有
⑥ 家族の再統合を援助する
⑦ 同じ文化圏の人々との接触機会の提供

である．

以上の対策は多文化化するクリニックの共通の心構えであろう．医学的な疾患診断をする際にも，文化的な「苦悩の慣用表現」[9]とともに文脈として想定し，診療面接時，総合的に対応することが必要である．基本は，「エトランジェの声を聞く」ことにあ

るが.

4 文化変容プロセスに感性をもったクリニック技法—文化変容対応力

文化変容（acculturation）は，異文化出身の個人と集団が，別の文化と継続的に接触するようになるプロセスのことである[5]．ほとんどの場合，一方の少数派の文化に変化をもたらす．文化変容の過程を視野に入れた面接技法を「文化変容対応力（acculturation competence）」(筆者の造語）と呼んでおきたい．類似語に「文化的能力（cultural competence)」がある．これは「治療における文化を理解し対処する能力」のことである．これでもよいが，この言葉には，「異文化が出会い，衝突し葛藤するなかで相互に変容する」という意味合いが希薄化するきらいがある.「異文化の出会いの場は権力関係の場と化す傾向がある」ので，その動態分析を含むからである．換言すれば「文化的能力に権力分析を組み込んだ概念が文化変容対応力」であるといえるだろう.

ベリー（Berry JW）は，このプロセスは，個人と集団の双方のレベル間の動態理解の要請であるとし，以下のタイプを挙げている[8].

① 同化（assimilation)：文化的要因の吸収と，文化的アイデンティティの変更によって，徐々に一体化した結果，過度に取り入れ自文化から解離すること.

② 統合（integration)：自文化とホスト国の統合がうまく図られて新しいアイデンティティが確立されていく過程.

③ 拒絶（rejection)：個人，または集団が，主流の集団を避けること.

④ 失文化（deculturation)：アイデンティティ喪失と文化変容ストレスによって特徴づけられる.

この 4 状態は，反復-往還する複雑な動的プロセスの様相を呈する．このプロセスのなかでメンタル問題が重層し，ときには混濁しクリニックの場に現れる.

5 移住者のサバイバル技法—親和的なニッチ創出のビジョン

ある国家において制度的に国策が整備途中である場合には，移住者は自衛策をとらざるをえない．宮地の以下の提案は参考になる[7].

① 自己否定に対しては自己肯定.

② 孤立に対しては連帯：同じ境遇に居る移住者間の協力．民族コミュニティ，民族ネットワークづくり.

そして民族コミュニティの基本的機能として，① ピア（仲間)，② 一歩先を行く先輩（ロールモデル)，③ 安心できる場所であること，をあげる.

基本的には,「移動する人々」の「親和的なニッチ場の創出のビジョン」がキーワードではないか.

これらは，ハーマン（Herman JL）の「外傷的事件は個人と社会を繋ぐ絆を破壊する」という言葉とつながる[10]．エトランジェは，すでにトラウマを帯びている．個人と同様，移住する集団，エスニック・マイノリティ集団それ自体も心的外傷後ストレス障害（PTSD）を呈しうる（「民族的PTSD」）．具体的には民族コミュニティも何らかの公共フォーラムを開いて，自らの「真実を語り」，その受難が公的に認知される必要がある．難民や移住者のサバイバル技法の試行錯誤的模索．民族コミュニティ自体の，外傷からの治癒過程も，クリニックが親和的ニッチの場となることにかかわっている．唯一診察室が，その外傷の真実を語ることができる保護空間になるかもしれない―ささやかだが一つの僥倖．

クリニックの場には，いわゆる国民国家に動かされる「外国人問題」(クリステヴァ〈Kristeva J〉)[5] が常に基底にある．

最後に，クリステヴァにならって『「外国人」とはわれわれ自身の中に探るべきものである』，と言っておこう．外国人を統合したり，いわんやかれらを排斥したりすべきではなく，そしてさらにフロイトにならえば，あの「不気味なものとして」端的に迎え入れること，なぜなら「互いに不気味と縁のある存在」なのだから．

いざ多様な異者との対話を．多声をクリニックの場に響かせん．

文献

1）下地明友．多文化間精神医療．松下正明（総編集）．精神医学キーワード事典．中山書店；2011.
2）多文化間精神医学会．こころと文化（雑誌 / 年 2 回発行）．国際文献社．
3）多文化間精神医学会（監）．あなたにもできる外国人へのこころの支援．岩崎学術出版社；2016.
4）多文化間精神医学会のホームページ．http://www.jstp.net/
5）Kristeva J. Etrangers à nous-mêmes. Fayard；1988／池田和子(訳)．外国人―我らの内なるもの．法政大学出版局；1990.
6）野田文隆．マイノリテイの精神医学．疾病・障害・民族少数派を診つづけて．大正大学出版会；2009.
7）宮地尚子．トラウマの医療人類学．みすず書房；2005.
8）Bhugra D, Gupta S. Migration and Mental Health. Cambridge University Press；2011／野田文隆(監訳)，李　創鎬，大塚公一郎，鵜川　晃（訳）．移住者と難民のメンタルヘルス―移動する人の文化精神医学．明石書店；2017.
9）江口重幸．精神科臨床になぜエスノグラフィーが必要なのか．酒井明夫，下地明友，宮西照夫ほか(編)．文化精神医学序説―病い・物語・民族誌．金剛出版；2001.
10）Herman JL. Trauma and Recovery. Basic Books；1992／中井久夫(訳)．心的外傷と回復．みすず書房；1999.

7 「新しい精神の科学」とこれからの精神科臨床
――われわれはどう生きるか?

豊嶋良一
埼玉医科大学名誉教授・フリーランス精神科医

1 新しい哲学が希求されている

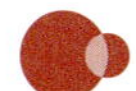

『逝きし世の面影』

幕末維新の頃，日本に滞在した外国人たちの目に，当時の人々の暮らしぶりはどう映っていたか．彼らのあまたの訪日録を通覧・集成した名著として，渡辺京二の『逝きし世の面影』(平凡社ライブラリー)[1]がある．これによると，何と庶民たちの生活は，外国人たちの目には貧しくとも幸福感・満足感に満ち溢れて見えていたのだという．たとえば東京帝大教師チェンバレンは「(この国に) 貧乏人は存在するが，貧困 (による悲惨) なるものは存在しない」と記している．同時に彼らはまた，わが国からこの美質が失われていくことを危惧していた．これは杞憂だったのか，どうか．

その後，日本社会は豊かさを追い求め，また1945年以後は，個々人の価値観が建前として尊重されるようになった．家族・血縁・地縁の絆は薄らいでいった．人は家の束縛・因習から解き放たれて自由に生きるがよしとされる一方で，その結果はよかれあしかれすべて自己責任とされることとなった．これらの社会・文化の変化と，現在，少なからぬ人々が「生きづらさ」に悩むようになっていることとは，無関係ではないように感じられる．

豊嶋良一（とよしま・りょういち） 略歴

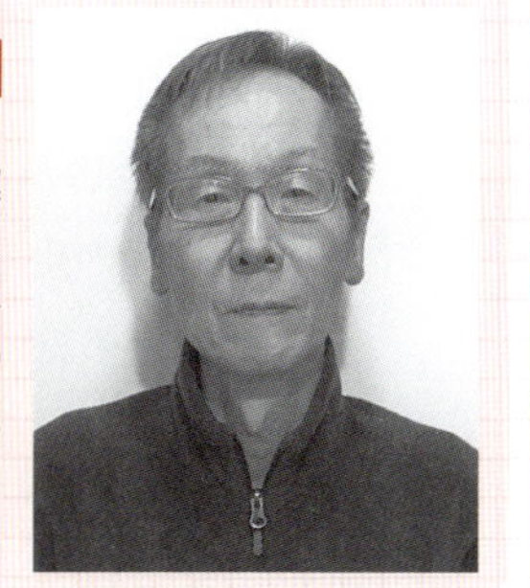

1947年愛媛県南予地方の農村で生まれ育つ．父は元陸軍軍医．カトリック・ドミニコ修道会が運営する愛光学園聖トマス寮で6年間を過ごす．東大医学部在学中，全共闘運動・学生ストライキに遭遇．臺 弘教授の講義，土居健郎教授，安永浩助教授，中井久夫講師らゼミに出席．1973年東大病院精神神経科入局．1976年埼玉医大精神医学助手．個人的関心テーマは統合失調症脳の脳波解析から主観的体験（意識）の神経生理学，精神病理学・科学哲学にシフト．2015年埼玉医大教授職を定年退職．現在，フリーランス精神科医として外来・病棟診療に従事．

われわれはどう生きるか，その確かな「根拠」はいずこに？

患者たちは何らかの「生きづらさ」を抱えてわれわれのもとを訪れて来る．その患者たちに，われわれは治療者としてどのように向き合うのか．患者に向き合うわれわれの生き方・在り方そのものが一つの治療である．このことは，臨床家として歳を重ねれば重ねるほど，切実にわかってくる．

では，自分はどのような生き方をしているのか．どのような生き方を善しとしているのか．その根拠を既存の宗教・思想に求めることは，困難となってすでに久しい．この困難を招いた最大の要因は近代科学かもしれない．ならば近代科学はそれに取って替わる新たな価値観をわれわれに提示しえただろうか．これもまた，否であろう．心とは何であるのか，生きる幸福感はどこから来るのかを問い，しかるべき価値観・倫理観を再生・根拠づけしうる新たな科学哲学が求められている．

2 「新しい自然主義」と「新しい精神の科学」

自然主義

希求される新たな科学哲学は，自然を超越した絶対的な存在を措定しない「自然主義」に立つことになるだろう．「自然主義」とは，『大辞林』第3版[2]によれば，「①〘哲〙存在や価値の根本に自然を考える立場の総称．一般に，超自然的なもの（理想・規範・超越者など）の独自性を認めず，自然的なもの（物質・感覚・衝動・生命など）を基盤にして物事をとらえる．㋐倫理学で，善や規範を超越的な原理からではなく，感覚的経験から導出する説．また，内的あるいは外的自然に即した生活を旨とする主義．㋑宗教上では，『神即自然』というスピノザの思想のような汎神論にほぼ同じ」とある．

21世紀の「新しい自然主義」

しかし一方で，われわれは心身二元論や物質一元・要素還元主義を採るわけにはいかない．では，新たな自然観・人間観をどう描けばよいのか．このテーマに取り組んだものとして，科学史・科学哲学の泰斗，伊東俊太郎の講演集『変容の時代―科学・自然・倫理・公共』がある[3]．ここでは，宇宙進化とそこで生まれた生命現象は，創発自己組織化現象とされ，ヒトの精神現象はこれに含み込まれた存在であると考えられている．こうした新しい自然観・人間観のもととなるのは，20世紀後半からの2つの知の領野の通底・統合である．その領野の一つは，進化学（宇宙論，DNA発見以降の生命進化・行動進化学[4]）である．もう一つの領野は，「主観的体験（意識）」についての哲学（現象学）[5]と神経生理学を結びつける神経現象学（neurophenomenology）[6-8]である．これら領野を通底・統合した「新しい自然主義」に基づく精神現象理解を，筆者は「新しい精神の科学」と呼んできた．そこでの人間存在理解[9,10]を以下に素描してみたい．

表 1 遺伝子選択の原理，形成された生得的行動と根源的願望

遺伝子選択の原理	形成された生得的行動	体験される根源的願望
1. 自然選択（狭義）	生殖を完遂するまで生きのびる行動	「医食住」願望 死にたくない からだは痛くも苦しくもなく，健やかでありたい 日々の食べ物が手に入るようでありたい 身を守る居場所・ねぐらが欲しい
2. 性選択	生殖に有利な相手と配偶・独占し生殖する行動	配偶願望 魅力的（=生殖に有利）な配偶者を得たい，交わりたい その配偶者を独占していたい
3. 血縁選択	遺伝子を共有する血縁者の生存・生殖を支援する行動	「家族・血縁の絆」願望 何よりわが子・わが孫たちを愛し，慈しみ，睦みあいたい 血縁者たちと助け合い，楽しみを分かち合いたい
4. 群れ社会内選択	群れのなかで生存・生殖するのに適した行動	「群れで仲良く過ごしたい」願望 協力し合って生活の糧を得る部族集団のなかに，自分の居場所と果たせる役割が欲しい まわりから自分の存在を認められていたい
5. 文化内選択	部族・家族の「物語」を編みながら辛苦に耐え，希望を生きる行動	自分と家族・部族の「生きがいのある物語」を生きていたい

（長谷川寿一ほか．進化と人間行動．2000[4]／豊嶋良一．最新精神医学　2016[9] を参考に作成）

◆精神現象は進化で生み出された被造物

宇宙はビッグバン以降，創発自己組織的に進化した[3]．さらに地球上では三十数億年をかけ，生命現象も進化してきた．生命現象の進化とは，ランダムに突然変異を続ける遺伝子群のうちで，その生態環境下での生存・生殖によりいっそう有利な遺伝子群が後代の子孫により多く広まるという現象であった[4]．生命進化現象がこのように，「生存・生殖により有利な方向に向かう」という「究極要因（ultimate factor）」によって導かれたことの必然的帰結として，生命現象の仕組みには合目的性が組み込まれた．その結果，生命現象のすべては，合目的的有意義性（意味）を帯びることとなった[10-12]．

◆神経現象と生得的行動の進化原理

生存・生殖によりいっそう有利なゲノムが選択されるという生命進化原理は，生得的行動のためのニューロン群協調発火の仕組みを形成する遺伝子群の進化にもあてはまるはずである．この場合の進化原理とは，その生態環境下で，自らをとりまく環境状況を認識し，時々刻々，より適切に行動することで生命の存続・生殖をより確実にするニューロン群協調発火機構を形成する遺伝子の選択・蓄積であった．その遺伝子選択原理は，さらに次のように分類できる．すなわち，① 自然選択（狭義），② 性選択，③ 血縁選択，④ 群れ内選択である（表 1）[4,9]．これらの遺伝子選択原理をもとに，各種の生得的行動が形成された．すなわち，① 生命の維持・安全確保・防御の行動，② 配偶者の獲得と生殖・配偶者防衛，③ 遺伝子を共有する血縁者間での利他的行動，④ 群れのなかでより確実に生存・生殖するためのふるまいである．これら，①～④ の行動を促進する遺伝子が次世代以降により多くの子孫（=複製遺伝子）を残してきたのである．

◆最上位層神経回路網の進化

こうした神経系進化の結果，神経回路網の最上位階層として，視床-大脳皮質系における双方向性回路網が形成された．この双方向性回路を介して，脳局所のニューロン群協調発火パターンが広域的に相互作用する結果，ニューロン群協調発火は時々刻々，大域的に統合・融合・一体化し，その環境状況下での生存・生殖に最適な行動が発現される[6]．さらに，大きな群れで生活する霊長類の回路網は，群れの他者の回路網と交流しあうことで生存・生殖を有利にする方向へと進化した（社会脳仮説）[4]．ヒトの場合，この回路網機能は，自他の行動の「意味」[10] をコトバで表現することができるまでに進化した．この回路網の最上位層において成り立っている神経現象は，近年，ダイナミックコアやグローバルワークスペースと呼ばれ，「主観的体験（意識）」現象に対応する意識相関神経現象（neural correlates of consciousness：NCC）として研究されている[6]．

◆主観的体験（意識）と意識相関神経現象（NCC）

覚醒しているヒトは，自らの存在を「主観的体験（意識〈consciousness〉）」として体験している．この「主観的体験（意識）」は，確かに存在し，知のすべての根底でもある．にもかかわらず，当事者以外の他者からはこれを直視しえず，その存在を他者に対して証明することすら不可能である（哲学的「ゾンビ」問題）．したがって主観的体験（意識）そのものを科学の直接的対象とすることは原理的に不可能である．一方，神経精神医学の知見によれば，この主観的体験は神経現象と強い関係性のうえに成り立っていると考えざるをえない．しかしながら，いくら神経現象を眺めてみても，そこに主観的体験を見出すことはできない．主観的体験（以下，C）と神経現象（以下，C′）の関係性を問う「心身問題」は，科学と哲学の最終問題の一つであるといっても過言ではない．

◆中立的一元論

心身問題についてはさまざまな仮説が提唱されてきたが，現時点で最も納得がいく仮説は「中立的一元論」[9,13,14] ではないだろうか．この仮説では，C と C′のどちらか片方が原因であり，他方がその結果であるという因果関係性は否定される．では，両者の関係性はいかなるものなのか．筆者の描く中立的一元論では，精神現象本体として存在する X を想定し，これがわれわれに認識可能な形で姿をみせる相面が 2 つあり，その相面が C と C′であると考えるのである．当事者 A 氏の精神現象本体 X の一つの相面である C には，本体 X が直接的に投影されて映し出されており，これは当事者 A 氏によってのみ，主観的体験内容として体験される（仮定 1）．X の第 2 の相面である C′は，A 氏の X を観察者 B 氏が外部から観察する際に見える相面である．この相面 C′には，意識相関神経現象（NCC）として X が映し出されている（仮定 2-1）．ここに映し出される NCC は，何らかの手段で観察者 B 氏に感知可能な形態に変換され，B 氏の五感を通して B 氏の本体 X にまで入力され，B 氏の主観的体験 C のなかの一画面 C′として映し出され，観察者 B 氏はこの C′から，A 氏の C や本体 X のありようを想像することになる（仮定 2-2）．上述の仮定によれば，C と C′は，本体である1つの存在Xの2つの側面であり，それゆえCとC′は必然的対応関係（伴立関係〈entailment〉）[6] にあることになる．

上記の立場は，「存在論的一元論・認識論的二元論」[14] とも呼ばれている．ただし，精神現象の根源的存在Xそのものについては，われわれには直接的認識が不可能であり，不可知である，と控えめに仮定することになる．このように「新しい自然主義」は，人間の知には限界があることを認め，「存在」の神秘に対して拔かれた態度をとる[9]．

◆生き方の根拠となりえる「根源的願望」

自然主義では，倫理の根拠を絶対者からの啓示におくことはしない．では，自然主義では，何をもってわれわれの生き方の規範の根拠と考えるか．古来，ヒトの生き方のその根拠とされてきたのは，一つは理性に基づく「善」，もう一つは感性に基づく「快」であった．このうち，生き方の根拠となりうる「快」とは，心の内奥から否定しようもなく湧いてくる「根源的願望」の実現に伴うものとされよう．この「根源的願望」は，自らの内奥からおのずと絶えることなく湧いてくるものであり，満たされると幸福感が湧いてくるものである．この願望の存在は，自らの内的体験の奥底にこれを探り出すことによってのみ，認識しうるものである[9]．

このようにして体験され探りあてられた各自の「根源的願望」が普遍的で妥当なものであることは，どのようにして納得することができるだろうか．その納得の方法とは，各自が内的に体験する「根源的願望」と生命進化の原理（表1）とを照合することである[9]．両者の照合によって，自らの内奥から湧きだしてくるこれら「根源的願望」もまた生命の進化原理で形成されたことが，誰しもの心底において実感されるであろう．こうして実感されるのはすなわち，① 健康・食糧と安全の確保の願望，② 配偶者独占・性愛の願望，③ 血縁者間の情愛・利他的願望，④ 群れを同じくする仲間と互いに存在を認め合い，助け合って過ごしたい願望である．さらに群れとして生き，言語と知性を獲得したヒトにとっては，⑤ 自分と家族・部族の「生きがいのある物語」を生きていたいという願望も根源的な願望の一つであると思われる．意識を駆動する「普遍的無意識」（Jung）とは，これらの「根源的願望」のことであったと考えられる．伝統的な神話・宗教・道徳はこれらの根源的願望の現れであったとみなすことも可能である[9]．

◆共有可能な価値観と社会理念

各自の内的な「根源的願望」を行動進化の諸原理と照合することで，各自の「根源的願望」の内実が実はヒトにとって普遍的で妥当なものであることを互いに確かめ合うことができる．そこから，良き社会を共に営むための，共有可能な理念を導き出すこともできる．こうした「新しい自然主義」に基づく社会思想はまだ揺籃期にあるが[3,15]，「新しい自然主義」はいずれ，人類の諸伝統文化に潜在してきた普遍的価値を再発見・継承し，社会を営む指針を提供してくれるだろう．

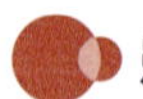

3 「新しい精神の科学」と精神科臨床の根拠・目的

いよいよここから本題に入ろう．精神科臨床を「新しい精神の科学」の立場から眺めなおしてみよう．

患者における根源的願望挫折の危機

たいていの場合，精神科を訪れる患者は，何らかの根源的願望挫折の危機感を体験している．たとえば，身体表現性障害やパニック症の患者は疑似的にではあるが，身体的生命の危機を体験している．境界性パーソナリティ障害患者は，しばしば，配偶関係や血縁関係での根源的願望の危機を主観的に感じている．適応障害患者が体験しているのは，根源的願望の一つである「群れのなかで自分に居場所があり，自分の存在を仲間に認められていること」についての危機感である．抑うつ反応の患者もまた，困難な状況に直面し，願望実現からの撤退を余儀なくされる危機を感じている．実現しえない願望の追求から撤退し，まわりからの支援を求める神経回路網は「抑うつ反応回路」とでも名づけることができようが，これもまた進化で形成され，本来は合目的的なものとみてよい．この神経回路の誤作動が内因性気分変調である[9]．統合失調症では何らかのパスウェイを経て，NCC の意味統合機能に支障が生じていると想定される．その結果として，患者は自己の存立の根源的危機に直面する．またある種の神経発達障害では，他者の回路網と交流しあう機能が不十分で，自他の行動の意味を観取してコトバで表現することを苦手とする結果，二次的に，根源的願望の挫折が生じうる．

患者が求めるのは根源的願望挫折からの立ち直り

精神科臨床の場に患者が求めるものは根源的願望挫折の危機からの立ち直りである．そのためには，その危機・挫折の意味・由来を患者自身が理解することが重要である．その理解は治療者との対話によってもたらされるだろう．この対話のなかで，もし治療者が患者の生活展開に意味連続性切断部分を感知した場合には，別途，その意味連続性切断をもたらした生物学的異常への対応を，治療者が探索することになる[10]．

患者と治療者をつなぐ命綱

臨床場面では治療者と患者を結ぶ命綱が必要である．その命綱は，理性的な愛であるとともに，理性を超えた，ヒトとヒトとを結びつける根源的な絆である．この根源的な絆は，友愛的であったり，血縁愛的（父性愛・母性愛，兄弟姉妹愛）であったり，配偶愛的でありうる．これらは精神分析家から「感情転移」と呼ばれたものではあろうが，それよりむしろ，この絆・愛は生命の根源から湧き出るものと受け止めてよいのではないだろうか[9]．

4 おわりに

治療者と患者が目指すのは，否定のしようがない根源的願望の何らかの形での実現である．根源的願望に関する知は，患者の抱く不安・苦しみ・痛みを癒すための道程を照らしてくれる．既存の宗教・イデオロギーを通底する「新しい精神の科学」によって，心の健康と自己実現への道，心の癒しと再生への道，目指すべき共同社会の理念がみえてくることが期待される．

文献

1）渡辺京二．逝きし世の面影．平凡社；2005.
2）松村　明（編）．大辞林，第3版．三省堂；2006.
3）伊東俊太郎．変容の時代．麗澤大学出版会；2013.
4）長谷川寿一，長谷川眞理子．進化と人間行動．東京大学出版会；2000.
5）呉羽　真．生活世界における心―意識の問題と現象学の自然化．哲学論叢 2008；35：58-69. http://hdl.handle.net/2433/96281
6）Edelman GM. Wider than the Sky：The Phenomenal Gift of Consciousness. Yale University Press；2004／冬樹純子（訳）．脳は空より広いか―私という現象を考える．草思社；2006.
7）Varela F. Neurophenomenology：A methodological remedy to the hard problem. J Conscious Stud 1996；3：330-350.
8）山口一郎．感覚の記憶．知泉書館；2011.
9）豊嶋良一．「新しい精神の科学」からみた生命現象としての「宗教と精神療法」．最新精神医学 2016；21（1）：13-20.
10）豊嶋良一．「了解可能／不能感」と「生物学的正常／異常」の対応関係についての試論．精神経誌 2017；119（11）：827-836.
11）Granit R. The Purposive Brain. MIT Press；1977／中村嘉男（訳）．目的をもつ脳．海鳴社；1978.
12）Tinbergen N. On aims and methods in ethology. Z Tierpsychol 1963；20：410-433.
13）増田　豊．洗練された汎心論は心身問題解決の最後の切札となり得るか―パトリック・シュペートの「段階的汎心論」のモデルをめぐって．法律論叢 2015；87：69-99.
14）浅見昇吾．脳神経倫理と認識論的二元論―ハーバーマスの試みをめぐって．Osaka University Knowledge Archive：OUKA，2010. http://ir.library.osaka-u.ac.jp/dspace/
15）広井良典．ポスト資本主義―科学・人間・社会の未来．岩波新書；2015.

8 人生相談の立場から

野村総一郎
日本うつ病センター，六番町メンタルクリニック

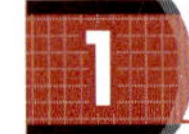 はじめに

小生が読売新聞「人生案内」の回答者を始めたのは2006年（平成18年）1月のことであるから，もう12年も続けていることになる．そもそも「人生案内」は1914年（大正3年）に始まった「身の上相談」に端を発し，これまで戦前・戦中・戦後を通して100年以上も続いている人気コラムである（一説には，読売新聞で真っ先に読まれるのが4コマ漫画と人生案内だという）．回答者の陣容をみると，時代を代表する論客により構成されていて，まさに百花繚乱の趣がある．そのなかにあって，小生のような無名の軽輩がかくも長期に担当させていただいていること自体おこがましいのであるが，これもあまり肩肘が張らないようなレベルで自由に書かせていただける読売新聞編集局の心の広さによる部分が大きい．

ただそうはいっても，人生案内は「人々の悩み解決という実用性」，「新聞の家庭欄としての情報や知識の提供」，それに「読み物としての若干の娯楽性」と，多くの役割をもっており，もちろん間違ったことを書けば一大事になりかねず，全国読者からの反響もある程度意識せざるをえず，また最近は英字新聞にも翻訳して掲載されるので，外国の読者からの反響もあり，「気楽にやってますよ」と簡単に言うわけにはいかない．曲がりなりにも経験を積んで新聞メディアというものがある程度わかってくるにしたがって，かえって緊張の度を強めている面があるのが正直なところである．

野村総一郎（のむら・そういちろう） 略歴

1949年広島県生まれ．
1974年慶應義塾大学医学部卒，1985年テキサス大学医学部ヒューストン校神経生物学教室，1986年メイヨ医科大学精神医学教室，1988年藤田保健衛生大学精神医学教室助教授（医学博士），1993年国家公務員等共済組合連合会立川病院神経科部長，1997年防衛医科大学校教授，2012年防衛医科大学校病院病院長，2015年一般社団法人日本うつ病センター副理事長，六番町メンタルクリニック所長．
著書に『人生案内―ピンチをのりきる変化球』（日本評論社，2013），共編著に『多様化したうつ病をどう診るか』(2011)，『抑うつの鑑別を究める』(2014)，『標準精神医学 第6版』(2015)〈以上，医学書院〉がある．

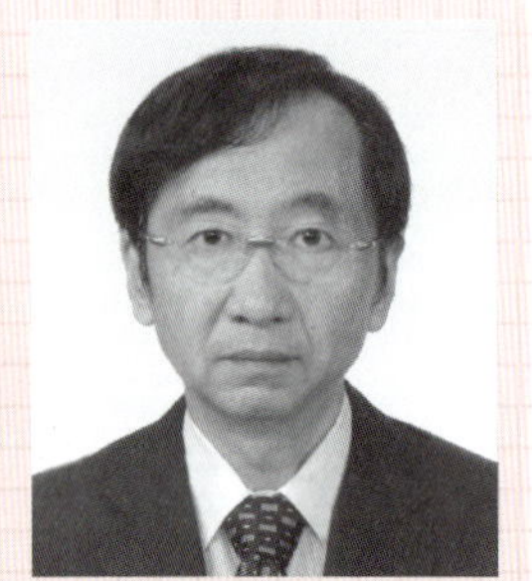

そのような現況にあって今回の執筆依頼をいただいた．これを機会として，精神医療との関係を含めて，人生案内の自分流執筆スタンスについて考えてみようかと思う．

2 人生経験に根差す回答を

まず，回答者としてかくあるべし，という基本哲学のようなものはまったくもっていないことを述べておく．あえていえば，「かくあるべし」よりも，「これだけはやらないようにしよう」というルールは自然発生的にもつようになった．それは「相談の対象者に何か診断名のようなものをつけて，それでおしまい」という形には絶対にしたくない，ということである．

なぜこれを避けるのか？ 理由は単純で，他の新聞や雑誌の人生相談で精神科医が回答しているのを読むと，こういうタイプの回答が多いのだが，これはまったく役に立たないし，読み物としてみても面白くないな，と感じられるからである．

精神科医というのは基本的に病理モデルで仕事をするので，つい「診断をつけて終わり」となりがちである．しかし，それではいかにも「医者の回答」という形となって，人生相談というより，医療相談に近くなってしまう．言い換えれば，医療的な視点ではなく，専門性を抜きにしたところで，人の悩みを考えてみたいわけである．そもそも臨床家は患者さんとのかかわりのなかでいろいろな経験をさせてもらって，人生を教えていただいている．それで鍛えられた自分の感性が，精神科の窓口を離れて，人生相談でも通用するものかどうかを試したいのである．

そして，これに関しては他の職業の回答者と精神科医の回答者とではまったく違いがないと考えている．人生案内の他の回答者のほとんどはもちろん医者ではなく，したがって医療的な方法論をもってはいない．弁護士が法律的な方法で回答する，ということもまったくないとはいわないが，そこでは弁護士の知識が期待されているわけではない．まして評論家や作家の回答者には専門性の立場というものがなく，いわば徒手空拳で相談に向かっていかざるをえない．そこでは特殊な専門性よりも「人生酸いも甘いも噛み分けた」立場からの意見が期待されているのだ．そして，これは精神科医においてもまったく同じであることを常に心したいわけである．

3 「専門家に聞け」という回答はありうるか？

もう一つ，「それは専門家の所に行ってすぐ相談しなさい」という回答を極力避けることにも心がけている．たとえば，「何をやってもゆううつで困っている」という相談への結論が，「それは精神科にかかるのがいちばんです」という回答でよいかどうかである．こういう答えは「それを言っちゃあ，おしまいよ」とでも言いたくなる回答であり，「読み物としての人生相談」という見地からは，まったく面白くない最低レベルの答えのように思える．事実，読者からの回答批判のなかでいちばん多いのが，この種のものであるようだ．しかし，専門的な見地からすれば，これがベストアンサーであることも決して珍しくないのである．専門家に行けば一発で解決するのに，なぜ行かないのだろう，と不思議になるような相談にはこう答えたくなるわけである．ではなぜ世の専門家のもとを訪ねずに，新聞などで相談するのであろうか？ まず，こういう専門家がいることを知らない場合が考えられる．たとえば，病気だと思っていないために「病院に行く」という発想がまったくないような場合，「病院にかかってください」というのは，目から鱗の答えとなるだろう．ただ，こういうケースはいわば医療相談なので，精神科医があまりこれを続けると人生案内が成立しなくなる可能性もあり，この回答の乱発はやはり避けたいところであろう．

もう一つありうるのは，「どこかに聞いたらよいのは何となくわかるが，どこに相談すればよいのか？」と真正面から尋ねているような場合である．たとえば，「これは市役所の福祉窓口で聞いたらいいですよ」，「就労支援センターが詳しいですよ」などが回答になるし，「税理士さんという仕事はそういうことをやる職業です」というように答えるのがいちばんよいであろう．ただ，こういう相談にはやはり専門性が必要なので，回答者にいろいろな業界の人を集めておく必要が出てくる．人生案内の場合，専門性がものすごく重視されているわけではないが，そこは微妙に配置が成されているように思われる．

では「専門家に聞け」という回答がいちばんまずいのは，どのような相談だろうか．それは明らかに「専門家というのがいない」，「専門家に聞いても答えが得られない」ような悩み相談であろう．こういう相談こそ人生相談の出番だな，と思われるわけで，そこで「専門家に聞け」という答えを出すと，「ふざけるな」という読者から，あるいは相談者からの反応となりかねないのである．

以上のようなポリシーでやるのが原則なのだが，その場合の問題点は「難問奇問ばかり集まるようになる」ということである．いや，これを「問題点」と言ってはいけないだろう．人生案内の回答を続けると，「悩みは不定形である」という思いを強くする．診断とか法律論だけで片づかないような悩みが次々やってくる．その場合に，機智に富み，実際に有効な答えをぶつけてみたい．もちろんうまく答えられるとは限らないが，「不定形」に対して「無手勝流」で答えられたときの充実感だけを頼りに進むしかないのだろう．

4 精神医療と人生相談の解決モデルの違い

「相談者の機能不全に注目して，それを正す」という点では，精神科臨床と人生相談の解決モデルは共通しているが，多くの点で違いもある．そこを整理してみたい．

小生は相談内容に精神病理学的な要素が大きいような場合，当初は人生相談からそれを外していた．これはいうまでもなく，精神疾患に対する偏見ではなく，医療相談が別のコーナーにあるために，人生案内では異常心理学的な要素の少ない相談を優先せざるをえないということであった．しかし，最近は次第にそこが不明確になってきた．それは一つには他の回答者とのバランスということである．つまり，相談者のジャンルを問わず人生相談には病気絡みの相談がどうしても多くなるが，精神科医ではない回答者は，異常心理・正常心理の区別にはかなり鈍感であり，そのためにかえって（精神科医からみると）意表を突いた回答ができる面もあることに気づいたからである．また，明確に精神障害の診断を受けていて，その処遇や家族関係についての深刻な相談が，小生のもとには思いのほか多く寄せられるようになり，それを正常心理モデル，異常心理モデルと区別することはかえって難しいと感じたからでもある．

人生相談と精神科臨床でもう一つ大きく違っているのは，回答がその場で要求されるのか，場合によっては延長することができるのかという点である．精神医療では一発で問題を解決する，ということは必ずしも求められてはいないであろう．答えが曖昧なままで次回診察に持ち越されても構わないし，何年も持ち越されることも決してまれではない．最終的に何らの解決になっていない場合すら，「ケアをする」ことでその役割を果たしうる．これに対して人生相談では「解決方法は今のところありません」，「わかりません」と言うことは許されない．つまり「答えは必ずある」というのが大原則である．これは人生相談の「読み物としての属性」のためである．つまり，相談者だけではなく，読者のことも意識して執筆する必要があるのだが，与えられるスペースが限られており，かといって「次号に続く」と先送りはできない．いわば「1回完結の物語」としての構成が求められているために，その場での歯切れの良い回答が要求されるわけである．

5 人生相談の意義と限界

そして，人生相談には何よりも多くの方法論的限界がある．たとえば精神科臨床ではこちらから相談者に質問することができ，対話のなかで事を運びうるのに対して，人生相談は一方的で，寄せられた手紙が唯一の情報源である．つまり，そこでは「事態の明確化」というのができにくいし，こちらの答えに対する相手の反応を見て対応を修正することもできない．いわば精神科医の得意技の多くが封じ込められた形で展開される．それでも「正解」を出す必要があるのである．

ただ，人生相談の答えが解決として有効だったのかどうか，相談者が救われたかどうかは，基本的にはわからない．つまり，「言いっぱなし」といっては適切ではないかもしれないが，結果の検証ができにくいという問題もある（もっとも，回答が掲載されてから，相談者からの礼状が届くことも珍しくはない．「あの回答で救われた」といったお言葉をいただくと，やはり嬉しいし，やりがいにつながることはもちろんである）．

このように考えると，人生相談というのはかなり粗雑な行為であって，そもそもあんなに短いスペースのなかの，短い言葉の力で，深刻な悩みを解決することなどできるのか，できなくても，半ば強引に「あたかもできるように運ぶ」のだから，これはむしろ文学に近いのであって，悩み解決の方法としては疑問符がつくという見解もあるかもしれない．

確かに，回答者が多分野にわたることからわかるように，人生相談には「診断」という行為概念は存在しないし，ましてこれの有効性を裏づけるエビデンスといったものもあるわけではない．回答とは，その時点であがっている情報からの印象であって，それが絶対正しいと保証されているものでもない．基本的には回答をどう判断するかは，相談者に委ねられる構造である．しかし，回答の与えるインパクトはこちらが想像するよりはるかに大きいと感じさせられることもあり，そういう場合には「回答者の責任」ということにも思いを致らされる．いや，むしろ臨床に負けずとも劣らない負荷がかかることも多いのであって，特に，新聞の読者という，ある意味での審判的存在からの厳しい評価を受けることがあり，これが大きなプレッシャーとなるわけである．そもそも精神科の診療は基本的に密室の中で行われる，すぐれて個別的な行為であるが，人生相談では相談者一人ではなく，読者という大群衆が存在する（2017年前半の読売新聞朝刊の販売数は900万だそうである）．もちろん回答を考える時点ではあくまで相談者を中心に考えたとしても，これを読んだ人が何らかの生活のヒントにしたり，自分と共通した悩みから脱却できたり，その問題を考える契機となったり，多くの人々に役立つ可能性がある．これが実感される時こそ，人生相談回答者の最大の喜びといえよう．

6 精神科臨床に役立ったこと

次に，小生の本業である精神科臨床に人生相談が役立った面があるかどうかにふれたい．これは結論からいえば「おおいに役立っている」ということになるであろう．

まず，やはり自分の教養の幅を広げた，といえば，口はばったい言い方になるかもしれないが，実にいろいろな勉強をさせていただいたのは間違いのない実感である．やはり回答をするためにはかなり勉強をすることが必須である．ただ，「カントやデカルトを読んで『人生哲学』を学ぶ必要があった」ということではない．「フーテンの寅さんのように老後を過ごすことが理想だ」という高齢者からの相談や，「マンガのNARUTOの登場キャラの死が忘れられない」という中学生からの相談に答えるために，「寅さんだったらどう答えるだろう」と考えて，寅さん作品のDVDを全部観てから回答したし，NARUTOの全55巻も読破してから答えた．まあ，小生はややオタク傾向があるからできるという面も否定できないが，人生相談をやっていなかったら，こういう体験はしなかっただろうし，一般教養を身に着けるために役立っていることは確かであろう．

小生に役立っているのはそれにとどまらない．自分の精神療法の技術を高めることにも有用である．オーソドックスな精神療法は，患者に生き方を教えたり，お説教をしたり，人生への正しい適応の仕方を講義したりするものではない．そのようなことをすれば，患者の自我の確立を遅らせ，神経症的な面や依存性をいっそう高めてしまうであろう．あくまで患者が自分で成長するのを助ける作業が精神療法である．それは何ら変わることはないのだが，日本人の患者の多くは，「あなたが成長するのが治療の目標です」という考え方には納得していないのではないか．本音をいえば，人生相談のように「答えを教えてほしい」と期待しているのかもしれない．そして，人気のある臨床家というのは，薬の処方がうまい，ということより，案外人生相談的な色彩をもった臨床ができる医者である可能性もある．たとえば「会社を辞めるべきでしょうか？」という質問に対しては，「あなたはどう考えているんですか？」と返すよりも，「もう辞めちゃえ，辞めちゃえ」と言ってほしいのかもしれない．ただ，そのような期待があるときには，患者は回答をすでに自分でもっているのであり，基本的にはそれに沿った答えを欲しがっているものである．それを患者とのやりとりの行間から拾い出してくること，そのコツといったものを人生相談から学ぶことができたと思っている．人生相談への良い答えというものがあるとしたら，とにかく繰り返し繰り返し，相談文を読むこと．そして読めば読むほど，「答えは相談のなかに隠れている」という真実に気づくものである．相談者は悩み悩んで，いわば自分の悩みについてはプロ中のプロである．そんなプロに誰もかなうわけもないのだが，水面すれすれにまで答えが出ていてもそれに気づかずにいて，もどかしい思いをしている．その段階で相談してくるわけである．そこを整理し，その人にとってのベストアンサーを水面上まで引き上げてあげる．これこそ人生相談の極意であり，それは精神科の臨床にも通じる点でもあろう．

7 おわりに

長年続けている新聞の人生相談回答者としての経験に基づいて，精神科医として心がけていること，人生相談の意義と限界，精神科臨床との対比を中心に述べた．本来なら，人生相談からみえる日本社会や日本人像の変化も合わせて論じるべきであったかもしれないが，紙数が尽きた．またの機会があればこれらについても書きたいと考えている．

本論は，野村総一郎（著）『人生案内―ピンチをのりきる変化球』（日本評論社；2013．pp204-212）を大幅加筆変更したものである．

9 スピリチュアル・ケアの立場から

平岡 聡
京都文教大学

1 ケアとは？

ここでは，まず「ケア」という行為自体が，人間存在の本源的なあり方に根ざしていることを“仏教的な視点”から明らかにする．そしてその後，数あるケアのなかでも，「スピリチュアル・ケア」について，私見を述べることとする．

「ケア」のつく用語は多い．ヘアケアやスキンケアなど，体の「お手入れ」に関するものから，在宅ケアやターミナルケアなど，医療・福祉的な場面での介護・看護を意味するものまで幅が広いが，ここで問題とするケアは「“人”対“人”」を内容とするケア，すなわち対人援助としてのケアを考察の対象とする．そもそも英語の care は，辞書的には「気遣い，心配，配慮，気配り」等を意味し，人と人との関係を前提にしている．すなわち，ケアするのも人であるし，ケアされるのも人である．

よく言われることだが，人間存在の最初と最後である「誕生」と「臨終」の場面においても，「他者の存在」，あるいは「他者によるケア」が不可避に介入している．誕生時，人は他者の手（ケア）によって取りあげられ，また臨終時，人は他者の手（ケア）によって棺に収められる．そして，生まれてから死ぬまで，人は他者のケアに支えられて生きていくが，その当人も生きているあいだは他者をケアする存在となる．とすれば，この「ケアする／される」という人間存在のあり方は，どこに由来するのであろうか．

これを考える糸口として，仏教の根本思想である「縁起」に注目してみよう．今か

平岡 聡（ひらおか・さとし） 略歴

1960 年京都生まれ．
1988 年に佛教大学大学院博士課程文学研究科満期退学．
ミシガン大学留学を経て，2004 年から京都文教大学教授．
2014 年から京都文教大学学長，現在に至る．
最近の著書（単著）として，『大乗経典の誕生―仏伝の再解釈でよみがえるブッダ』（筑摩書房，2015），『ブッダの処世術―心がすぅーっと軽くなる』（ワニブックス，2016），『ブッダと法然』（新潮社，2016），『〈業〉とは何か―行為と道徳の仏教思想史』（筑摩書房，2016）がある．

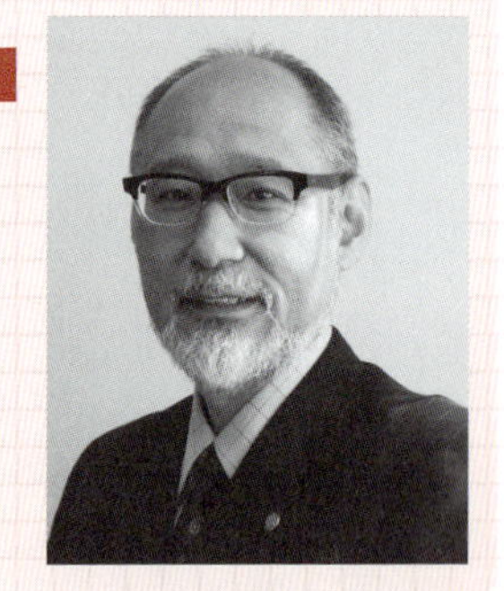

ら約2,500年前，王子として生まれたガウタマ・シッダールタは出家して真理を覚り，ブッダ（〈真理に〉目覚めた者）となった．この時に目覚めた真理が「縁起」といわれている．日常語としてもよく使われる縁起だが，本来の意味は，文字通り「〈何かを〉縁として起こること／〈何かに〉縁（よ）って生起すること」をいう．つまり世の中のすべてのものは，他者の助けを借りて存在しているのであり，独立自存（他者の助けを借りずに，自らの力で存在する）のものはないというのが縁起の考え方である．つまり，すべてを“関係性”あるいは“因果律”のなかでとらえようとするところに，縁起思想の特徴があるといえよう．

縁起思想は，時間と空間の両面にかかわる．時間的には，過去を原因として現在という結果が，現在を原因として未来という結果があると考える．たとえば，種が地中に播かれ，太陽光と水が適度に与えられれば（過去の因），芽が出て花が咲く（現在の果）．そして，さらに太陽光と水が適度に与えられれば（現在の因），そこに実が成るであろう（未来の果）．時間的には，このような因果関係のなかで縁起を考えることができる．

一方，空間的に縁起を考えるとどうなるか．視覚的に最もわかりやすいのは，紙の表裏の関係であろう．「表だけの紙」や「裏だけの紙」は存在しない．表を縁として裏が，裏を縁として表が存在する．つまり，表も裏もそれ単独では存在しえず，一方は他方の助けを借りて存在することになる．表裏の関係だけでなく，相対する概念は「二つで一つ」あるいは「不二（二つではない）」と考えなければならない．

たとえば，夫妻関係も同じである．未婚の男性を夫とは呼べないし，未婚の女性を妻と呼べない．夫を縁として妻が，妻を縁として夫が存在しうるのである．親子関係も，将来「親」と呼ばれる人間がいなければ子は存在しえないが，逆に子どもがいなければ，男性は父，女性は母，つまりかれらは「親」とは呼ばれないのである．「右と左」や「上と下」など，相対する概念はすべて縁起の関係で「互いに支え合う関係」にある．

このように，縁起は時空の両面を貫く真理なのである．仏典ではこれを次のように，定型化する．

これ生ずるがゆえに，かれ生ず．これ滅するがゆえに，かれ滅す（時間）．
これあれば，かれあり．これなければ，かれなし（空間）．

もうおわかりだろうが，ケアを考えるうえで重要なのは，この空間的な縁起である．自己と他者も縁起の関係で結びついている．他者なくして自己はなく，自己なくして他者もない．自己と他者との関係は「紙の表と裏」のように視覚的に不可分の関係にないので，「両者は縁起で，不可分の関係にある」といってもわかりにくいが，自己存在を規定・定義すれば，両者が不可分の関係にあることは容易に理解される．

「私は○○である」の「○○」にはさまざまな言葉が入りうるであろう．たとえば，「男」，「日本人」，「大卒」など，無限にある．しかし，どのような言葉がここに入ろうとも，その答えはすべてある一点で共通する．それは何か．答えは「他者の存在を前提にしている」ということだ．「私は男である」という規定は，「男でない者」すなわち「女」の存在がなければ，意味をなさない．つまり「女」の存在を前提にした規定である．同様に，「私は日本人である」という規定は，「日本人でない者」すなわち「外国人」の存在がなければ，意味をなさない．そんなことはありえないが，この地球上に日本人しかいなければ，「私は日本人である」ことは意識されないし，そのように自己規定することもないだろう．

ともかく，「私」を規定しようとしているのに，そこには「私ならざる者」，すなわち「他者」が不可避に介入してきている．こういうわけで，自己と他者とは縁起の関係で結ばれ，一方が他方を「支える／支えられる」関係になっているのがわかるだろう．この「支える／支えられる」という縁起の関係こそ人間存在の本源的なあり方であり，「ケア」という行為はこの本源的なあり方に根ざしていると考えられるのである．

この問題を，少し違った観点からも考えてみよう．われわれは鏡を見るという行為を日常的に行うが，これも人間存在の本質を考えるうえで実に興味深い．人間の身体のうちで，その人個人を端的にあらわす身体的部位は「顔」であり，またその顔のなかでも「目」であろう．しかしながら，人間はその自分の顔，ましてや目を直接自分で見ることはできない．間接的に鏡に映し出された像を見てしか，自分の顔や目を認識できないのである．

同様に，自分という存在は確かに存在するが，しかしそれ単独では自分を意味づけることが不能であり，「他者という鏡」に映し出された自分を手がかりに，自分を意味づけるしかない．これを鷲田は，自己存在を「他者にとっての他者」，そして自己と他者との関係を「相互補完的」と表現したが[1]，鷲田を待つまでもなく，ブッダは2,500年前において，すでに自己と他者との関係を「縁起」と喝破していたのである．

2 スピリチュアル・ケアとは？

では次に，スピリチュアル・ケアについて考えてみよう．縁起思想に基づけば，人間は「ケアする／される」存在として生をスタートさせる．そして死ぬまで，さまざまなケアをしたりされたりしながら生きていくわけであるが，その数あるケアのなかにスピリチュアル・ケアが存在する．ではこの場合，「スピリチュアル」とはどのような意味で使われているのか．

浜渦によれば，この語は日本語には訳しにくく[2]，「宗教的」と訳されることもあるが，それは「宗教的（religious）」という意味ではないし，「精神的」と訳せば，「心理的」とどう違うかが問われることになるし，「霊的」と訳せば，さらに怪しいイメージを喚起することになる．というわけで，これは日本語に置き換えるには厄介な言葉であるがゆえに，「スピリチュアル」とあえて日本語に翻訳せずに使用されているのかもしれない．

しかし，「スピリチュアル・ケア」を考えるうえでは，何らかの定義が必要であるから，ここでは，「スピリチュアル」を，一応「人間存在の根源に関する」とでも理解しておく．つまり，「なぜ私は生まれてきたのか」，「私の人生に意味はあるのか」，「なぜ私は死ななければならないのか」など，人間存在の根源にかかわる不安や苦痛に対する「ケア」を「スピリチュアル・ケア」と理解する．したがって，スピリチュアル・ケアとは，必然的に「科学の知」を超えた領域とかかわることになり，特に宗教とのかかわりは強くなる．これは「科学の知」に対して「神話の知」と呼んでいいかもしれない．

科学の知がわれわれの生活に貢献してきたことは，否定できない事実である．日々の生活のなかで科学の知の恩恵を被らない者はほとんどいないだろう．では，われわれは科学の知のみで幸せに暮らしていけるかというと，そうではない．河合は次のような例[3)]で，これを説明する．

たとえば，途方もない事故で自分の恋人が亡くなったとする．その人が亡くなった理由について，科学の知は完璧に答えることができる．「あれは頭蓋骨の損傷ですね」と．しかしその人が知りたいのは，そういう理由ではなく，私の恋人がなぜ私の目の前で死んだのか，それを聞きたいのである．それに対しては物語をつくるより仕方がない．つまり腹におさまるようにどう物語るか．

物語の創造による苦の克服の典型例を一つ紹介しよう．和歌山毒物カレー事件で大事な息子を失った母の林は，「祈り―希望」という童話（物語）の創造によってその悲しみを乗り越えようとしている[4)]．最愛のわが子を失った苦しみは死ぬまで消えないかもしれないが，しかし子どもを失っても，泣いてばかりいるのではなく，前向きに生きていこうという彼女の意思がうかがわれる物語である．内容については実際にお読みいただきたい．

人間は意味を求める動物であり，意味のないことを延々とやらされれば，発狂することもあることは，アウシュビッツの収容所で実証済みだ．にもかかわらず，われわれの人生は不条理に満ちている．真面目な人間が報われず，罪を犯す人間が幸せを享受することもめずらしくない．そのような人生において“生きる意味”を見出そうとするならば，科学の知だけでは対抗できない．ここに神話の知の存在意義がある．先ほどの林の物語には神が登場するが，それは特定の宗教を前提としたものではない．しかし，宗教は神話の知の源泉であり，さまざまな物語を創造する力を秘めている．

アルフォンス・デーケン（Alfons Deeken）は，スピリチュアリティを「人間の生きる意味や目的を探求する能力／自己を超えた大いなるものとのかかわりを求める能力」と定義[5)]しているが，科学の知に加え，神話の知をおおいに活用しながら，その能力を引き出し，活性化させるのが「スピリチュアル・ケア」ということになるだろう．

したがって，スピリチュアル・ケアの実践者には，さまざまな能力が求められる．共感力や傾聴力といったコンピテンシーはもちろんのこと，さまざまな宗教・哲学・

文学・芸術をはじめとする幅広い知識も必要となるが，ここでは知識以前の問題として，スピリチュアル・ケアのみならず，あらゆるケアに必要な基本的態度について考えてみたい．

3 「ケアする／される」関係とは？

普通に考えれば，「ケアする人間」と「ケアされる人間」の関係は，“する側”が上で，“される側”が下ということになるが，縁起思想をベースに考えるならば，紙の表裏でみたように，これは上下関係（縦の関係）ではなく，並列関係（横の関係）になる．布施を例に考えてみよう．常識的に考えれば，“施す側”が上で，“施される側”が下のように思うが，布施は双方にメリットのある行為なのである．なぜなら，布施を受ける側がメリットを享受するのは当然だが，布施する側は，その布施を受け取ってくれる人がいるおかげで，“善の実践”が可能となるからだ．ではケアの場合はどうだろうか．ケアに関するメイヤロフ（Milton Mayeroff）の名著『ケアの本質―生きることの意味』[6]を手がかりに考えてみる．いくつか重要な言説を抜き出してみよう．

私は他者を自分自身の延長と感じ考える．（中略）さらに私は，他者の発展が自分の幸福感と結びついているものとして感じ考える（p. 26）．

相手をケアすることにおいて，その成長に対して援助することにおいて，私は自己を実現する結果になるのである．（中略）他者が成長していくために私を必要とするというだけでなく，私も自分自身であるためには，ケアの対象たるべき他者を必要としているのである（p. 69）．

私は，自分自身を実現するために相手の成長をたすけようと試みるのではなく，相手の成長を助けること，そのことによってこそ私は自分自身を実現するのである（p. 70）．

その対象の成長を援助する過程の中で，私自身も変容を遂げるのである（p. 128）．

私と補充関係にある対象を見い出し，その成長をたすけていくことをとおして，私は自己の生の意味を発見し創造していく（p. 69）．

ここからも明らかなように，ケアする者とケアされる者は，決して“上下関係”ではなく“並列関係”であり，また「ケアする／される」関係は固定的なものではなく，双方が「ケアする／される」の両義を含み込む関係といえよう．

インドでは仏滅後約300年が経過した後に大乗仏教という新たなタイプの仏教が誕生したが，その基本理念は菩薩思想である．菩薩とは「菩提薩埵（bodhi-sattva）」の略であり，「覚り（bodhi）を求める者（sattva）」の意であるが，その具体的な生き方こそ，縁起思想に基づく「自利即利他（私の幸せは，他者を幸せにすることである）」という理念である．何とメイヤロフの考えに近いことか．メイヤロフが仏教思想を知っていたとは思わないが，真実のもののあり方に即して考えれば，自ずとそうなるということであろう．

これが対人援助のケアの基本姿勢である．この姿勢を普遍的なベースにして，さまざまなケアの特殊性が加味されることになるが，スピリチュアル・ケアの特殊性は，科学の知に加え，神話の知が重要な役割を果たすことを最後に再度，確認しておきたい．

文献

1）鷲田清一．じぶん・この不思議な存在．講談社；1996.
2）浜渦辰二．〈ケアの人間学〉入門．知泉書館；2005.
3）河合隼雄，大江健三郎，中村雄二郎ほか．河合隼雄 その多様な世界─講演とシンポジウム．岩波書店；1992.
4）林 有加．彼岸花．ラジオたんぱ；1999.
5）窪寺俊之．スピリチュアルな存在として─人間観・価値観の問い直し．聖学館大学出版会；2016.
6）メイヤロフ M（著），田村 真，向野宣之（訳）．ケアの本質─生きることの意味．ゆみる出版；1987.

10 中世の日本人にみる不安と癒し
――歴史学の立場から

本郷恵子
東京大学史料編纂所中世史料部

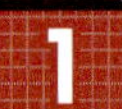 1 限りない分裂

「日本の中世」と聞いた時に，どのようなイメージを思い浮かべるだろうか？ 最も多いのが「よくわかりません」という答えで，「そもそも中世っていつですか？」と聞き返されることもある．時代小説や大河ドラマ，ゲームなどにとりあげられているおかげで，戦国時代に限っては関心が高い．だが実のところ戦国時代というのは中世の最終局面で，近世の統一国家や江戸幕府による管理社会の準備段階である．劇的ではあるが，中世の醍醐味からは，いささか遠いのではあるまいか．それでは中世の本来の姿とはどのようなものだろう？ 限りなく分裂しているが，一方で不思議な均衡を保っている社会だと，私は考えている．

中世の開始は，摂関政治を脱した後三条天皇（1034〜73，在位は1068〜72）の登場に置かれる．後三条に続いて即位した白河天皇は，壮年のうちに譲位して太政天皇となり院政を開始した．太政天皇という称号を略して「上皇」，または太政天皇の御所を「院」と称するところから，「院」とも呼ばれる．自分の息子や孫などの意中の後継者に位を譲って「院」となった者が，天皇に代わって政治の実権を握る方式が院政である．ここに朝廷の主宰者が院と天皇の2つに分裂する．

院政の出現は，地方における生産力の増大・多様な勢力の成長や競合等の状況に対応したもので，全国の富やエネルギーを院権力のもとに統合し，活性化させる意義をもった．同時に，武士を中央政界に呼びこんだために，政争が武力衝突に発展し，全国的な内乱が展開する結果を生んだ．その先に生まれたのが，源 頼朝の草創による

本郷恵子（ほんごう・けいこ） 略歴

1960年東京都生まれ．
1984年東京大学文学部卒，日本中世史を専攻する．
1987年より東京大学史料編纂所に勤務し，『大日本史料』『大日本古記録』等の史料集の編纂にあたる．現在中世史料部教授．

著書に『日本の歴史6 京・鎌倉ふたつの王権』（小学館，2008），『怪しいものたちの中世』（角川選書，2015）などがある．

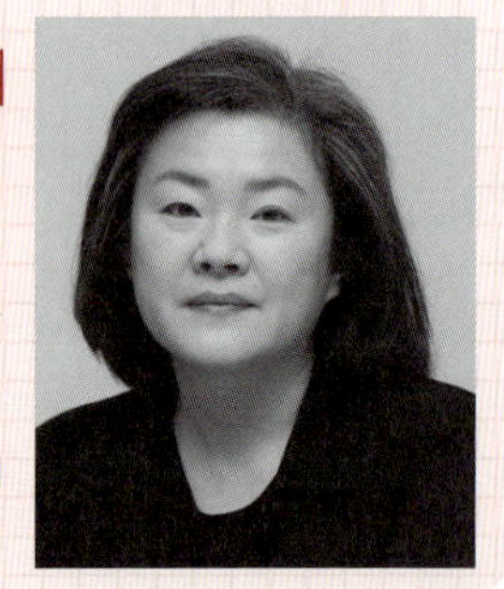

鎌倉幕府―はじめての武家の政権だった．京都の朝廷（公家政権）と，鎌倉の幕府（武家政権）という2つの政権が並び立つ，さらなる分裂が起こったのである．

鎌倉幕府も一枚岩というわけにはいかなかった．頼朝の血統は，三代将軍実朝が暗殺されて絶え，その後は摂関家の出身者や親王を招いて将軍に据える方策がとられた．これらの摂家将軍・親王将軍は実権を与えられず，北条氏がつとめる執権が政権を主導する体制が固められていく．ここでも政権の主宰者が，将軍と執権に分裂したのである．

2つの政権が分立し，各政権内での支配体制にまで分裂を抱えていたのが日本中世の姿だった．同時に，新勢力が旧勢力を滅ぼすのではなく，両者が競合しつつ，協力・共存が成り立っていたのも事実である．幕府が発足する際に，天皇を廃して朝廷を滅ぼすことがなく，また，執権北条氏が将軍に成り代わるのではなく，都から招く貴種を必要とするなど，分裂した要素は互いに依存しあう関係にあった．このような体制は，決定的な対立を避けて，政権や社会を効率的に運営するための知恵でもあろうが，一方でゼロから政権を創りあげる決断に踏み切れぬ勇気の欠如ということもできる．

上記のような複雑で曖昧な体制の下で，中世に生きる人々は，支配者による管理や保護をほとんど受けることなく暮らしていた．むしろ各人が自身の事情に応じて拠るべき支配者を選択する自由をもち，選択を誤った場合のリスクを負っていたのである．天災・事故・戦乱・疾病・貧困等，生命を脅かす要素はきわめて多く，人々は明日の見通しもわからぬ暮らしを送らざるをえなかった．そのようななかで，彼らはいかにして精神の安定を得て，人間らしく生きることができたのだろうか．

2 中世人と病・死

中世において，医学・薬学の専門家は宮内省管下の典薬寮に属する官吏としての地位をもっており，和気氏・丹波氏がこれを家業としていた．そのほかに民間医も活動していたし，灸や薬草等も利用され，医者や薬による治療の効果は知られていた．だが医薬よりも頼りにされたのは祈祷の力だった．貴族の家には，かかりつけの祈祷僧がおり，体調が悪い折には，まず祈祷僧に連絡し，彼らの都合が悪ければ医師を呼ぶという順番だったらしい．中世に生きる人々にとって，最終的に目標とするところは健康や長寿ではなく，極楽往生であった．危機的な状況になったときに彼らが求めるのは治療ではなく，死後に極楽浄土に行けるという確信であり，そのために日頃から信心や善行につとめ，いわば極楽往生のための積立貯金を実践していたのである．

極楽往生については，紫雲がたなびき，かぐわしい香が漂うなどの奇瑞が語られることもあるが，一般には安らかな死をもって往生したと考えたようである．『徒然草』は「人の終焉の有様」を誇張して噂することの愚かさを指摘し，「静かにして乱れず」と言えば十分だと戒めているが（第一四三段），それだけ他人の死に方についての関心が高く，尾ひれをつけてふれまわる者がいたのだろう[1]．

一方で死は，社会的には「穢（けがれ）」と認識されていた．死者と同席すれば触穢となり，そのまま他所に出かければ，立ち回り先に穢を伝染させることになる．特に神や天皇にかかわる空間は厳重に清浄を保たねばならないため，触穢の身で出入りすることは禁忌とされていた．そこで貴族の家では，家族が亡くなった際には一定期間宮中に出仕できず，服喪謹慎となる．家内の仕人等が重病になれば，ただちに家の外に出し，ひどい場合には臨終間際に河原に捨てに行った．仕人のなかには，主家に迷惑をかけないために，自分の親を看取り，葬儀を営むことも遠慮する者がいたし，また聖と呼ばれる宗教者が，そのような死にまつわる仕事を引き受けた．

触穢思想はときに非人道的な措置を招いたが，一方で中世の人々はこの社会規範と人間的な生活との折り合いをつけようとしていた．民部卿 平 経高の日記『平戸記』には，長年住み込みで仕えていた家司（家内の事務を管掌する役）の死の顛末が記されている．家司は夕方体調を崩し，明け方には危篤状態に陥ったために，急遽息子が自宅に連れ帰った．意識がもどらないまま，その日の夜中に絶命したという．経高は，移動のための輿を用意してやり，何度も様子を聞きにやった．死の翌日，息子が報告にやってきたが，門外から取次ぎを介して経高と問答したという（寛元二年〈1244〉十月三日・四日条）．息子が門外にとどまったのは，主人の家に死穢を持ち込まぬ配慮である．ここにみられるのは，平 経高と家司の一族との深い信頼関係だといえよう．彼らは穢の規定に抵触しない範囲で，互いに最善と思われる行動をとり，当該の死の尊厳を守ろうとした．死が人間的なものとなるか否かは，死にゆく者がいかに生きたか，周囲の人々とどのような関係を築いていたかに大きく左右されたのである．

3 武士の生活と思想

さて中世を特徴づけているのは，武家政権の成立と武士の表舞台への登場である．武士は在地領主として勢力を蓄え，武力をもって国衙（地方政庁）に地位を得た．彼らの多くは組織だった教育を受ける機会をもたず，簡単に他人を殺傷する，粗野で暴力的な存在として怖れられていた．たとえば『今昔物語集』に登場する讃岐国の源大夫は「心極めて猛くして，殺生を以て業と」し，「人の頸を切り足手を折らぬ日は」ほとんどない「悪しく浅ましき悪人」だったと語られる（巻十九）．相手かまわず首を切ったり，弓矢の的として追い回すというような描写は『男衾三郎絵詞』にもあり，また鎌倉幕府執権の一族である北条重時の家訓には，「いかに腹立つ事ありとも，人を殺害すべからず」という項目が設けられている．幕府の成立によって，このような武士たちが鎌倉に集まってきたわけだが，平地が少なく閉塞的な鎌倉の地形は，互いの緊張感を高め，衝突を助長したと思われる．執権北条氏が覇権を握り続けるには，常に先手を取って陰謀をめぐらし，有力御家人らを粛正しなければならず，鎌倉幕府には陰惨な争いが絶えなかった．

だが直情径行な武士たちは，一方でたいそうナイーブであり，いったん信仰に目覚めると，神仏に向かって邁進した．前出の源 大夫は，狩りの帰り道に，法事を行っている堂の前を通りかかった．人が大勢集まっているのを珍しく思い，どんどん中に入って行って導師の傍らに座り込んだ．導師が怖気づきながらも，阿弥陀仏による救いを説ききかせたところ，源 大夫は次のように問うた．

「その仏は人を憐れむというが，私のことも憎まず，憐れんでくれるのか」

「私が仏の名を呼んだら，仏は応えてくれるのか」

「仏はどのような者が好きなのだろうか」

導師が，「仏は誰をも憎いとはお思いにならないが，出家して弟子となれば，いちだんと大事に思われるのではないだろうか」と答えたところ，源 大夫は周囲が止めるのも聞かず，自ら刀を抜いて髻（もとどり）を切り，頭を剃らせて出家を遂げてしまった．

入道となった源 太夫は，「阿弥陀佛よや，おいおい」と呼ばわりつつ，ひたすら西に向かって進んだ．西に海を臨む場所に至って「阿弥陀佛よや，おいおい．何処（いずこ）におわします」と叫べば，ついに海の中から美しい声で「ここに有り」という答えを得て，その七日後に，めでたく往生した．彼の口からは蓮の花が生い出ていたという．

殺伐とした関係性のみを知る源 太夫は，仏の慈悲や救いについて諄々と説かれる体験を経て，一気に聖者へと転身した．内省とは無縁なプリミティブな生き方は，そのまま一途な信仰に転換したのである[2)]．

武士の唐突にして激烈な発心は『一遍上人絵伝』等にもみえており，源 太夫は決して特殊な例ではなかった．だが彼ほど素朴になれず，俗世にとどまりながら誠実に悩み，葛藤する武士もいた．合戦や犯罪者の追捕を行い，鳥獣を狩るのは武士の社会的役割だが，それと殺生を戒める仏の教えとの矛盾に苦しんだのである．これに対して法然の孫弟子にあたる敬西房信瑞は，殺生を行う場合でも，心に「仏助けたまえ」と思い，口に念仏を唱えれば往生は可能だと述べている（『広疑瑞決集』）．念仏を唱えさえすれば救われるとする専修念仏の教えは，悩める武士に一応の回答を示したが，不条理を解決できるわけではなかった．「南無阿弥陀仏」の深さは，それを発する者の悩みの切実さと等価だったといえるだろう[3)]．

4 庶民の癒しと娯楽

『徒然草』は，応長年間（1311〜12）に，伊勢国（現在の三重県）から鬼になった女が都にのぼってきたという話を記している（五十段）．二十日ばかりのあいだ，その出没情報に合わせて，鬼をひと目見ようとする人々が右往左往してたいへんな騒ぎになったという．中世社会では，真偽を問わず噂が大きな役割を果たした．永仁五年(1297）に鎌倉幕府が発した徳政令は，正式な通達を待たずに全国に広まった．しかもその内容は，御家人だけでなくあらゆる階層の人々に都合の良いように読み替えられたものであった．

今日のわれわれは，大量の情報に惑わされないよう，情報を取捨選択し，警戒心や慎重さをもって臨むことを教えられる．だが情報が絶対的に不足している状況では，情報の質は二の次で，何であれ入手したものを存分に活用し，味わいつくすことが大切だった．噂でもデマでも，情報はまたとないご馳走だった．そして情報の塊が宗教だったといえる．

宗教は，人々に極楽浄土や往生に代表される世界観や人生の指針を示し，さまざまな現象に説明を与え，泣かせ，笑わせ，畏れさせなど多彩な感情を体験させた．貴族や武士，在地の有力者から庶民に至るまで，あらゆる階層に対応する宗教者が活動し，多くの情報を与え，知識や希望，娯楽や想像力の源泉となっていたのである．宗教者と芸能者，あるいは詐欺師との境界はときにきわめて曖昧だったが，虚構とわかっていても，ポジティブな感動を得る機会を逃さぬようにふるまうのは，生活の知恵であった．私たちが映画や芝居を観にいくのと同様だが，こちらはせいぜい仏画を用いる絵解きや，テーマとなる品物（あやしげな仏舎利など）をちらつかせるぐらいで，基本は話術のみの勝負である．受容する側が積極的に想像力や妄想力を働かせなければ成り立たなかったろう．

庶民と宗教との直接の接点となる職業が説教師である．『徒然草』には，説教師になろうとして，施主のもとに出向くために乗馬を習い，説教の後の宴席で披露するための早歌（謡いもの）を練習したりしているうちに年をとってしまい，肝心の説教を学ぶ暇がなくなった者の話を載せている（一八八段）．理想的な説教師とは，多芸多才でサービス精神にあふれ，どんな目にあっても動じないような人物だったろう．

最後に『沙石集（しゃせきしゅう）』にみえる，漁師と説教師の話を紹介しておこう．ある説教師は，琵琶湖畔の大津の漁師に向かって「琵琶湖で魚を捕ることは，めでたい功徳です．琵琶湖は天台宗の開祖，智顗（ちぎ）大師の御眼にあたります．御眼にはいった塵をとるのですからすばらしい功徳でございます」と説いた．また北国の漁師たちが建立した堂の供養に招かれた説教師は「みなさんは必ず往生なさいます．いつも念仏を唱えておられるのだから往生しないわけがない．網を持って『アミー』と言えば，波が『タブー』と鳴る．いつも『南無阿弥陀仏』と唱えておられるのですよ」と語って，たいそう喜ばれた[4]．魚を獲ることが功徳になるというレトリックは，殺生を生業とする者たちの屈折した心に響いた．自己を正当化したりごまかしたりする術をもたない漁師たちは，この詭弁にどれほど救われたことだろうか．

中世の人々にとって，現世は不条理と困難に満ちていた．隠遁者は無常を標榜していればよかったが，生活と正対せねばならぬ人々は，一時の楽しみや平安に慰められ，往生を夢みながら，険しい人生をたどったのである．

文献

1）小川剛生（訳注）．新版 現代語訳付き 徒然草．角川ソフィア文庫．角川書店；2015．
2）本郷恵子．中世の発心と往生．中世公家政権の研究．東京大学出版会；1998．pp134-159．
3）本郷恵子．鎌倉期の撫民思想について．鎌倉遺文研究会（編）．鎌倉期社会と史料論．東京堂出版；2002．pp93-116．
4）本郷恵子．買い物の日本史．角川ソフィア文庫．角川書店；2013．

11 「異常」とは何か
――児童虐待と性的傾向抑圧の観点から

安冨　歩
東京大学東洋文化研究所

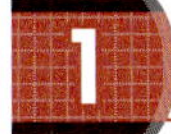

1 はじめに

本項では，児童虐待と，性的指向・性自認を口実とした差別との観点から，木村敏『異常の構造』[1] を題材として分析する．以下，同書の引用は頁数のみを記す．

もちろん，筆者の目的は，1973 年に書かれた同書を，現代の観点から指弾することではない．この時代には，児童虐待の反社会性はまったく認識されておらず，また，同性愛やトランスジェンダーは精神病理とみなされていた．この前提で展開された「異常」に対する木村の厳密な考察を，現代の観点から見直すことにより，われわれの認識枠組みに埋め込まれている病理をあぶり出すことが，筆者の目的である．

この議論により，児童虐待と，性的指向・性自認を口実とした差別とが，「精神異常」と密接な関係があり，精神医療そのものがこれらの問題の帯びる暴力と不可分であることが示されるはずである．なお，本項は安冨の著述[2] の一部を新たな角度から再編成したものである．

2 「異常」と「正常」

『異常の構造』の冒頭近くで木村は，「合理性」を次のように定義する．

これらの（……人間が自然のなかに見出した：安冨）周期性と反復性を一定の体系

安冨　歩（やすとみ・あゆみ）　略歴

1963 年大阪府生まれ．
1986 年 京都大学経済学部卒業後，住友銀行勤務を経て，1991 年京都大学大学院経済学研究科修士課程修了．1997 年，博士（経済学）．博士論文『「満洲国」の金融』（創文社）で第四十回日経経済図書文化賞受賞．2009 年より現職．
著書に『誰が星の王子さまを殺したのか―モラル・ハラスメントの罠』（明石書店，2014）など多数．

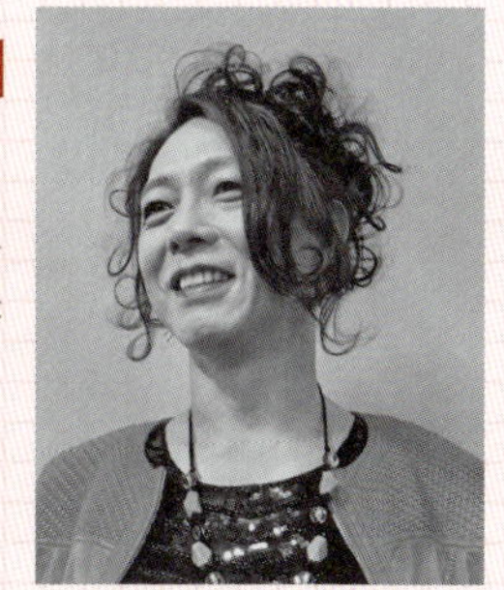

の枠の中に拾い集めて編み出したもの，それが「合理性」といわれる組織にほかならない（p14）．

しかしこれは，人間が自然に押し付けたものであって，

自然の本性は，実は合理性となんのかかわりもないもの，むしろ非合理そのものなのだった（p14）．

という．たとえ太陽が周期的に運動しているように見えるとしても，そもそも太陽や地球があるということ，地球上に生命があるということは，「いっさいの規則性を超越した大いなる偶然」だからである．
これに続いて木村は，次のように「神秘主義」を肯定する．

この大いなる偶然性・非合理性こそは自然の真相であり，その本性である．それが人間の眼に見せている規則性や合理性は単なる表面的な仮構にすぎない．真の自然とはどこまでも奥深いものである．自然の真の秘密は私たちの頭脳でははかり知ることができない（p15）．

木村の展開するこの議論には大きな問題がある．というのも，人間の合理性が単なる仮構にすぎないとすると，木村の議論もまた単なる仮構にすぎなくなるからである．木村の合理性が仮構にすぎないなら，どんな不合理な仮構であっても，それもまた仮構として同等であり，どれが真実に近いか，ということなど議論できなくなる．このような考え方を「相対主義」という．
木村が相対主義を導入したのは，「合理性」を押しつけて「精神異常」を差別する「正常」さの傲慢を批判するためである．木村は，いわゆる「正常さ」とは，結局のところ多数決のようなものであるとして，これを「多数者正常の原則」と呼んで厳しく批判する（p28）．
しかし，このような形で相対化すると，いくら「正常さ」を仮構と批判したところで，正常者が多数なのであるから，それを異常者に押しつけるのは，たとえかわいそうであっても，仕方がない，ということにならざるをえない．実際，木村は「常識（common sense）」を次のように全面的に肯定する．

だいたい，常識というものがどのようにして形成されるのかを考えてみるならば，それがある社会全体の中で人びとがより合目的的に生命を維持しうるための，いわば「生活の智恵」としてにほかならないことが容易に理解できる．このような意味での常識は，そもそも生物が複数で共同体を形成して，この共同体の中で生存の道を求めようとしているところには，くまなく成立するものであろう．常識とは共同体生存の必要上，生存への意志それ自体によって生み出されてきた法理なのである（p158）．

ここでいきなり「共同体（community）」という概念が出てくることに注意されたい．そのうえで木村は，「常識」を生存のための「法理」だ，と断言する（p162）．

そうであるなら，正常者が共同体を背景として振りかざす常識は，より「高次」なのであるから，異常者のふるまいは，単なる「わがまま」ということになる．かくして木村は，次のような主張を展開する．

「異常者」を真の意味で私たちの仲間として受け入れようとするためには，私たちはみずからが日常なんの疑問もなく自明のこととして受け入れている自己の生存という現実を，あるいはそもそも「生きている」ということの意味を，もう一度あらためて問いなおしてみるだけの勇気を持たなくてはならない．生の事実を盲目的に，無反省に肯定する立場からは，「異常」の差別に対する反省は不可能なのである（p159）．

かくて木村（p162）は，自己の「生命への意志」を制約し，共同体の「生命への意志」というより「高次」の意志に従う，ということが生きるうえで不可欠だ，と主張する．木村のように考えるなら，「異常者」を受け入れることは，共同体の生命の意志に反しているので，やってはならないことになり，極言するなら抹殺するのが「合理的」ということになる．

実際，木村は同書の「あとがき」で次のように結論を下している．

つまり，反精神医学がその特徴としている常識解体をどこまでも首尾一貫して推し進めれば，それは必然的に社会存在としての人間の解体というところまで到達せざるをえず，したがってまた，個人的生存への意志という，生物体に固有の欲求の否定に到達せざるをえないはずだからである．反精神医学は，自己自身を徹底的に追求すれば，究極的には反生命の立場に落ち着くよりほかはない（p182）．
私たちが生を生として肯定する立場を捨てることができない以上，私たちは分裂病という事態を「異常」で悲しむべきこととみなす「正常人」の立場をも捨てられないのではないだろうか（p182）．

このような「立場」に立ってしまえば，いわば処置なしである．それゆえ，木村は同書の最後を次の一文で締めくくっている．

私たちにできるのはたかだかのところ，この常識的日常性の立場が，生への執着という「原罪」から由来する虚構であって，分裂病という精神の異常を「治療」しようとする私たちの努力は，私たち「正常者」の側の自分勝手な論理にもとづいているということを，冷静に見きわめておくぐらいのことにすぎないだろう（p180）．

このようなニヒリズムに至るなら，「患者の住む世界を理解する」（p139）という木村のスローガンを，相対主義のうえで実現することは不可能といわざるをえない．

しかも木村は，精神異常者に対する差別を撤廃し，社会に迎え入れようとする運動を，次のように厳しく批判している．

しかし，この運動が単なる感傷的ヒューマニズムの立場からなされるものであるならば，それは事態の真相をまったく理解しないばかりか，偽善的自己満足以外のなにものでもないところの無意味な運動に終わらざるをえない（p159）．

このように考えるなら，もしファシストが政権をとって精神異常者を抹殺しようとしても，それに命がけで反対することは不可能であり，そのような暴虐も「仕方がない」と傍観する卑怯者たらざるをえないであろう．なぜならそれが共同体の生命の意志なのであるから．

3 児童虐待の無視

このような木村のニヒリズムは，その患者の分析に，如実にあらわれている．木村は，自著『自覚の精神病理』[3] で紹介した患者S・Mについて，以下のように述べている．

S・Mは，「お父さんお母さんは本当の親ではない」という妄想をもちながら，それとまったく同時に「でも少しぐらい関係があると思いますけど．生んでくれましたから」という（同書，p119）．
「本当の親」とは，ふつうは「生んでくれた親」のことである．「生みの親」ではない，という言葉の下から「生んでくれましたから」という言葉が出てくるようなことは，通常の常識的日常性の論理構造（1 ＝ 1）の中では不可能というほかはない（p136）．

この文章は，木村がニヒリズムに陥った理由を，はっきりと示している．

「1 = 1」というのは，木村が「世界公式」という大げさな名で呼ぶものを表現している．つまるところそれは「あるものは，それ自身だ」という無意味の恒等式である．木村は，「本当の親≠生みの親」というS・Mの発言を取り上げて，分裂病患者は，この恒等式を否定している，というのである．

S・Mの抱いた妄想は，自分自身を男女双方に分化させつつ同一視し，しかも自分の家族を二重化し，「T村にある現実の家族と同一の構成をもち，しかも異った雰囲気をもつ「京都の家」を設定し，……自己の分身と妹の分身とをそこに住まわせる」（p127）[3] という複雑なものである．木村は自分や家族を二重化したり，さらにそれを同一視したりという認識の仕方が，「世界公式」を破っている，というのである．

木村は，「世界公式」を維持しつつ，現実に存在する矛盾を抱えて悶々とする「常識」的な生き方を絶対視する態度を戒め，「世界公式」を打破してでも矛盾を消滅させようとする「精神異常」と，同等の「立場」にある，という「相対主義」的な認識を示す．とはいえ，このどちらをとるか，となると，それは「共同体」を維持する必要から「高次」な「常識」を支持せざるをえない，というのである．

しかし，はたしてそうだろうか．筆者には，この木村の思考には大きな見落としがあると思える．木村の引用するＳ・Ｍの発言を，少し並べ替えて補うと，次のようになる．〈　〉内が筆者の補足である．

「お父さんお母さんは〈愛情がまったく感じられず〉本当の親ではない〈と私は感じる〉」．〈たとえそう〉でも，「生んでくれ」たわけだから「少しぐらい関係があると思います．」

自分を生んだ両親が「本当の親」であるなら，こんな愛情の欠如はありえない，とＳ・Ｍは主張しているのではなかろうか．

木村がこの解釈を採らないのは，親は自分を愛していないが，この親しか自分には親はいない，という恐ろしい事実に患者自らが直面して，勇気をもって事態を乗り越える，という可能性を排除しているからであろう．これを排除して木村は，「常識」か「異常」か，という二者択一に直面し，「共同体」をもちだして前者を採るのである．

Ｓ・Ｍの妄想は，本当の親を「本当の親」と実感できない，という感覚を出発点としながら，同時に「自分は親に愛されていない」という事実を受け入れることができず，「自分を愛してくれている本当の親が別にいるはずだ」と信じ，それに合致するように切ない推論を展開した結果として形成された，と私は理解する．

常人であれば，たとえそう考えたとしても，自分が二重化しているとか，世界が複数あるといった世界の構造を歪めるような解決をもちだして合理化することはしない．本当の親が本当の親のように思えないという苦悩をただ抱えながら我慢し，折り合いをつけて生きることになる．

常人がこのようにズルズルと生きる状態を木村は「常識」とし，この場合に守られる「私は私」，「家族は家族」，「世界は世界」という当然の恒等式を「世界公式」と呼んだわけである．逆に，自己の内面の矛盾を強引に解決し，「私は２人いる」，「家族は２つある」，「世界は２つある」というように「世界公式」を破壊してしまうと，妄想へと発展する．

もちろん患者を勇気づけて励まし，事実に直面して乗り越える道を切り開くのは容易ではない．一方で，多くの常識人は，これと同じ事実から目を背け，欺瞞によって日常を維持している．彼ら常識人を勇気づけて励ますこともまた，患者を勇気づけるのと同等に困難なことである．しかし，この可能性を排除してしまうと，結局は木村のように「常識」を支持して「異常」を見殺しにするしかなくなる．

また木村は，別の患者（27歳の男性）の発言を，「妄想体験」として引用する．そこに書かれていることの論理構造は，木村自身が指摘するように，Ｓ・Ｍのそれと一致している．その患者の発言のうち，関係するところだけ引用すれば次のようになる．

自分の本当の母は今の母ではなく……，今の母は育ての母でもあるし，……生みの母でもある（p132）[1]．

これを「家族否認妄想」と呼ぶそうであるが，これは妄想ではなく，「事実」だと理解してもかまわない．「母は，生みの親であり，育ての親でもあるが，本当の母ではない〈としか，考えられないくらい，愛情が欠けている〉」という意味だと考えれば至極まっとうな発言である．この解釈は，この患者の次の証言と整合している．

「…母親の言を借りると，お前って子はほんとは生まれてくるんではなかった，自分はあくせく働いているのに，お前はおふくろというものを認めたことがあるか，といいました」（病気になってからお母さんがそう言ったの？―診察者の質問：安冨）「いいえ，赤ん坊時代からです．」

これは明確に，母親の愛情の欠如を指弾する証言である．

さらにこれに続けて患者が次のように言っている点が注目に値する．

「母親は私が母胎にいたときに殺人というものを見たのではないでしょうか．」

彼は27歳であり，この本の「あとがき」の日付は1973年6月である．27を引けば，1946年6月以前に彼は生まれている．その10か月前に妊娠していたのであるから，彼の受胎は1945年8月以前である．彼が母胎にいたときに母親が「空襲」という形の「殺人」を見た可能性は十分にある．

木村はこの患者がどこに住んでいたかを記載していないが，同書の略歴によると，この時点で名古屋市立大学医学部教授であり，患者もまたその周辺の人物の可能性が高い．患者の証言に「松本」に行こうと思ったとか，「大阪」に行こうかと思ったけれど「京都」にした，とかいう言葉があるので，どちらにでも行ける名古屋駅が舞台になっていると考えるのが順当であろう．

名古屋は軍用機の主たる生産拠点である三菱系の工場とその下請けが集積しており，1944年12月から翌年7月にかけて，アメリカ空軍の猛烈な空襲を受けた．このような恐怖の体験が母親とその胎児とに，深刻な悪影響を与えた可能性は否定できないであろう．

また，この患者は「自分自身の存在の単一性を否定する「自己重複体験」」が顕著であり，彼は次のように言う．

「自分には分身が五人いて，自分がその総元締めみたいなもの．……違う自分がいくつもあるということはいいことだけれど，その人の本心というものがなければ，行動が乱れる．本体があって，分身があって，そのまた分身があって，共同に助けあっている感じがする」（p132）．

これを木村は「妄想」だというが，果たしてそうだろうか．

筆者はすでにいくつかの本で「立場主義」について論じた[4,5]．現代日本社会は人間ではなく，「立場」の相互作用する生態系として形成されており，人間は立場の「詰め物」のようなものに成り下がっている，という見方である．

この見方が正しいのであれば，日本社会に生きる人の多くは，複数の「立場」を抱えて，それに合わせた複数の「人格」を構成していることになる．たとえば大都市近郊に住む典型的な男性サラリーマンを考えれば，彼は，家庭では妻の「夫」の立場，子どもの「親」の立場，自分の老いた親の「子」の立場，ご近所向けの一家の「ご主人」の立場，会社における「課長」の立場，部下の「上司」の立場，上司の「部下」の立場，取引先の「外交員」の立場，趣味の「仲間」の立場といった，多種多様の「立場」を兼任しており，それら諸立場の要請は相互に矛盾し，板挟みとなって日々そのやりくりに追われている．

このような生活を強いられる人にとって，上記の患者の言葉は，「妄想」に思えるだろうか．そしてこれこそが，日本社会の「常識」に沿った生き方なのである．

4 性的傾向を口実とする抑圧の無視

そしてまた，私はこの患者の証言の次の箇所に注目する．

「母は男である．自分は男であるけれども女でもあって，子供を産んだ」(p132)．

この点について木村は次のようにいう．

これらの点においても，この患者は『自覚の精神病理』[3] の症例Ｓ・Ｍといちじるしい類似を示している．Ｓ・Ｍは，自分は自分自身であると同時にもう一人の自分（分身）でもあり，またそれと同時に自分の妹（ヨリコ）でもあり，ヨリコの分身（ヨウコ）でもあった（同書 p122 参照）．そして，Ｓ・Ｍもまた「性転換」ないし「両性化」のモティーフを示している．そのときにも述べておいたことであるが，自己の来歴を否認することによって現実の自己の存在を打ち消して妄想的な自己の再生を試みる患者にあっては，このような性的同一性の混乱はほとんど必須の症状といってよい(pp137-138)．

この「性的同一性の混乱」が「必須」であるという木村の証言が，臨床的にどの程度正当化されるのか，私にはわからないが，木村は『自覚の精神病理』でも，繰り返しこの点を強調している．たとえば以下のようにいう．

この「性転換」ないし「両性化」のモティーフは，有名なフロイトのシュレーバー症例以来，しばしば「同性愛」とただちに同一視される傾きがあり，これに対する異論の提出されていることも周知のことである．われわれの患者は，いくつかの心理テストを通じて疑問の余地のない同性愛的傾向を露呈したが，現実生活における顕在的な同性愛傾向についての陳述は全く得られなかった．ちなみに，この「性転換」ないし「両性化」のモティーフは後の諸症例においてもかなり重要な役割を演じており，上述の「人物重複」，「人物変身」のモティーフとの密接な関連において，「家族否認症候群」の骨組みの一つと考えうるようである（p77）[3]．

現代では「同性愛」は多くの社会で広く受け入れられつつある．またこれと厳密に区別される「トランスジェンダー」は自らの身体的性別と自らの認識する性別とが一致しない状態である．木村の指摘することが事実であれば，同性愛傾向やトランスジェンダー傾向を帯びた人に対する差別意識に起因する自己抑圧が，彼らの苦悩の原因であった可能性が十分にある．

ところが木村は，当然ながら，同性愛や性自認を口実とした差別を指弾しはしない．

このような自己の性別的役割の獲得の不成功は，きわめて多くの精神分裂病者について認められることである．精神分裂病についてだけではない．多くの神経症や妄想的精神病がその起源をこの点の困難に有している場合が実際に少なからず認められる．……男性が自己を男性として形成しえず，女性が自己を女性として形成しえないということは，自己が将来の人生において社会の構成員としての役割を担う際に種々の困難の源となる（p185）[3]．

木村は，当時の社会通念に沿って，同性愛やトランスジェンダーを性別的役割への不適応と認識しており，彼らが適応しえずに苦しむのは仕方がないことだ，と考えたのである．

そしてさらに，このような役割を担うことが，人間にとっての自然・宿命であるとさえいう．

人はこの時期（＝思春期：安冨）においてまず他人ではないところの自己として，また自己自身であるところの自己として，さらに男性あるいは女性としての性的役割における自己として，人と人との間に自己のありかを見出して人間としての自分にならねばならぬ．「ならぬ」というのは単なる倫理的ないしは慣習的な要請の意味ではない．自分が自分であるところの根源としての自然が，身体的成熟に伴って「おのずから」要請するところの「ならぬ」なのである．人間が動物としてのヒトとは違って各人において自己の個別化を達成するということ，これは元来，自然にそむき，自然から離別しようとする所業である．その結果として，人はつねに自らの根底にある自然との困難な対決を強いられるという宿命を負わされている．性の衝動に対する対決は，その最も著しい姿だといえるだろう．人間が自己の個別化を守りぬこうとするならば，この性衝動をなんらかの形で自己の自己性のうちに受け入れて，自然との和解の途を見出さなくてはならない（p186）[3].

木村が結局のところ，患者の陳述の合理的推論を拒否して，患者の言うことを真剣に受け止めず，「1 = 1」の「世界公式」の否定などという誇大妄想的議論を展開するに至った理由は，もはや明らかであろう.

5 虚構の隠蔽

木村の思考の限界は，『異常の構造』の導入部の最後に次のように端的に明示されている.

私たちは，いかなる形においてであるにせよ，事物のそれ自体において真である姿をゆがめ，これを隠蔽することなしには存続しえない定めを負うている．ここに人類の原罪がある（p18）.

このように木村は，この「原罪」を肯定し，「隠蔽」の不可避性を認めている．認めたうえで，

虚構は，それがいかに避けられぬものであるとはいえ，虚構として暴露されなくてはならないのではないか．これが本書の意図である.

と宣言する.

しかし，このような矛盾した基盤のうえで，虚構を虚構として認め，暴露することは，無理な相談である．社会的「役割」を果たし，虚構の隠蔽のお先棒を担ぐのが人間の「自然」「宿命」だ，と認めつつ，虚構を暴露するというのは，論理矛盾である．このような前提に立てば，精神異常者は役割を果たせない「役立たず」とならざるをえない.

木村の作品は，「精神異常」を考えるうえで，児童虐待と性的指向・性自認を口実とする差別とを無視することが，また「立場」を前提とした社会通念に沿って考えることが，どれほど危険であるかを示す，重要な事例である．というのも，多くの論者は，木村ほど一貫した思考を展開し，明晰な言葉と事例とによって記述してはいないからである．木村の真摯な思考と記述とにより，このような認識枠組の孕む問題性が，このうえない形で，みごとに自己展開したのである.

6 おわりに

木村の著作は40年以上前に書かれており，このような議論を今さら取り上げて批判したところで，時代遅れだ，と思われるかもしれない．しかし，ここで示した観点

から現代の精神医療関係者の著作を読めば，同様の議論を取り出すことは十分に可能である．ただ，現代の倫理基準に違反しないように，政治的配慮によって，木村ほど明確に書いていないだけなのではないだろうか．少なくとも木村のような考えは，一般常識として，今も脈々と作動しているように筆者は感じる．

児童虐待の反社会性は，ようやく認知されつつあるが，露骨な暴力を手控えるようになっただけだ，といえなくもない．親の愛情の欠如は深刻な状態にあり，子どもを長期にわたって疎外する学校システムは健在である．また，性的嗜好・性自認を口実とした暴力も蔓延しており，これはようやく問題が認識され始めたという段階である．「立場」を前提とした思考は，日本社会の隅々にまで根を張っており，その存在に気づいている人がそもそもほとんどいない．

精神医療関係者が，「立場上やむをえない」と自己弁解しつつ，「常識」に立脚し，児童虐待や性的指向・性自認差別を容認するなら，それは精神病理の増殖の片棒を担ぐことになる．そればかりか，そうして増殖する精神病理に寄生して生活していることになってしまう．

この増殖と寄生の構造に立ち向かおうとするなら，必然的に「常識」に立ち向かい，虐待される子どもや，差別される人々の側に立つ決意が必要となる．これは人間としての生き方の問題である．

そのように生きるには，どうしたらいいのだろうか．孟子の「惻隠之情」という言葉がその重要な手がかりになる．孟子は，子どもが井戸に落ちそうになっているのを見れば，誰でも思わず手を伸ばしてまうだろう，という．この心の作動が「惻隠之情」であり，これこそが，社会秩序の基礎だと考える．

そして何よりも，世界は矛盾しておらず，真理が作動している，と信じるところから始めざるをえない．たとえ人間にいかに限界があるとしても，世界の真理の一端を掴むことはできると信じ，ガンディーの提唱した「真理にしがみつく（＝サッティヤーグラハ）」というメソッドに従う必要がある．これこそが社会秩序形成の途だと信じ，「常識」に沿った立場主義的な生き方を乗り越えない限り，虚構の自己再生産運動の暴力に対抗することは不可能である[6]．

文献

1）木村　敏．異常の構造．講談社新書．講談社；1973.

2）安冨　歩．異界についての一考察．特集 魂の脱植民地化（4）異界から立ち上がる秩序．東洋文化 2015；95：115-133.

3）木村　敏．自覚の精神病理～自分ということ，第 2 版．紀伊國屋書店；1978.

4）安冨　歩．原発危機と「東大話法」．明石書店；2012.

5）安冨　歩．ジャパン・イズ・バック．明石書店；2014.

6）安冨　歩．合理的な神秘主義～生きるための思想史．叢書 魂の脱植民地化 第 3 巻．青灯社；2013.

12 解剖学の立場から

養老孟司
解剖学者

1 学生たち

もう二十年以上も前になる．解剖を教えていた頃，学生さんの精神状態がいつも気になっていた．解剖実習の時期になると，調子を崩す学生が出てくる．学生の定員はほぼ 100 人，二十歳くらいだから，統合失調症を発症しやすい年齢でもある．

そもそも私自身が学生だったとき，解剖実習ではなく，生化学の実習中に問題を起こした同級生がいた．自分のことを周囲の学生が悪く言う．特に自分の悪口を女子学生に言いつけている．そう主張する．いわゆる敏感関係妄想である．

なぜか私はそういう人の相手をすることが多かった．相手がいささか変でも，それなりに正面から相手をする癖があったからかもしれない．避けることをしなかったから，相手もそれを感じていたのだと思う．

この時も，連れ立って東京大学から歩き出して，本人の自宅がある日本橋まで，話をしながら歩いて行った．素人のメンタル・ケアである．さすがに歩くには距離があって，いささかくたびれた覚えがある．話してみれば何ということはない．特に強く妄想にこだわっているわけでもない．本人の家に着いて，母親が出てきた．それではとんど病の確信を得た．母親が本人以上に変だったからである．この母親では，おかしくなるのも無理はないなあ．

同級生 90 人のうち，この男を含めて，2 人が結局精神科のお世話になった．確率的には悪い数字ではないと思う．いちばん極端なクラスは，7 人が精神科に入局し，

養老孟司（ようろう・たけし） 略歴

1937 年神奈川県鎌倉市に生まれる．
1962 年東京大学医学部卒，1 年のインターンを経て解剖学教室に入る．以後解剖学を専攻．
1981 年東京大学医学部教授に就任，東京大学総合資料館館長，東京大学出版会理事長を兼任．
1995 年東京大学退官，1996 年北里大学教授，1998 年東京大学名誉教授，2003 年北里大学を退職．2006 年京都国際マンガミュージアム館長就任，2015 年神奈川文化賞受賞．
著書に『からだの見方』（筑摩書房，1989；サントリー学芸賞），『バカの壁』（新潮社，2003；毎日出版文化賞），『虫捕る子だけが生き残る』（共著．小学館 101 新書，2008）など多数がある．

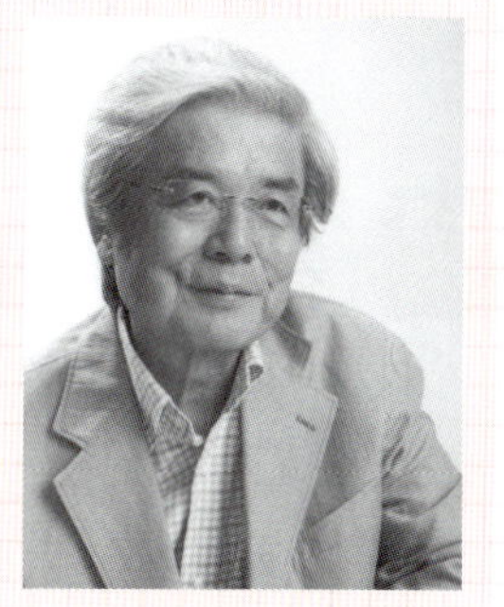

そのうち4人が入院した例がある．

解剖実習中に，向かいの女子学生の目が怖いと訴えてきた学生がいた．これは相手の女子ではなく，訴えてきたほうが病気だった．この時は私は教官だったので，学生を自宅まで送った．この学生はその後，何度か入退院を繰り返し，結局，事故で亡くなった．自殺だったかもしれない．

解剖学は実習を含めて，学生さんとつきあう時間が長い．教科全体の時間の1割くらいを占めていたと思う．しかも解剖学実習は学生にとってかなりのストレスになる．社会状況がすでにストレスをかけていた時代，たとえば戦後間もなくの頃なら，実習中に発病する学生が多かった可能性がある．現にある大学の教授が私に言ったことがある．自分が学生だった時，相棒が実習中に発病した．あれは解剖実習のせいに違いない．だから解剖実習は良くないと思う．そういう趣旨の発言だった．

そうかもしれないし，そうでないかもしれない．ただ27年にわたる私の解剖学実習の経験では，毎年のように精神科のお世話になっていたという気がする．だからといって特別な対処はしなかった．解剖実習を含め，医療の現場は戦場みたいなものともいえる．そこで働くためには，かなりのストレスに耐える必要がある．戦場では戦死者，戦病者が出る可能性がある．仕事の都合上，それはやむをえない．というのは，いまでは古い考えでしょうね．

たとえば今の学生さんは，解剖実習に手袋を使う．私の時は素手だった．脂肪分で手が滑って危険だ．それが手袋をしない公式の理由だった．でも道具を使う作業は素手がいいに決まっている．測定してみればわかるが，手先の敏感さは尋常ではない．外科手術での手袋の使用は，まさに感染の危険があるから仕方がない．私も固定前の遺体を扱うときは，必ず手袋をした．でも解剖の遺体はその意味での危険はない．あれば解剖学教室で過去にすでに問題が生じていたであろう．

それが手袋に変わったのは，感覚的な好悪の問題に違いない．ヒトの好悪の起源は，進化的にいうと，感染に対する防御だという説が近年出ている．それ自体は素直な意見だと思うが，解剖の手袋の場合には感染はないんだから，使用しないでいいはずである．そうすることで，手先の訓練になる．ヒトの意識はさまざまなことを合理化する．それを以前は理屈とか，言いわけといった．いまはほとんどそれをいわない．意識中心社会が進んでくると，意識そのものが引き起こす問題は棚上げになる．かわりに，問題をひたすら理屈で覆う．だから説明はいくらでも増えるが，ヒトを育てるという意味の教育はどうなったのか．

2 真面目ということ

女医の同級生が小児科の講師になった時，当時の若い医師について，一言漏らしたことがある．小児科の患者は急激に変化するから，手が抜けない．その手当てを続けているうちに，夜の10時頃になった．そうしたら，若い医師が「先生，ボクもうダメです」と言ったというのである．彼女はそれを嘆いていた．しかし，そういう若者は病気にならないだろうと思う．よく言えば，自分の限度を心得て，適当に逃げられるからである．問題があって私が面倒をみなければならなかった学生の多くは，たいへん真面目だった．だから私は真面目な学生は警戒していた．いまでもその意見は変わっていない．真面目はある種の余裕のなさを意味する．現状を別な見方でみる．それができない．

もちろん真面目であって，悪いわけではない．ただし無事に生き延びるためには，上手に逃げる芸も必要である．「生きる力」と文部科学省はいう．一般にはそれは，積極的な力ととらえられるであろう．でも文科省に代表される官僚の世界なら，最強の「生きる力」とは「逃げる力」ではないのか．三十六計逃げるに如かず．

同じく自分の学生実習の時のことである．骨盤の解剖が進んだ段階で，精索と精巣（睾丸）をつけたまま陰茎を外す．この時，仲間の真面目な学生が，その外した陰茎をつかんで「風鈴だ，風鈴だ」と笑いながら実習室を走った．周囲はただ茫然とそれを見ていた．これがある意味で理解できたのは，後年のことである．ある大学で，顔面の解剖の頃に，外耳を外した学生が，それを壁に取り付けて「壁に耳あり」とやった．この学生は退学になったと聞いた．

ご理解いただけるであろうか．学生は実習期間中，いわば緊張を続けている．二十歳程度の学生が生まれて初めて，亡くなった人の身体と数十日，いわば格闘するのである．その緊張がある瞬間にフッと外れる．私は仲間の学生にその瞬間を見たのだと思う．真面目な学生ほど，そうなりやすい．それは明らかであろう．いわゆるガス抜きがこまめにできない．そういう性格なのである．それがある瞬間に破裂する．そのこと自体を咎めてもあまり意味がない．私はそう感じるようになった．

これは現在のいわゆる「キレる」に似た状態であろう．ヒトはしばしば切れるもので，それには個人差があるから，周囲にはその理解が必要である．そうはいっても，たとえば解剖学実習の場合，ほとんどの学生が上のような形でキレるわけではない．だから通常の感覚，あるいは常識に従うなら，単に当人が不祥事を起こしたとして処理される．

3 明示的でないものの重要性

かつての大学には，教育的処分という考え方があった．いまではそれが通じるとは思えない．少なくとも学園紛争以来，この言葉は消えた．処分はあくまでも「権力的なもの」ととらえられたからである．教育的処分が成立するためには，処分する側にも，される側にも，ある種の暗黙の共通了解が必要である．それを信頼関係と言い換えてもいい．ただしこれを明文化してしまっては意味がない．でも，そんなこと，いまさら通じるわけはないでしょうが．だから現在では，それがカウンセリングなどに置き換わったのであろう．何しろ説明責任などという言葉が登場するくらいである．万事は明示的でなければ許さない．それが意識の悪癖である．要するに観察も思考も楽をしているわけだが，そう言っているご本人は，楽をしているとは思っていないと思う.「意識的には」ちゃんと考えていると思っているからである.

数学の問題が典型だが，教師に解法を教えてもらったのでは，まさに勉強にならない．自分で解くから，二度と忘れない．人生の経験だって，似たようなものであろう．自分でやるから覚える．私は学生が「説明してください」と言うのが嫌いだった．男子学生なら「説明したら陣痛がわかるか」と言い返す．明示的でないものの，教育における重要性の認識は，ひたすら失われてきた．現在の社会状況では，これには治療法がないなあと思う．相手を選んで，個人的に教えるしかない．

メンタルな病とは，かなり大きく社会問題を含んでいる．ところがヒトはその社会に属さざるをえない．だから社会自体の歪はじつは気づきにくく，癒しにくい．その社会から少し外に外れないと，見えないことが多い．異分子とみなされるような人たちを，その社会に入れておく意味がそこにある．

4 自殺の理由

最後は予兆である．特に自殺の場合，その事例がこちらの心に残ってしまうことが多い．ヴェテランの精神科医が，10 年診ている患者さんに死なれたと嘆いたのを聞いたことがある．後で行動を徹底的にチェックしたが，当日の数時間だけ，行動がわからない時間があったという．そこで何かがあったわけだが，答えはない．

私の場合は，一人の学生は「実習が終わったら，話に行きたいんです」と，私に言った．それから間もなくだが，自殺してしまった．実習が終わるまで待たず，すぐに来いというべきだった．いまでもその悔いが残っている．もう一人は，何も言わないで，廊下で私の顔を見ていた．他の職員と短い立ち話をしているあいだである．何か言いたいことがある．それは明確に察したが，いずれ機会があるだろうと思い，そのままやり過ごした．この学生も間もなく死んだ．話していたら，何かが変わったか．これも答えはわからない．

死ぬには死ぬだけの理由があるかもしれない．思い返してみると，上述の例に限らない．何と 10 人近い学生に死なれている．忘れていたのは，ある意味で無理もないと，こちらが感じていたからかもしれない．防げたかもしれないと悔やむと，記憶に残ってしまう．多くは精神の病だった．要するに交通事故か薬の飲み過ぎだから，未必の故意であろう．他方では手首を 7 回切った学生が無事に生き延びた．

学生ではないが，いちばん明確な意思表示があった二十代の若者は，睡眠薬を飲み，タイマーで電気仕掛けをセットし，献体の遺書を残して死んだ．遺書を書いて北海道で餓死した例があったが，これも覚悟のうえとしか言いようがない．すでにモンテーニュが，最も高貴な例として，餓死による自殺について書いている．死ぬまでに一月以上かかるから，途中で気が変わることもない．気が変わったら，死んでいない．

5 子どもとしての人生

自殺がイヤなのは若者の場合である．死なれてしまった学生の記憶が残っているのも，その好例である．特に最近のように，小・中学生の自殺が報じられるのは，やりきれない．これはある種の児童虐待の結果とみるべきであろう．現代社会は子どもを虐待している．むろん社会の側にその意識はない．むしろ子どもを大切にしている．そういうに違いない．

私はブータンによく行く．現地の農家のおっさんが怒って言う．「この間，WHOの職員が視察に来た．うちの子が農作業を手伝っていたら，児童虐待だと言いやがった」．わかる人にはもうこれでわかると思う．子どもが子どもとしての人生を送る．そこには大人への手伝いも含まれている．特に家業が農家なら，手伝って当然である．イヤだという子を強制しているわけではない．

「子どもとしての人生」が実は消えた．なぜなら子どもが死なないからである．子どもが死ぬ時代，たとえば私が子どもだった時代には，大人の目が本質的にやさしかった．なぜならいつ死ぬかわからない，そういう存在として子どもを見る目が残っていたからである．4歳や7歳で死んだ子の人生とは，何なのだ．それが自分の子であれば，痛いほどその疑問を感じるであろう．それならそのくらいの年齢の子が本気で遊んでいたら，思う存分に遊ばしておいてやろうと思う．それが大人の目だったのである．

いまの子どもは大人になる予備軍にすぎない．アメリカのファンタジー小説を読んでいたら，チャイルドとスモールマンを区別する人物が書かれていた．この作者も，暗黙に気づいているのに違いない．しかも作品の中でこの区別をする人物は，幼少期がない．物心ついた時から，ひたすら戦闘訓練を受けるのである．

6 おわりに

むろん子どもだけではない．人生とはなにか．どう生きるべきか．現代人はそれを正面から問われている．その現代社会での子どもの扱われ方をみていると，大人の姿が逆照射されてくる．将来のために，現在を犠牲にする．思う存分に生きる時間は，常に未来に用意されており，未来にしかない．だから90歳になって，死にたくないと「わめく」人が出る．まだし残したことがあるわけだが，それはいったい何なのか．

若い頃には，心理学に関心があった．いまはほとんどまったくといっていいほどない．人の心は読めない．読めるのは自分の心だけである．ただし共感はできる．ミラー・ニューロンのようなシステムが知られているからである．相手の立場に自分を置き，自分の心を探る．それが心理学であろう．

13 当事者の立場から ①

奥山　功
精神障害者共同作業所フェニックス

北深谷病院は，その名の通り埼玉県深谷市の北にあります．病室から見ると西に浅間山，北に赤城山が眺められます．大利根川が近くに流れています．刀水橋を渡ると群馬県の太田市です．太田市は還暦野球や少年野球が強いです．患者全員と職員12人くらいで，病院から1時間ほどのウォーキングで刀水橋の近くまで行きました．そこで昼飯の弁当を食べて，ソフトボールをしたりして3時頃まで楽しく過ごしました．院長先生も飛び入りでバッティングをしたり，グラブを持って守ったりもしました．皆で楽しい時間を過ごして，トイレは仮設便所ですませましたが若い看護婦さんはさすがに抵抗があったようで，帰りに近くの家でトイレを借りて用を足していました．確かに若い女性はそうかもしれません．帰りはバラバラで歩くのですが，私は若い看護婦さんと話をしながら歩き，私が20歳代の頃にトラックの運転手をしていた話を聞いてくれました．

1979年（昭和54年）の1月に北深谷には小指のない元ヤク（ヤクザ）さんが10人くらいいました．俺はとても可愛がってもらいましたが，Iさんには病衣交換の時にいつも当番をやらされました．1週間に2回ほどあって，そのたびに病衣を持って行かされましたが，マァすぐに終わる作業なので，俺も文句は言いませんでした．それに俺は今もそうですが，暇がたくさんあるのが取り柄でしたから苦にはなりませんでした．昔から身体を動かすのは好きでしたからね．

このSIさんはとてもドスの利いた顔をしてました．黒い顔に眼がギョロッとしてて怖い感じでした．俺も同じ部屋の人には世話になったので，開放病棟に移るまで病衣交換をいつもしてました．開放病棟に移ると良い彼女ができたのでたいへんに良かったです．俺の実家がある八丈島のことも知っていた女性でしたね．

6歳ほど若い奴を俺が威嚇したこともありましたが，その男はブルってましたね．でもぶっくらす（ぶっとばす）ほうも悪いけど，やられる奴も原因は自分なのだから，もうちょっと考えてほしいですね俺としては．今でも愉快なのは私より1つ下のKMちゃんが，私が誰かと喧嘩するときに，いつも側にいて見ていましたね．そのことをKMちゃんと話したことがあって，2人で不思議がってました．KMちゃんは大人しい性格で，私とは1つしか違わないのに「奥さん，奥さん」と俺を呼ぶので俺が不倫じゃないんだからやめろよと言っていましたが，兄貴みたいに思ってくれてて嬉しかったよね俺も．トイレで一緒に並んでションベンをしていると俺の方を覗き込んで一言「カワイイネ」と言っていました．マァ事実だから仕方ないと俺も納得しました．今でも賀状はお互いに出し合っています．

今現在，北深谷病院に入院しているKMちゃんは，私より1歳下でソフトボールやプロ野球でもあまりいない左投げ右打ちです．主にファーストをやっていました．守備はマァマァ巧かったけど，バッティングはちょっと非力でした．県大会や北部大会では，相手はそれがわからないので外野手は普通の守備位置でした．だから内野を越すのが精一杯でショートオーバーとか，サードオーバーで安打をよく打ちました．もう少し力があれば不動のファーストになれたのに．でも私が退院する3年前くらいからレギュラーでしたね．この私でも外野手の控えだったこともあります．北深谷の監督になったKさんの時代からレギュラーになり，キャプテンの私のアドバイスはよく聞いてもらえました．たとえばライトに誰を持って行くのかという私の話を取り入れてくれました．

北深谷時代に当時のソフトボールの監督さんだったTちゃんは，俺の肩が強いのを知っていたから外野手じゃもったいないと言ってサードにコンバートして，またその頃から俺は不動のキャプテンになりました. 打者で4割を打とうが5割を打とうが，Tちゃんはもっと打たなきゃだめだと言って厳しかったです．このTさんは外野ノック，内野ノックはもちろんですが，最後にキャッチャーノックを3本，ちゃんと良い所に打っていました．へたをするとプロ野球のコーチや監督でもできないような素晴らしいノッカーでした．これは世辞でも何でもなく本当の話です．今は北深谷を辞めて他の病院に勤めているようです．ちなみに歳は俺より19歳ほど若いです．元プロ野球選手の佐々木主浩氏や桑田真澄氏と同学年です．中条きよし似のイケメンで度胸が良く酒にも女にも強い青年でした．ただし, 20年前はでーす．Tちゃん元気かよ，会いたいねぇー．

私が北深谷に入院したのは，1979年（昭和54年）の1月中旬でした．ちょうど30歳の誕生日から，1か月後でした．入ってすぐに麻雀をしてましたね．ナースコールで「奥山さんナースステーションに来て下さい」とたびたび呼び出しがあり，Oさんという女性患者さんがいて，その人と姓の1字が一緒だったから，よく間違われました．Oさんは俺より10歳ほど年上でした．退院してから後にTVの歌番組に出たこともあります．とても優しい人で皆に慕われていました．私と前後して退院しましたが，この人のことは忘れません．短いあいだでしたが，私もよく覚えています．そういう女性でしたので，俺もよく話をしました．たいへん勉強になりました．そのうちに俺は開放病棟に移り，1か月くらいで兄貴が迎えに来て1度目の退院をしました．

私が北深谷にいた頃風呂に入った時に，左隣りに座って洗っていた私より10歳ほ

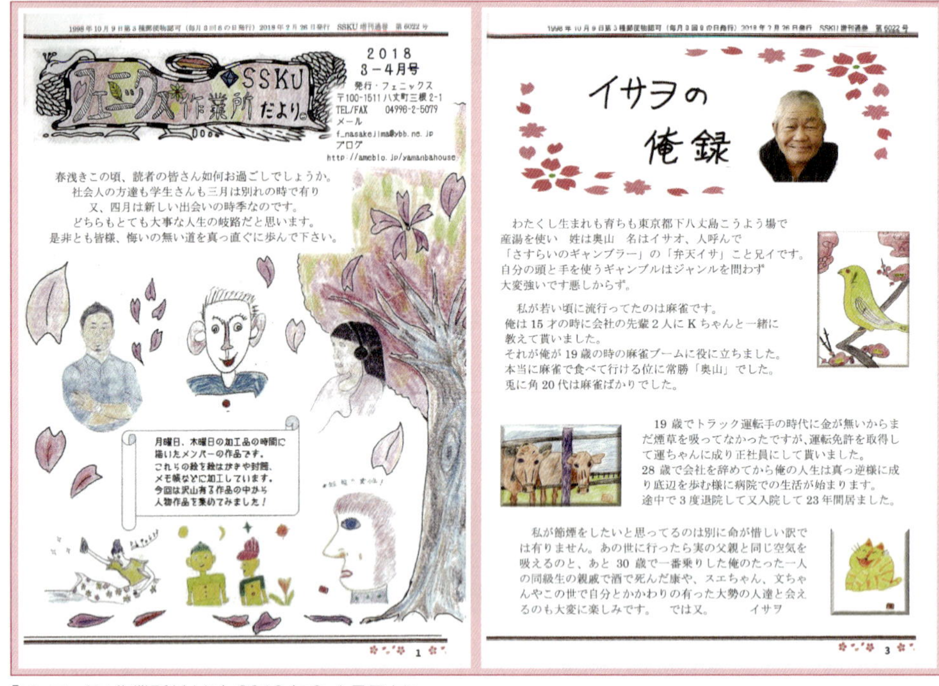

フェニックス作業所だより SSKU

2018
3－4月号
発行・フェニックス
〒100-1511 八丈町三根 2-1
TEL/FAX 04996-2-5079
メール
f_nasakejima@ybb.ne.jp
ブログ
http://ameblo.jp/yamanbahouse

春浅きこの頃、読者の皆さん如何お過ごしでしょうか。
社会人の方達も学生さんも三月は別れの時で有り
又、四月は新しい出会いの時季なのです。
どちらもとても大事な人生の岐路だと思います。
是非とも皆様、悔いの無い道を真っ直ぐに歩んで下さい。

月曜日、木曜日の加工品の時間に
描いたメンバーの作品です。
これらの絵を絵はがきや封筒、
メモ帳などに加工しています。
今回は沢山有る作品の中から
人物作品を集めてみました！

1

イサヲの俺録

わたくし生まれも育ちも東京都下八丈島こうよう場で
産湯を使い　姓は奥山　名はイサオ、人呼んで
「さすらいのギャンブラー」の「弁天イサ」こと兄イです。
自分の頭と手を使うギャンブルはジャンルを問わず
大変強いです悪しからず。

私が若い頃に流行ってたのは麻雀です。
俺は15才の時に会社の先輩2人にKちゃんと一緒に
教えて貰いました。
それが俺が19歳の時の麻雀ブームに役に立ちました。
本当に麻雀で食べて行ける位に常勝「奥山」でした。
兎に角20代は麻雀ばかりでした。

19歳でトラック運転手の時代に金が無いからまだ煙草を吸ってなかったですが、運転免許を取得して運ちゃんに成り正社員にして貰いました。
28歳で会社を辞めてから俺の人生は真っ逆様に成り底辺を歩む様に病院での生活が始まります。
途中で3度退院して又入院して23年間居ました。

私が節煙をしたいと思ってるのは別に命が惜しい訳では有りません。あの世に行ったら実の父親と同じ空気を吸えるのと、あと30歳で一番乗りした俺のたった一人の同級生の親戚で酒で死んだ康や、スエちゃん、文ちゃんやこの世で自分とかかわりの有った大勢の人達と会えるのも大変に楽しみです。　では又。　イサヲ

3

「フェニックス作業所だより」2018年3-4月号より

ど若い奴に私が「放尿ショー」と言いながら足にションベンをひっかけたら，その男は苦笑いをしていました．そしてやっぱり「放尿ショー」と言いながら私の足にションベンをかけました．この俺にションベンをひっかけるとは本当にいい根性をしていると，私は怒ることもなく感心して，それからはその男を大好きになり，いろいろと可愛がっていましたが，その後何か月かしてその男は退院しました．放尿ショーはストリップで何回か観たことがありましたが，自分がひっかけられる側になるとは思ってもみませんでした．

あと風呂に入って面白かったのは，10人くらい入っていて皆黙々と身体を洗っていたことです．私も洗って更衣室に出て着がえると急に洗い場ががやがやと話が始まりました．その訳は私が入院中は心が荒んでいて若い奴を5，6人ぶっくらかしていたからで，俺はだいぶ恐れられていました．

不肖，私，奥山 功は53歳の冬1月26日に埼玉県の深谷市にある北深谷病院を退院して，その日に船で八丈島に向かい無事に底土港に着きました．NNちゃんとNMちゃん兄弟が車で迎えに来てくれて実家に帰りました．俺は1週間ほどゆっくりしようと考えていましたが，メンバーが少ないので午後から作業に来てくれとスタッフから連絡を受けて午後からフェニックス（共同作業所）に行きました．

今回の6年1か月の入院は長いようで短かかった気がします．私は30歳の時に発狂して（俺の場合は発病じゃなくて，完全に狂ったのです），思えば北深谷には足掛け23年間もお世話になり，自分の人生の2/5以上を病院で過ごしたことになります．

でもその間，今回を入れて 4 度ほど退院しています．現在，北深谷病院に入院している約 170 人の患者さんたちのなかには 30 年，40 年間もいる人もあり，皆受け皿がなく，退院できない人が 50〜60 人も入院してます．

北深谷病院に入院している約 170 人の患者さんは女・男を問わず 20 歳代，30 歳代に入院してもう 40 年も入院している人たちがいます．皆ぞれぞれに事情があって退院できずに北深谷で生活をしています．そういう人たちに比べれば，まだ私は 15 年前に退院ができたので恵まれているほうです．私の 23 年間の病院生活は長くもあり短くもあり，また楽しくもあり空しくもあったような気がします．北深谷病院は院長先生を始めドクターが 10 人近くいまして，ちゃんと病状に応じて薬を調合して下さるので，だいたいの病気は治ります．今度の私の場合は次姉が私の住む部屋を建ててくれて，フェニックスに通うのと町立病院の精神科に行くという約束で退院できたのです．姉ちゃんのおかげです．北深谷の仲間たちよ皆元気で頑張って下さいね．俺も頑張ります．

北深谷時代に仲間内である男を殴ろうということになり，私の兄貴分の元ヤクさんの H さんが「イサオちゃんも来いよ」と言ってたけど，俺は行きませんでした．確かにその男は俺より 1 つ年下で，年上の人たちを陰では呼び捨てにする嫌な奴で生意気な男でしたが，俺が行かなかった理由は簡単です．だいたいが大勢で 1 人を虐めるなんて男のすることじゃないと思ったからです．相手がいくら生意気でもです．男だったら喧嘩は差しでやらなきゃと俺は強くそう思います．俺の大好きだった同級生の S ちゃんは中学 3 年生の時，映画を観た帰りに不良 3 人に絡まれて，俺たちからは S ちゃんで H 中の M と差しで勝負をしたけれど，取っ組み合いになりました．でも子どもの時ですから決着はつきませんでした．

北深谷時代に俺と仲の良かった人間は 20 人ほどいましたが，今は私も退院してから 15 年くらい経ちました．その 15 年間で，病院で亡くなったり自らの時もあり，十数人がもう他界してます．本当に悲しい話です．昔，俺が退院してから北深谷の患者の女性が TEL して来て「北深谷はイサオちゃんがいなきゃだめだ」と言っていました．本当に俺も身が 2 つか 3 つ欲しいとマジで思いましたね．俺は入院中は開放病棟に行った頃から退院したいとかはあまり思わなかったです．それから何年か後に第三病棟ができて女性 40 人，男性 20 人の計 60 人が第三病棟に移りました．たいへんに綺麗な部屋で 4 人部屋でした．K ちゃんと M子さんと M崎と俺で一緒の部屋でしたが，途中で M本も M崎の後釜で来ました．楽しかったなあ，あの頃は．

今から 17，18 年くらい前に第三病棟ができて，オール開放でしたので脱走した女の人が 1 人いましたがすぐに帰って来ましたね．だいたい 3，4 人で近くにあったコンビニに作業のない日はよく行っていました．コーヒーを飲んだり，冬場は肉まんとかペットボトルの茶を飲んで，たいへん良かったです．近くの床屋さんにも 2，3 人で行っていました．俺がいちばん短い坊主頭にすると，俺より5,6歳若い奴が「怖い，怖い」と言っていました．そしてKちゃんや，Sちゃんは第三病棟を知らずに亡くなってしまったのです．悔しかったと俺は思ってます．2人とも生きてれば絶対に第三病棟に住めたと考えられます．残念だったことでしょう．俺は4人部屋でしたので掃除は当番を決めて毎日やってましたが，その当番も楽しかったです．

私が2度目に発病したのは，1979年（昭和54年）の10月頃でした．薬は飲まずに酒は飲んでいたので，また発病して八丈島の叔母の家で焼酎をラッパ飲みして左手小指を切断したのですが，今はその叔母の家はなくなってしまいました．嫌な思い出は忘れたいので，家がなくなって俺も安心してます．

その叔母も今は90歳を過ぎて八丈島の老人ホームで暮らしています．何年か前に，用事がありホームで叔母と会ったのですがシカトされました．この叔母は俺の実父の弟のつれあいで子どもの頃に俺たち姉弟にお年玉を毎年くれました．叔父は漁師で貧乏をしてたと思うけど，叔母は盆と正月には小遣いをくれました．俺はそのことを生涯忘れません．叔母よ，子どもの頃のお年玉をありがとうございました．

北深谷時代には煙草を吸う人間がたくさんいました．7,8人で夜中に吸うのですが，それを見ていた誰かがナースにチクッて芋蔓式に5，6人バレるけど俺は大丈夫でした．すると俺より1つ年上の奴が「奥山さん巧いかんなあ」と言っていました．巧いも何も俺の名前を出すなとは誰にも言ってないし，また俺の名前を出すような馬鹿な奴はいませんでした．本当の話です．だけど夜中に吸った煙は旨かったなあ，ニコチンが全身に入って，これだから50年も煙草をやめられないのだろうと思っています．でも久我山で数か月退院して1度は1か月，もう1回は2週間ほど禁煙したこともあります．もしお医者さんに「命が危ないから煙草をやめなさい」と言われたら，量を減らすかキッパリと止めるかのどちらかです．悪しからず．

私が北深谷に入院している時に，私より1つ年下のKMちゃんが洗い場で私の兄貴分だった元ヤクさんの汚れたパンツを手もみで洗っていたので，私が嫌じゃないかと聞いたらKMちゃんは全然嫌じゃないと当然のように言っていました．私はそれを聞いてKMちゃんは偉いなぁと感心しました．このKMちゃんと私より2つ年下のKちゃんとがカップヤキソバをお湯で作ってくれて私が半分食べてあと半分はKMちゃん．Kちゃんが作るときは俺が半分食べてあと半分はKちゃんが食べました．この2人は今でも北深谷にいますが，今では古株でいい顔だと思います．TELや便りで連絡を今でも取り合ってますが，私と親しかった友達は十数人も亡くなって北深谷の仲間との賀状は4人くらいです．淋しいことです．

14 当事者の立場から ②—ぶっ飛び解体新書

渡部耕治
精神障害者共同作業所フェニックス

1 はじめに

病気は現象です．歴史ではありません．病気に過去も未来もありません．ただ今の状態が現状としてあるだけです．

病気は感覚です．言葉ではありません．理屈で考えていられるのは周りの人だけで，当人はただただ感覚として感じています．

私は病気です．心の病気です．いつからなったのかわかりません．いつまでなっているのかわかりません．

それでも私は，私です．

私自身，病になったことで何が変わったかなんてわかりません．でも私以外は変わりました．私のことを「それ」としてみるようになりました．

そういう意味では私のなかにも変化はあります．私たち以外の健康な人たちを「あれ」としてみるようになりました．

心の病は社会通念上，人をハッキリと2つに分けてしまいます．それは良いことでしょうか？ 悪いことでしょうか？ たぶんどちらでもいいと思います．だってたいして重要なことではないのですから．これからお話しする物語は私の実体験によるものなのか，作り話なのか，妄想が入り込んでいるのか，医学を超越した真実なのか．あなたはどう思うのでしょうか．

2 統合失調症の原因

「自分」という機能がバラバラになることで，私は統合失調症になりました．「自分」とは，意識せずとも体が勝手に外からの情報や記憶，それに対する感情や感覚を統合する機能のことです．言い換えるなら，精神と肉体を連動させる，その人格固有のエンジンです．たとえば，目の前に猫が現れました．まず視覚がそれをとらえ，記憶と結びつけることで仮の認識をつくります．

「こいつは猫の可能性がある．」

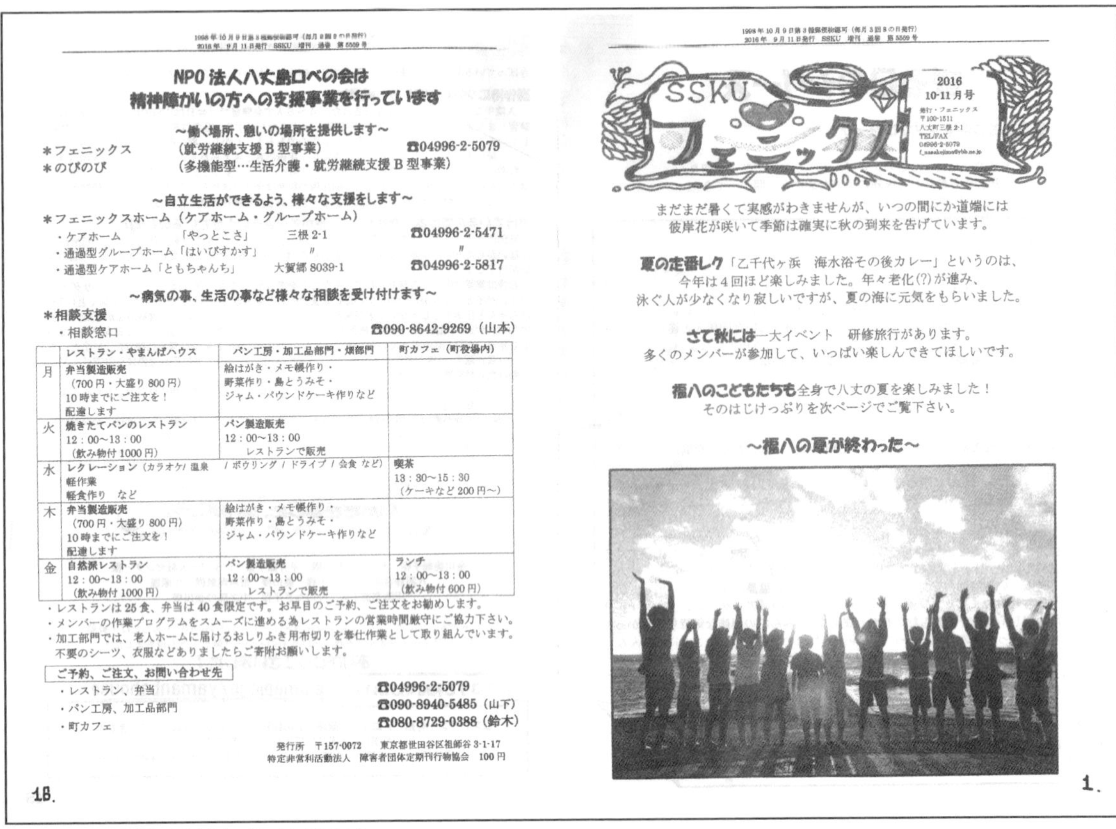

1998年10月9日第3種郵便物認可（毎月3回8の日発行）
2016年 9月11日発行 SSKU 増刊 通巻 第5559号

NPO法人八丈島ロベの会は
精神障がいの方への支援事業を行っています

～働く場所、憩いの場所を提供します～

＊フェニックス　（就労継続支援B型事業）　☎04996-2-5079
＊のびのび　（多機能型…生活介護・就労継続支援B型事業）

～自立生活ができるよう、様々な支援をします～

＊フェニックスホーム（ケアホーム・グループホーム）
・ケアホーム　「やっとこさ」　三根2-1　☎04996-2-5471
・通過型グループホーム「はいびすかす」　〃　〃
・通過型ケアホーム「ともちゃんち」　大賀郷8039-1　☎04996-2-5817

～病気の事、生活の事など様々な相談を受け付けます～

＊相談支援
・相談窓口　☎090-8642-9269（山本）

	レストラン・やまんばハウス	パン工房・加工品部門・畑部門	町カフェ（町役場内）
月	弁当製造販売 （700円・大盛り800円） 10時までにご注文を！ 配達します	絵はがき・メモ帳作り・ 野菜作り・島とうみそ・ ジャム・パウンドケーキ作りなど	
火	焼きたてパンのレストラン 12：00～13：00 （飲み物付1000円）	パン製造販売 12：00～13：00 レストランで販売	
水	レクレーション（カラオケ/温泉/ボウリング/ドライブ/会食 など） 軽作業 軽食作り　など		喫茶 13：30～15：30 （ケーキなど200円～）
木	弁当製造販売 （700円・大盛り800円） 10時までにご注文を！ 配達します	絵はがき・メモ帳作り・ 野菜作り・島とうみそ・ ジャム・パウンドケーキ作りなど	
金	自然派レストラン 12：00～13：00 （飲み物付1000円）	パン製造販売 12：00～13：00 レストランで販売	ランチ 12：00～13：00 （飲み物付600円）

・レストランは25食、弁当は40食限定です。お早目のご予約、ご注文をお勧めします。
・メンバーの作業プログラムをスムーズに進める為レストランの営業時間厳守にご協力下さい。
・加工部門では、老人ホームに届けるおしりふき用布切りを奉仕作業として取り組んでいます。
不要のシーツ、衣服などありましたらご寄附お願いします。

ご予約、ご注文、お問い合わせ先
・レストラン、弁当　☎04996-2-5079
・パン工房、加工品部門　☎090-8940-5485（山下）
・町カフェ　☎080-8729-0388（鈴木）

発行所　〒157-0072　東京都世田谷区祖師谷3-1-17
特定非営利活動法人　障害者団体定期刊行物協会　100円

16.

1998年10月9日第3種郵便物認可（毎月3回8の日発行）
2016年 9月11日発行 SSKU 増刊 通巻 第5559号

SSKU フェニックス
2016
10-11月号
発行・フェニックス
〒100-1511
八丈町三根2-1
TEL/FAX
04996-2-5079
f_nasakejima@ybb.ne.jp

まだまだ暑くて実感がわきませんが、いつの間にか道端には
彼岸花が咲いて季節は確実に秋の到来を告げています。

夏の定番レク「乙千代ヶ浜　海水浴その後カレー」というのは、
今年は4回ほど楽しみました。年々老化(?)が進み、
泳ぐ人が少なくなり寂しいですが、夏の海に元気をもらいました。

さて秋には一大イベント　研修旅行があります。
多くのメンバーが参加して、いっぱい楽しんできてほしいです。

福八のこどもたちも全身で八丈の夏を楽しみました！
そのはじけっぷりを次ページでご覧下さい。

～福八の夏が終わった～

1.

「フェニックス通信」2016年10-11月号より

次にその認識の真偽を判定します．その人格が「信じる」と答えを出せば真実．

「こいつは猫である．」

「信じない」と答えを出せば虚実．

「こいつは猫ではない．」

仮に真実と判断したとして，その後に感情がついてきます．まずは安心か不安か．

「小動物だからさほど危なくない．」

次に好きか嫌いか．

「可愛いから好き．」

そしてようやく行動へとつながります．

「撫でてみよう」などなど．そしてその一連の作業を包み込むかのように感覚（センス）が働きます．それらすべてを統合して関連づける機能のことを「自分」といいます．

統合失調症の原因は，真偽の判定機能の低下です．信じる信じないがあやふやになって，判定できなくなった者が生まれつきの判定基準を一度破壊し，再生していく際の症状です．簡潔に述べるなら，「信じていいもの」を選びなおす体の反応です．何を信じたらいいかわからない不安な状態を長く続けることがこの症状の起因となりま

1998年10月9日第3種郵便物認可（毎月3回8の日発行）
2016年 9月11日発行 SSKU 増刊 通巻 第5559号

世界"とうごう"本部

渡部耕治

手応えのない真実。心の奥に潜んでいる本音。私は何者であるか。

1、私の輪郭
私の形。そんなものは見たまんまだろう。私以外なら簡単に見て取ることができる。だがなぜだろう。私自身は鏡を見ないと私を見ることができない。
鏡には必ず反対の世界が広がる。それを想像力で元に戻さなければ、私は私の輪郭を知覚できない。

2、私の中心
これほどあやふやなものもあるまい。常に体の中を移動し、時には外に飛び出しているのかもしれない。ここが中心。と指差せば。その時指を指している自分のほうに中心はある。つまり、「ここ」って言ったらもうそこにはない。そういう性質を持っている。

3、私の向き
今向いている方向は、あなたから見れば左で、別のあなたから見れば右。じゃあ自分としてはどっちを向いているのかと言えば、その時どっちのあなたを基準にしてみるかによって変る。絶対を信じるものたちは神の名の下にその向きに名前をつける。私のような俗人は、相対的にしか考えることができないので、そのときの好みで決めざるを得ない。

4、私の世界
こういう言い方をすると、まるで世界とは別に自分の世界があるかのようだ。自分の目で見た世界は皆自分の世界。主観的発想。その自分はどこにいるのかを感じれば、そこが世界。客観的発想。主観に飲み込まれれば精神論の渦の中。客観に迷い込めば唯物論の闇の中。どっちに転んでも、恐怖しかない。だから私はどちらともいえない世界を好んでいる。としか言いようがない。

5、私の意味
あなたが決めてください。

6、私の価値
言ったところで誰にもわかりません。

6.

1998年10月9日第3種郵便物認可（毎月3回8の日発行）
2016年 9月11日発行 SSKU 増刊 通巻 第5559号

7、私の存在
私が今ここにあると言うことは、私が考えているからでも、私が話しているからでも、私が言語化しているからでも、私が感じ取っているからでもありません。私が望んでいるから私は今ここにいます。そして、それ以外のことを私は望むことができません。

8、私の名前
渡部耕治。いろいろ考えたけど、この名前が一番しっくり来ます。なぜなら、それ以外の名前は私が考えたものだけれど、この名前だけは私以外が考えたものだからです。私は父や母に名前をつけてもらったことで、自分を自覚できました。私自身の力では、残念ながら私の人生を始めることはできませんでした。

9、私が私であるということ
誰かに愛されて私はいます。そこからしか私は私を組み立てることはできないのです。自分の力で何かをなしていることなど、一つもありません。
完全なる他者への依存。それを自覚した時。少しだけ私は自分の足で立とうとする勇気を持てます。私が私であるということ、それはあなたがあなたであるということと同じです。

10、私の趣味
主に子孫を残そうとすることです。後はオマケです。

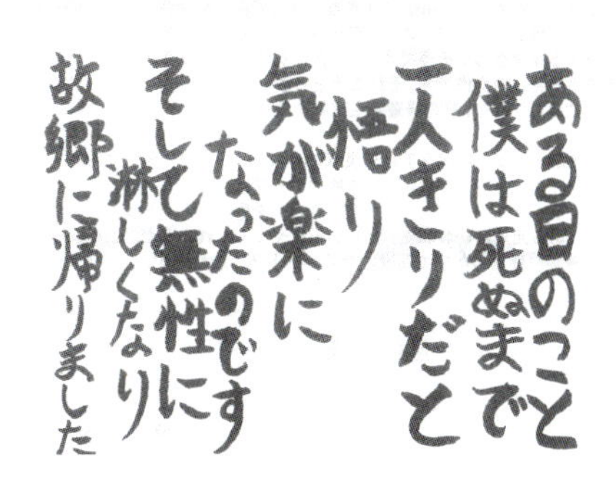

7.

「フェニックス通信」2016年10-11月号より

す．逆からものを見れば，この症状が出始めると何を信じたらいいかわからない不安な状態が長く続くともいえます．どちらが本当かは，どうぞ好きなほうをお選びください．

3 身体の成り立ち―ぶっ飛び解体新書

体は主に4つの部位で成り立っています．腹，胸，頭，背中です．足や手はなくなっても生きることが可能だとわかっているので除外します．それぞれの働きは，腹が集束機能．胸は方向づけ．頭は拡張機能．背中はつなぎ役です．「何の？」と問われれば，「エネルギー」と答えます．生命とは要するにエネルギーの保存機関です．この世にさまざまあるエネルギーを保存する物質の一つです．吸収したエネルギーを集中させたり発散させたりを繰り返しており，その舵取りを心臓や肺が酸素を取り込む量の調節によって行っています．そしてそれら全体を管理するのが，つなぎ役の背中です．

ぶっ飛び解体新書．科学の実証主義を完全に無視しつつ，私の思い込みでできあがったエゴの塊．「信じる信じない」はあなたの自由．読んで楽しければ幸いです．

背中が管理をしている．この認識に至ったのは2年前の夏．私は断薬を試みました．もともと少量になっていた薬の量を一気に0にしました．始めて3か月後くらいにハッキリと体に変化がありました．世界が遠退いて自我を失いそうになる，表現できぬほどの恐怖感．その後，ギリギリのところで持ち直し，何とか一時楽になりましたが，それでもなぜか薬は飲まず，「ここを乗り越えれば完治が近い！」という勘違いをし続けました．そうして気づいたことが，「背中がない」という感覚でした．腹，胸，頭はそれなりに機能していたようですが背中は沈黙していました．管理者がいないバラバラ状態．まさに統合失調症です．背中が重要だとその時気づいたのです．

背中＝管理者．すなわち最初のほうにお話しした「感覚」をつかさどる部位です．包み込む，つなげる，管理する．いろいろな言葉で表現しましたが，全部同じものです．つまり統合失調症とは，背中の神経の機能不全ともいえます．

それから今に至るまでの2年間はとにかく背中とのお付き合いでした．背中が「ゾクッ」と何かを感じた時．または感じられる方向へ意識をもっていくことに気持ち良さを感じていました．気持ちいいと感じるということは，それを体が求めているということ．つまりは回復に向かう道であると確信していました．
「ゾクッ」とすることを私は「実存反応」と名づけました．感じた時，または感じることで，より世界がリアルになっていくのを強く感じたからです．ゾクッとする→神経が反応している→切れていた神経が（電気治療などで）つながっていっている→回復している，ということだと私は認識しました．

わからないことが1つあります．もしも電気治療を受けていなかったら，私の症状はまったく違うものになっていたのか．その可能性はありますが，私は電気治療肯定派です．なぜなら，体で感じていたからです．治療を受けるたびに楽になって救われていくことを．

4 わが病の経過―「無意味地獄」から「楽」へ

急性症状で措置入院し，個室に閉じ込められて数か月を過ごしました．地獄の苦しみ．われながら少しも大げさではない的確な表現だと思います．あれ以上の苦しみは再発しない限りありえない．そう自信をもって言えることが，私の希望でもあります．

何地獄？ 血の池地獄？ 針地獄？ 生き地獄？ 私なりに表現するなら「無意味地獄」と言っておきましょう．すべてが無意味．何をどうしても苦しい．考えることに救いはない．薬を飲んだから楽になる？ なにそれ？ 気を紛らわせる？ どうやって？ 過去の経験，現在の対処，未来への希望，すべて無意味．ただただただただ苦しい苦しい苦しい苦しい．理由もわからない．逃れるすべもない．じっとしていられないから個室の中をグルグルぐるぐる，ひたすら歩き続ける．昼間は少し楽になる．夜になるとただそれだけで苦しい．そして意味の世界に救いが何一つないという「意味」で無意味地獄なのです．意味の世界とは頭の世界．言葉，考えること，それら全部です．

そんななか，電気治療を何回か受け少しは楽になったがなお苦しみ抜いているおり，光明が射しました．それは母でした．たぶん何度か見舞いには来ていたのでしょうが，その時まで認識はできませんでした．

「あっ，この人覚えてる」，「そりゃそうだ母親だもん」，「そうか」，「この目の前の人を母親だと思っていいんだ」

疑わなくていい．ただ認めればいい．視覚でとらえた人の姿を母であるという記憶と結びつけ，信じていい．紛れもなくこの人は私を産んで育てた母であると．急性症状後，初めて自分という機能が不完全ながらも働いた瞬間でした．それは，意味とか言葉とかを，文字通り意にも介さぬ「楽」という感覚でした．「楽」も言葉ではありますが．

そこからはほとんど迷いはありませんでした．ただ楽な方へ楽な方へともたれかかって体も心も預けました．「自分？」いらない．楽ならそれでいい．「こだわり？」馬鹿げてる．「プライド？」邪魔なだけ．

私が見つけた真実．人は依存でのみ正常を保てるということ．自分の足だけで立っている人間など，いない．みんなもたれかかって生きているのです．もたれかかると「信じる」という気持ちは同じものなのです．赤ちゃんの頃．いちばん大事なそのことをあたりまえにやっていた頃．私は一度そこに戻ったのです．

だから自分を「機能」と表現しました．どうこうしなくていい，初めからもっているもの．自分で守ろうとしているそれは，きっとプライドやこだわりでガチガチの少し別のものです．大人になるほど忘れていくただの自分．いちばん楽な自分．だんだんと自分が回復するのを実感しながら過ごすそれからの11年間は苦しみつつも楽しいものでした．

断薬した夏以後，薬は欠かさず飲んでいます．まあ数日忘れることはありましたが，必ずつらくなります．そして「あっ飲んでないからだ」と気づきます．飲み出せばまた元通り．現在の自分という機能に薬は欠かすことができません．薬あっての自分です．

でも，やはり時々思います．そんなのは偽りの自分ではないかと．そう思ってしまう時は自分を履き違えている時です．プライド，こだわり，意地．守ろうとして薬を軽視すればすぐそこにまた無意味地獄があります．何もしなくても楽．そういう時はなんとなくぼんやりと自分が機能しています．

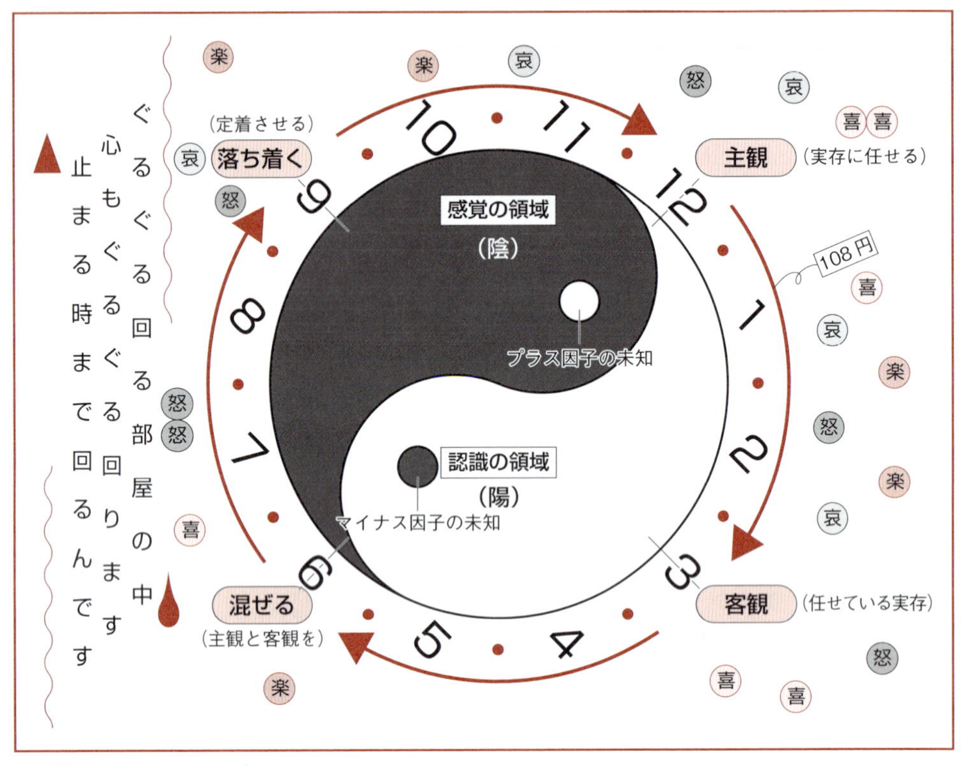

図 1　精神陰陽循環図

病人の戯言．暇つぶし程度でもかまいません．ここまで読んでいただけたら大満足．この先も読まなきゃ損なんてことはありません．あなたの「楽」を少しでも「楽しい」にまで昇華できたら万々歳！

5 精神陰陽循環（図 1）

さて，連想ゲームのように書き連ねてきたので，ここからも連想で「楽」と「楽しい」の話．回復に費やした 11 年間で最も苦労したのがこの 2 つの感覚を表す言葉です．楽がいちばん．楽こそ神様．唯一無二の私の信仰です．

ですが，楽は放っておくと楽しいに変わっていきます．誰しもがそうです．たとえばお金がなくて苦しい生活をしている人が，ようやく貯金ができるくらい余裕がでてきたとします．最初はただ生活を楽にしたい一心で働いていたのに，余裕がでたとたん楽しむことを欲求してしまいます．酒だ女だギャンブルだと，際限なく欲望が出てきます．

楽と楽しいは同じものでできています．境目がありません．見分けがつきません．気づいた時には楽しみ過ぎて破滅なんてこともあります．心の病においては症状の悪化につながります．「躁」と言い換えることもできるこの状態．「楽」を信仰するなかでまさに大敵でした．

上がったり下がったりを繰り返すのはどんな精神病にも共通する特徴といえるので

はないでしょうか．普通の人だってその繰り返しではあります．でも病の人はそれが極端なのです．下がったときは希死念慮．上がったときは唯我独尊．よくある話です．

私の場合，楽しようとするがあまり調子に乗ってテンションを上げすぎ，後でつらくなって頓服を飲むというパターンに陥りやすいです．何度繰り返しても学びません．頭で解決することはできません．でも，考えて考えて工夫しては裏切られ，信じては飲み込まれしてきました．そのうちわかってきたことがあります．それは自分が「こうだ！」と思ったことはすべて間違いだということです．信念はすべて思い込み．信じる気持ちが強いほど後でつらくなる．その傾向が強いのです．では信じなければよいのか．あれ？ 確か信じられないところから心を病んだはずでは？ ちんぷんかんぷんです．

悩んで悩んでどうしようもなくて開き直ってまた何かを信じてつらくなる．今もそのただ中にいます．というより死ぬまでずっとそのスパイラルの中です．そう，諦めるしかないのです．人はやっぱり信じては間違い，修正して今度こそと言って信じてはまた痛い目をみる．そういう生き物です．しかしただグルグル回っているだけではありません．経験を積むことで少しずつ信じる「事柄」が変化していきます．

青春時代．まだ病んでいない頃，信じていたのは言葉ばかりでした．病になり楽という感覚を信じるようになりました．そして今，信じているものは特にありません．少しずついろいろなことを信じてはいるけれど，何か1つ大きな信ずるべきものはもたないことにしました．これが真実だ！とか．これが本当だ！とか．心を病んだ者にとってはちょっと重くて無理です．曖昧にしておく．何事もハッキリさせない．これがいちばんの健康法です．

でも注意しないと，いつの間にか「曖昧」が「何もない」に変わっているときがあります．それすなわち信じるものがないと同じ状態なのでやはり病にはよくありません．どこまでいっても一瞬先は闇．それは病だろうが普通だろうが同じことですね．

6 おわりに

さて，11年目の夏．この文章を書いています．実にあっという間の年月でした．たくさんのことを考えました．たくさんのことを信じました．そのすべてを捨ててきました．もったままだとつらくなるので楽でいるために容赦なく捨てました．でも積み重なったものもあるような気がしています．それはあえて説明はしません．ハッキリさせたところでそれは偽物だからです．大事なことはいつも曖昧な感覚の海に漂っていて，その姿を現しません．その曖昧さに任せていられる心の余裕．それはほかならぬ「自分」が回復してきた証拠です．

この夏，私は1人で海に浮かんでボーッとしていました．真っ黒に焼けました．まるでガキんちょの頃のように．人生でいちばん楽しい夏です．

V

特別付録

V 特別付録

1 精神科開業までに必要な手続き

石井一平
石井メンタルクリニック

志をもって医師となり，自負をもって開業に向かう．診療報酬の改定や，同業者の開業増加で，経営的に厳しい状況となっている．経営～経済的にのみ楽を求めて開業される者は少ない．人々の健康や幸せな暮らしを願い，そこに寄与できることを喜びと感じる人も多い．開業を考える方々に，さまざまな支援体制が整えられているが，この項も多少の道標になることを願っている．

1 開業意志

2014年（平成26年）度の精神疾患患者数は約400万人，入院患者数は約30万人，外来患者数は約360万人，このうち54％ほどを精神科診療所でカバーしている[1]．

これまでの診療が，多忙すぎて辟易，仕事量に比べ評価や給料が少ない，良質な仕事をしたい，さまざまな理由をもち開業に向かわれる．

精神科開業も過度の競争となっている．医療設備は少なく，特殊な治療や検査を導入しなければ，レセプトコンピュータ（レセコン）や電子カルテの導入程度ですむ．それでも1,000万～2,000万円くらいは必要といわれる．

医療情報サイトであるm3.com[2]の2016年医師調査「何歳まで現役の医師として働きたいか」の設問に，医師全体は70.4歳だが，開業医は72.0歳，勤務医は69.3歳の平均値であった．

石井一平（いしい・いっぺい） 略歴

1948年	東京都生まれ
1977年3月	東京医科歯科大学医学部卒業
1979年10月～1980年12月	東京都立松沢病院に勤務
1983年3月	東京医科歯科大学・医学部・精神神経科大学院卒業
1984年3月～1991年6月	東京都教職員互助会三楽病院精神神経科に勤務
1991年7月	石井メンタルクリニック開業

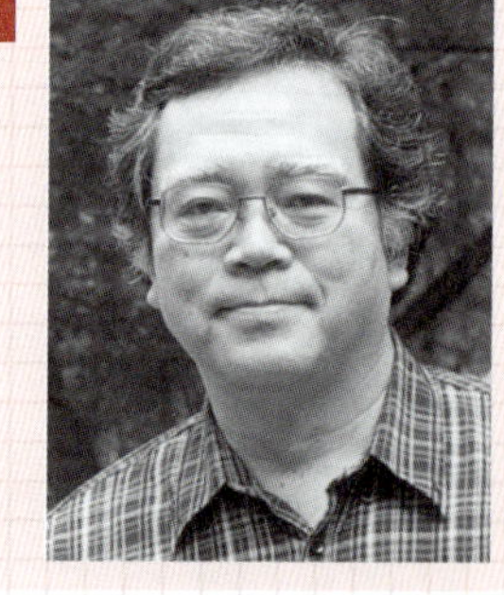

診療の内容をどうするか，得意な疾患領域・検査法・治療法などの検討も必要だ．日医総研ワーキングペーパーNo.351[3]には，診療所医師の高齢化・専門分化・地域と診療科偏在・開業医のストレス・所得などがまとめられている．

2 開業場所の選択

自宅近く，勤務医療機関近く，交通便利な所，医療過疎地区，など悩む．単独建物か，複合ビルか，メディカルモール，マンション一室も選択肢だ．

勤務先の近くであれば，これまでの病院・クリニックから患者を奪うことにもなりかねず，勤務先との関係は良好に保つ必要がある．

公共交通機関のほか，駐車スペースも検討課題だ．近隣医療機関の存在，同業者の存在も確認すべきである．

日医総研ワーキングペーパー No.352[4]には，都道府県別・各地区別の人口動態，医療介護資源，推計患者数（ICD 疾病分類別受診増減推計）が載っていて，マーケットリサーチに役立つ．人口分布などは地区役所で入手可能だ．

3 経営計画の確認，税務～会計支援

開業医は，医師としての技量以外に，ビジネスセンス，管理能力，指導力，会計力，経営判断力なども要求される．「開業医コンサルタント」の甘言に乗ってしまうのは心配だ．薬品メーカー，医療機器メーカーなど業者による開業支援サービスの場合も，すべてを丸投げにしては危険だ．コンセプト，ビジネスモデル，事業計画をしっかり決め，家族からの不安や心配も併せて，中立公平なところへの相談を考えるとよい．

勤務医時代は事務職員が会計業務や税務申告を行うが，開業後は自身が行うことになる．業務は煩雑で手間がかかり，自分一人ですべてを行うことは難儀である．

◆保険診療・診療報酬

保険診療では，事務的な準備に専門家や先輩などの援助が必要だ．レセコン会社からも説明や支援があろう．今はオンライン請求が主流で，ぜひ導入すべきだ．

保険医協会（全国保険医団体連合会　https://hodanren.doc-net.or.jp）が各地にある．入会すると，わかりにくい保険請求など電話でも問合せ可能．また団体保険の割引率もよい．

◆税務

税金処理や税務調査への対応など慣れない作業だ．税理士など専門家に委託することはむだではない．窓口の現金領収の処理，保険収入・自由診療（自費，相談，診断書，講師代）の仕分け，毎日の会計，月ごとの集計，1 年の会計方法など確認することがよい．直接税務署などに相談する方法もあろう．

◆給与計算

職員を雇用すると，給与計算や労務管理などの業務が必要．法改正も多く，プライ

バシーやセキュリティが要求される．社会保険労務士などに委託するのも有効だ．

4 資金計画の確認

厚生労働省の「医療費適正化」のなかで，精神科の命綱「通院・在宅精神療法」の点数は引き下げ傾向にある．目指す開業形態がどのような資金の流れか，シミュレーションを行い，希望と現実のすり合わせが大切である．

施設・設備などのハードウェア費用，人件費やソフトウェア費用，保証金・運転資金・税金などにかかる費用を慎重に推計しておかないと，資金ショートを起こしてしまう．患者数や収入の伸びは少なめに予測し，不測の事態への準備が必要である．

一般には自己資金の比率を2割程度と見積もるらしい．手持ちの資金は経営が軌道に乗るまでの生活費や不測事態予備金と考えて，事業経費として使う資金とは別にすべきといわれる．困ったときにお金を貸してくれる人は少ない．

政府出資金融機関の日本政策金融公庫では，開業資金の借入条件は優遇される．金利は条件により異なり，銀行融資などより低利だろう．以前は不動産担保が求められたが，今はさまざまな条件での融資があるようだ．ほかに銀行などのドクターローンを利用する方法もある．地方自治体の利子補給制度も確認しておくとよい．

厚生労働省による2015年5月分データの「医療経済実態調査」を，日本医師会がまとめている[5]．診療所の経営も，あまり明るくない形で書かれている．

本業である自院の収入だけでは運営が不安定であること，また周囲からの要請もあることで，副業をこなす開業医も多い．以前の勤務病院の診療や当直，他院のパート診療，産業医，嘱託医など，可能な範囲で引き受けていたほうが安心だ．

5 建築・内装の確認

医療法第7条「開設・管理・監督」などの要件も念頭においた計画が必要だ．

院長ばかりか家族にもさまざまな想いがあり，外装～インテリア計画は楽しみな部分だ．工務店や建築士など専門家，他先輩の意見にも耳を傾けるのがよい．

m3.com[2] の各種検索で探すと，医院開業，経営，集患ノウハウなどが多く収載されているので，同業者の意見を参考にしやすく一見の価値はある．

6 医療設備や事務用品の確認

カタログ～インターネット通信販売は，必要な物品を容易に見つけやすい．購入後のサポートはまだ問題があるようだが，価格やサービスも比較検討できる．通信販売会社（アスクル，シンリョウ，メディカルサプライ，Ciメディカルなど）を調べてカタログを請求するとよい．

初期の資金調達には限度があり，医療機器などはリース会社で装備することも多い．

レンタルとは違い，途中で解約することができない契約もあり，契約は慎重にする必要がある．医薬分業で院外処方にすると設備や管理が少なくてすむ．

◆各種検査

検査を自院で行うことはまれで，検査会社（BML，SRL，LSI メディエンスなど）との相談も必要だろう．

◆レセプトコンピュータおよび電子カルテ

レセコンは必須だろうが，電子カルテは慎重に検討すべきだろう．すでに導入している先輩に各会社・各機種の使い勝手をうかがうとよい．

◆薬の卸問屋

院内処方～院内薬局を行う場合には，薬卸問屋（メディセオ，アルフレッサ，スズケン，東邦などのほかジェネリック卸）をいくつか選ぶ必要があり，薬袋の準備も必要だ．自院で使用する薬剤（品名や剤型）の一覧表を作り，何社かに見積もりを取って決めることが一般的だ．

◆印刷物

電子カルテでなければ，カルテ表紙（1 号用紙），記録用紙（2 号用紙），そのほかに問診票，診断書，診察券，名刺，封筒，便箋など各種印刷物が必要だ．見栄えの良さを求める場合や大量の印刷物は，印刷依頼するほうがよい．少量のものなら書式をネットで参考にして自作できる．

7 スタッフの採用，教育

最少は院長一人での運営，医療事務員を一人だけ雇う診療所もある．必要ならコメディカルスタッフの看護師，臨床心理士（公認心理師），臨床検査技師，薬剤師，精神保健福祉士（PSW），社会福祉士，作業療法士，診療情報管理士などを充実させていける．2015 年の調査では，精神科診療所での常勤職員として，事務職員は 67 %，看護師は 40 %，PSW は 26 %，臨床心理士は 21 %という状況だ[1]．

◆就業規則

円滑なクリニック運営には，職員の協力は欠かせない．労働条件・給料に関するトラブルが増えている．仕事内容の明示や身分保障など，就業規則の作成が必要だ．トラブルが多発する職場では，職員のモチベーションも下がり，院長が経営や診療に専念できない．

◆評価制度

職員の勤労意欲や満足度を保つには，賃金・やりがい・技能向上の可能性・評価（感謝）などへの満足度が高いことが必要だ．職場の体制や状況を考慮し，評価制度作成は有効だ．

◆職員への接遇教育

接遇ではプライバシーの保護を厳格にすべきで，就業前に職員に十分理解されることが必要である．研修の際，クリニック内の直接対応だけでなく，電話対応もしっかりと整えておくとよい．受付から診察室への誘導で，患者への声かけも検討課題だ．

スタッフが医療制度や疾病の知識を身に付けていると，患者満足度向上やクレーム防止につながる．患者の不安を取り除くため，情報提供体制も整備する必要がある．薬の副作用や治療内容について，不安を抱いて来院する方が多い．誤った情報や誤解を取り除き，安心して通院してもらいたい．

◆スタッフ募集のタイミング

開業1か月以上前に面接を行い，1か月前には採用通知をして，2週間前から職員研修を行うのが一般的である．専門家でも面接で応募者の素質を十分に見抜くのは難しく，事前に信頼できる年長経験者を採用し，その人に差配してもらう方法もある．募集の際には，就業規則，給与規定，給与表を準備するとよい．

8 広告・宣伝・周囲への挨拶

医療機関を探すのにインターネットを用いる人も多い．ホームページは，患者やその家族が見て理解しやすいように作成し，自院の特色や専門性，雰囲気や利便性が伝わるようにするとよい．

先輩後輩や近隣医師などからの患者紹介が多い．保健所や福祉事務所，また薬局や地域包括支援センターなどへの案内や広報が重要である．

院外処方の場合は，近隣の調剤薬局（クリニックを中心とした半径100 m圏内）に，自院の特徴やプライバシー保護などを説明をしておくことが大切だ．

広告・看板として，誘導看板，敷地内看板，開院チラシなどが考えられる．駅，また路線バス内の広告も検討が必要だ．玉石混淆の売り込みが来るので，慎重に吟味したい．ロゴマークは開業後の利便性を考えると是非準備しておきたい．その色や字体に合わせたものをそろえると効果的だ．地図も絶対必要で，わかりやすく，時々周囲の変化があっても対応できるよう用意したい．

9 各種届出・申請

医療法などさまざまな法律が関係するので煩雑だが，あらかじめ所轄する保健所へ相談に行くと親切に教えてくれ，難しいものではない．時間の余裕があれば，コンサルタントに任せなくともできる．

◆保健所（医療機関開設の届出）

新規に診療所を開設する際には，医療法第7条に基づく診療所開設届（保健所で入手可能）を，保健診療開始予定日の前々月20日頃までに所轄保健所に提出する必要がある．

また，開設後10日以内に都道府県知事に届け出る形式だ．設備基準等につき要件を満たしていないと判断される場合は，保健所が届出を収受しない，または保留とされる．事前に保健所と相談しながら進めることが肝要．有床診療所やX線設備などには別の手続きが必要だ．検査で問題なしとされると副本交付がなされる．

提出する開設届の内容や添付書類は以下の通り．

- 診療所開設届：開設者の記名・押印が必要
- 開設者の医師免許証の写し・(2004年〈平成16年〉4月以降に医師免許取得の場合) 臨床研修修了登録証の写し：原本も提示必要
- 開設者の履歴書：現住所・氏名・生年月日・最終学歴および職歴
- 診療に従事する医師の免許証の写し・臨床研修修了登録証の写し，医療従事者の免許証の写し
- 土地の登記事項証明書（本人所有物件の場合）
- 建物の登記事項証明書（本人所有物件の場合，あるいは借用物件の場合）
- 賃貸借契約書の写し（借用物件の場合）
- 敷地周辺見取り図・案内図：道路と建物の位置関係，最寄り駅などからの道順など
- 敷地の平面図：ビル内診療所の場合は，当該診療所が所在する階全体の平面図
- 建物の平面図：ベッド，機器類の配置，各室の用途と面積，外気開放部の位置，換気装置の位置，手洗いの設備の位置，消毒設備の位置
- エックス線備付届：X線機器を使用する場合には防護関係や放射線測定結果関係の書類提出が必要

◆厚生局（保険診療を行うための申請）

保険診療を行うためには，診療開始の前月初旬までに，開設者が保険医療機関指定申請書を，地域を管轄する地方厚生局都道府県事務所（東京都の場合は関東信越厚生局東京事務所）に提出し，指定医療機関コードを発行してもらう．指定を受けることで，健康保険法および国民健康保険法に基づく療養の給付を担当する保険医療機関となり，保険者に対して診療報酬を請求することが可能となる．

◆社会保険事務所（従業員等の健康保険および厚生年金保険の加入）

院長自身やその家族，従業員が健康保険および厚生年金保険に加入する際には，管轄する社会保険事務所にて手続きをする．

◆税務署（個人事業の開廃業等届出書など）

医院開業に際して税務署に対して行う届出・申請手続きのうち，提出が法律で義務づけられているものと，任意だが有利な方法を選択して提出するものがある．税務署に相談されるとよい．

◆区市町村の役所

生活保護法や身体障害者福祉法の指定を受けようとする場合など，書類提出先が(福祉事務所など) 地方公共団体の担当窓口となる．保健所と並行して事前相談をしておくとよい．

◆労働基準監督署（従業員の雇用保険と労災保険の加入）

労災保険と雇用保険の２つを合わせて労働保険という．労働保険の加入の手続きは，労働基準監督署と公共職業安定所との２つに分かれ，手続きの順番は労働基準監督署が先となる．

◆医師会（当シリーズのパートI『メンタルクリニック運営の実際』を参照）

健康保険は，医師会に入れば医師国民健康保険を利用でき，保険料は割安ですむ．医師会員であると本人と家族や従業員も「医師国保」に入ることが可能．ただし，医師国保だと職員に自院で保険診療することができない．

医師会は，地区医師会，都道府県医師会，日本医師会の3つの階層があり，独立した団体となっている．それぞれの医師会が相互に連携しあい，地域住民の健康保持増進をはじめ，医療・保健・福祉の充実・向上のための諸活動を行っている．日本医師会員は都道府県医師会員でなければならず，都道府県医師会員は郡市区等（大学医師会，行政医師会を含む）医師会員でなければならないとされる．入会等の手続きの窓口は，原則として開業地にある地区医師会となる．

精神科診療所の開業では，各診療所の多様性を許容され，孤立の不安が和らげられ，相談の受けやすい，精神神経科診療所協会[1]への入会は有利だろう．

そのほか

◆法務局（法人の登記，個人の医療機関は登記簿がとれない）

◆公共職業安定所

◆商店街や町会

などへの連絡も考えられる．

参考資料

1）2015年日本精神神経科診療所協会会員基礎調査（最新の診療所状況を多く掲載）．
http://www.japc.or.jp/news/data/others/sousetu2016.pdf
（日本精神神経科診療所協会またはその各支部．http://www.japc.or.jp）

2）医師のための総合医療情報m3.com．https://www.m3.com
日々の診療や臨床・医学研究に役立つ医薬品情報，医療ニュース，学会情報，医学文献検索，医師掲示板，求人募集・転職情報，薬剤検索，医院開業・経営・集患ノウハウなど医師専用コンテンツが充実

3）日医総研ワーキングペーパー No.351．診療所医師の現状と課題—かかりつけ医の確保にむけて．2015.11.17.
http://www.jmari.med.or.jp/download/WP351.pdf

4）日医総研ワーキングペーパー No.352．地域の医療提供体制の現状と将来—都道府県別・二次医療圏別データ集（2015年度版）．2015.10.27.
http://www.jmari.med.or.jp/download/WP352_data/intro.pdf

5）日本医師会．「第20回 医療経済実態調査（医療機関等調査）報告」についての分析と考察．2015.11.25.
http://dl.med.or.jp/dl-med/teireikaiken/20151125_12.pdf

6）茨木 保．がんばれ山猫先生，No.1～4．日本医事新報社；2008.
人気漫画『Dr.コトー診療所』の監修者で，自身医師でもある茨木氏が描いた医療系ゆるゆるコミック．奇抜なキャラたちが繰り広げる，笑いとペーソスに満ちた四コマ漫画．

7）木村公憲．クリニック開業ノウハウ集．2001.5.9.
http://kimura.clinic/know-how_clinic/know-how_clinic.html
きむらクリニック院長 木村公憲先生の作成サイト．
最終更新が少し古いが，内容が充実し参考にされる方が多い．

V 特別付録

2 本シリーズ編集委員“味読・熟読”お薦め文献集

原田誠一
外来精神科診療シリーズ編集主幹

外来精神医療を行ううえで参考になる推奨文献の選択に関しては，当然のことながら多種多様なバリエーションが存在する．ここでは本シリーズの編集委員（以下，“本シリーズの編者ら”と記す）の独断に基づいて，基本文献をセレクトしてみた．紹介の順は① 本シリーズで紹介した先達の著作，② 本シリーズに寄稿して下さった先生の著作，③ その他の先生の著作の順として，今回は「お一人，1著作」を原則とした．

なお，本シリーズには巻数の表記がないが，文中に出てくる（第○巻収載）の部分の巻数は，本シリーズの以下のタイトルと対応している．

- 第1巻：メンタルクリニックが切拓く新しい臨床—外来精神科診療の多様な実践
- 第2巻：メンタルクリニックでの薬物療法・身体療法の進め方
- 第3巻：メンタルクリニック運営の実際—設立と経営，おもてなしの工夫
- 第4巻：診断の技と工夫
- 第5巻：精神療法の技と工夫
- 第6巻：発達障害，児童・思春期，てんかん，睡眠障害，認知症
- 第7巻：不安障害，ストレス関連障害，身体表現性障害，嗜癖症，パーソナリティ障害
- 第8巻：統合失調症，気分障害
- 第9巻：精神医療からみたわが国の特徴と問題点
- 第10巻：メンタルクリニックのこれからを考える（本書）

原田誠一（はらだ・せいいち） 略歴

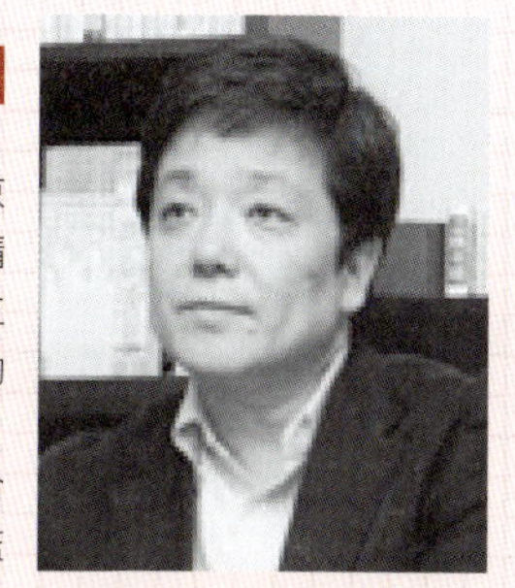

1957年東京都生まれ．1983年東京大学医学部卒．東京大学医学部附属病院精神神経科，東京都立中部総合精神保健センター，東京都立墨東病院内科・救命救急センター，神経研究所附属晴和病院，東京逓信病院精神科医長，三重大学医学部精神科神経科講師を経て，2002年より国立精神・神経センター武蔵病院外来部長．2006年7月より原田メンタルクリニック・東京認知行動療法研究所を開設．現在，原田メンタルクリニック院長．
主な著書として，『正体不明の声—対処するための10のエッセンス』（アルタ出版，2002），『統合失調症の治療—理解・援助・予防の新たな視点』（2006），『精神療法の工夫と楽しみ』（2008），監修として，『強迫性障害治療ハンドブック』（2006）〈以上，金剛出版〉，『強迫性障害のすべてがわかる本』（講談社，2008）など多数．

1 本シリーズで紹介した先達の著作

◆浜田　晋『街かどの精神医療』（医学書院）

推薦書リストのトップバッターは，浜田 晋（敬称略，以下同）．外来精神医療～メンタルクリニックにとって浜田は優れたパイオニアの一人であり，彼の著作がもつ意義は現在も色褪せていない．

浜田の臨床活動と業績に関しては，竹中星郎「浜田　晋先生を偲ぶ―地域で暮らす患者とともに」（第１巻収載）に詳しい．また代表作の読解の手引きとして，徳永 進と小林一成が本巻に寄稿した「浜田　晋の姿勢―著作３冊から」（『病める心の臨床』，『一般外来における精神症状のみかた』〈医学書院〉，『町の精神科医』〈星和書店〉）がある．この２編によって，浜田への親しみと興味をもっていただけると思う．

◆藤澤敏雄『精神医療と社会』（批評社）

もう一人の先駆者・藤澤敏雄にまつわる評伝エッセイが，吉川武彦の「おーい，フジサワ，どうしている―時代を彩ったひとり，藤澤敏雄を偲ぶ」（第１巻収載）である．加えて彼の代表作を読み解く案内書として，浅野弘毅，森山公夫による「藤澤敏雄著『精神医療と社会』をめぐる往復書簡」が本巻に収載されている．この２編は，藤澤の魅力ある人となりや活動内容～時代背景を知る格好のガイド役を果たしてくれる．

◆生村吾郎『開業日記―私が這っている精神医療の道』（批評社）

関西のパイオニアの一人・生村吾郎の紹介文に，岩尾俊一郎による「生村吾郎の思い出」（第８巻収載）がある．加えて，本巻に岩尾俊一郎と高木俊介が生村の代表作３編，

- 回復をはばむもの―精神医療の侵襲性について―（『臨床精神病理』1992；13：9-16）
- 「近代天皇制」が精神医療構造に与えた影響―「府県統計書」並びに「行幸啓誌」の分析を通じて（『病院・地域精神医学』1995；36：155-162）
- 『開業日記―私が這っている精神医療の道』（批評社）

を解説した往復書簡を寄せている．独創的な生村の思想～実践を具体的に伝えてくれる名編だ．

◆桂アグリ「地域におけるリハビリテーション―精神科診療所の立場から」（臺　弘編『分裂病の生活臨床』創造出版）

桂アグリは，地域診療所においてデイケア（ひるま病室）や訪問活動（アウトリーチ）を実践した先駆者の一人である．時代を先駆けた活動の様子が，「地域におけるリハビリテーション―精神科診療所の立場から」に活写されている．桂の令嬢であり，自身も精神科クリニックを開業している海老澤佐知江が，紹介文「精神科デイケア『ひるま病室』のことなど」（第８巻収載）を寄せており，桂論文を紐解く何よりの手引きとなっている．

ここまで紹介してきた浜田 晋，藤澤敏雄，生村吾郎，桂アグリの活動を含めた「診療所運動」の概要とその後の展開を，高木俊介が「統合失調症をもつ人々の地域生活

支援と外来クリニック―わが国におけるその歴史と展開」(第8巻収載) でわかりやすく解説している．これら先駆者との交流があり諸事情に精通していて，自らACT-Kを実践する高木ならではの優れた内容である．

ちなみに本シリーズの編者らは「刊行にあたって」のなかで自らを"五人の侍"になぞらえたが，この浜田・藤澤・生村・桂の"一姫三太郎"は，「"五人の侍"の大先達～師匠格である"四人の侍大将"」といった位置づけになるだろうか．読者諸賢におかれましては，"四人の侍大将"と親しく接する機会をもち，改めて精神医療を考える温故知新の機会をおもちくださりますことを．

◆下坂幸三『心理療法の常識』(金剛出版)

精神科診療を行っていくうえで，家族への適切なアプローチが要請される局面が頻繁にある．そうした際に頼りになる臨床の知を著した先達の一人が，開業家族療法家のパイオニアの一人・下坂幸三だ．

下坂の個人史～実践の概要については，下坂の高弟・中村伸一による「下坂幸三先生を偲ぶ」がある (第1巻収載)．家族療法の専門家ではない本シリーズの編者らが家族とかかわる際の定石の一つにしているのが，下坂の『心理療法の常識』に収載されている「常識的家族療法」であり，必読文献の一つといってよいだろう．

◆鈴木知準『森田療法を語る』(誠信書房)

開業診療所で森田療法を実践した先駆者の一人に，鈴木知準がいる．岩木久満子は「鈴木知準先生を偲ぶ」(第1巻収載) のなかで，鈴木の足跡と実践内容を紹介するとともに，著書『森田療法を語る』にまつわる個人的な思い出を記している．

ちなみに，本シリーズに収載された森田療法と関連の深い論に以下のものがある．

- 内村英幸「クリニックにおける森田療法の実践と展望」(第1巻収載)
- 北西憲二「外来森田療法専門クリニックの治療システムについて―現代的病態への対応」(第1巻収載)
- 竹田康彦「認知・行動療法と森田療法の統合の試み―思春期・青年期臨床の立場から」(第1巻収載)
- 岩木久満子「精神療法の各流派からみた診断のコツとポイント／森田療法」(第4巻収載)
- 岩木久満子「精神療法の各流派からみたコツとポイント／森田療法」(第5巻収載)
- 内村英幸「心身症と心身医学の現在」(第7巻収載)

2 本シリーズに寄稿してくださった先生による著作(五十音順)

◆飯倉康郎，芝田寿美男，中尾智博，中川彰子『強迫性障害治療のための身につける行動療法』(岩崎学術出版社)

日頃，外来診療に従事していて痛感していることの一つに，「不安障害に対する薬物療法以外のアプローチが十分実践されておらず，治療が難航している症例がすこぶる多い」という問題がある．たとえば，薬物療法抵抗性の強迫性障害，パニック障害，社交不安障害，恐怖症，心気症への精神療法的対応が十分実践されていないのが，残念ながら現状の大勢ではあるまいか．そして当然のことながらこうした傾向は，当事者・家族にとって深刻な問題をはらんでおり，治療者自身にとっても幸せなことではなかろう．

このような臨床のニーズに対して，有効性のエビデンスをもつ診療ツールの一つが認知行動療法である．本シリーズの編者らは認知行動療法を万能視しているわけではないが，精神科医が認知行動療法に関する知識・経験をもっていると臨床的対応力が増すので，最低限の知識・経験をもつことが望ましいと考えている．九州大学精神科行動療法研究室出身の俊英らが著した本書は，こうした精神医療～精神科医のニーズに応えてくれる最良の入門書の一つである．

著者らは，本シリーズに次の寄稿を行っている．

- 飯倉康郎「強迫性障害に対する治療の工夫」(第７巻収載)
- 中尾智博「ためこみ症の病理と治療」(第７巻収載)
- 中川彰子「心に引っかかっていた強迫性障害の症例」(第７巻収載)

また九大行動療法研究室の指導者である山上敏子の高弟の一人・原井宏明は，本シリーズに次の寄稿を行っている．

- 原井宏明「強迫性障害の認知行動療法—個人療法，集団集中療法，サポートグループ」(第１巻収載)
- 原井宏明「精神療法の各流派からみた診断のコツとポイント／行動療法」(第４巻収載)
- 原井宏明「精神療法の各流派からみたコツとポイント／行動療法」(第５巻収載)
- 原井宏明「処方薬嗜癖について」(第７巻収載)

◆井上和臣『認知療法への招待』改訂４版（金芳堂）

前項で薬物療法抵抗性の不安障害の診療の問題点を記したが，同じことが薬物療法抵抗性の気分障害においてもいえるように感じられる．そして，これをカバーするための最良の認知療法の入門書の一つが本書である．

井上は，本シリーズに以下の寄稿を行っている．

- 井上和臣，内海浩彦「認知療法の実践—外来個人療法から復職デイケアまで」(第１巻収載)
- 井上和臣「精神療法の各流派からみた診断のコツとポイント／認知行動療法」(第４巻収載)
- 井上和臣「精神療法の各流派からみたコツとポイント／認知行動療法」(第５巻収載)
- 内海浩彦，桐山知彦，竹本千彰，井上和臣「リワーク活動における診断」(第４巻収載)
- 井上和臣，竹本千彰，桐山知彦，内海浩彦「リワークからみた精神療法」(第５巻収載)

日本認知療法学会理事長の大野 裕が，本シリーズに次の寄稿を行っている．

- 中川敦夫，大野 裕「うつ病スペクトラムとDSM-5診断カテゴリー」(第8巻収載)

◆井原　裕『激励禁忌神話の終焉』(日本評論社)

井原 裕が『激励禁忌神話の終焉』で述べた論旨と陳述スタイルは，本シリーズの編者らにとって新鮮なものであった．井原の論点は従来の精神医学～精神医療の盲点を鋭く突いており，精神科医が読むべき内容の一つと考えている．

井原は，本シリーズに次の寄稿を行っている．

- 井原 裕「抗うつ薬の効果を最大化する―3タ雨乞い療法の超克」(第2巻収載)
- 井原 裕「こころの健康，3つの習慣―療養指導の実際」(第9巻収載)

◆内山　真，睡眠障害の診断・治療ガイドライン研究会『睡眠障害の対応と治療ガイドライン』(じほう)

前項の井原が重視する「睡眠に関する生活習慣指導」を行う際の標準的な基準に，内山らが示した「睡眠障害12の指針」がある．この内容が現時点におけるゴールデン・スタンダードであり，精神科医すべてが十分理解し適宜診療の場で活用できるようにしておくべきであろう．

内山は，本シリーズに以下の寄稿を行っている．

- 内山 真「アルコール，カフェイン，医薬品摂取に伴う睡眠障害」(第6巻収載)

また睡眠にまつわる外来診療に関して，本シリーズに次の寄稿がある．

- 中村真樹，井上雄一「睡眠クリニックのニーズと使命―現状と問題点，これからの未来像」(第1巻収載)
- 中村真樹，井上雄一「精神科診断に役立つ質問票，症状評価尺度―概要と利用法／睡眠障害」(第4巻収載)
- 中村真樹，井上雄一「疾患ごとの精神療法のコツ／睡眠障害」(第5巻収載)
- 「睡眠障害」に関する論文とエッセイ10編（第6巻収載）

◆臺　弘『誰が風を見たか―ある精神科医の生涯』(星和書店)

臺 弘は傑出した生物学的精神医学研究のリーダーの一人であり，同時に臨床精神医療にも造詣が深くさまざまな貢献を行った．その業績の一端が，編書『分裂病の生活臨床』，『続・分裂病の生活臨床』(創造出版）として残されている．生物学的精神医学～臨床研究の双方に通暁した臺の自叙伝『誰が風を見たか―ある精神科医の生涯』は，現代の精神科医が味読するに値する味わい深い内容だ．

臺が晩年に取り組んだ臨床テーマの一つが，統合失調症の簡易精神機能テストであった．独創性と実用性に富んだこの課題について，本シリーズへの次の寄稿文で親しく語っている．

- 臺 弘「統合失調症の簡易精神機能テスト」(第1巻収載)

臺と江熊要一，湯浅修一，中沢正夫，菱山珠夫，宮内 勝らが推進した生活臨床のその後の展開に関する本シリーズの論述に，次の寄稿がある．

- 伊勢田 堯，小川一夫，長谷川憲一「精神療法の各流派からみた診断のコツとポイント／生活臨床」(第4巻収載)

- 伊勢田 堯，小川一夫，長谷川憲一「精神療法の各流派からみたコツとポイント／生活臨床」(第 5 巻収載)

◆小俣和一郎『精神医学の歴史』(第三文明)

小俣和一郎は開業精神科医の先達であり，精神医学史の優れた碩学の一人である．小俣の『精神医学の歴史』を紐解いて精神医学史を振り返り，精神医療の現状〜これからを考える時間は貴重なものになるに違いない．

小俣は，本シリーズに次の寄稿を行っている．

- 小俣和一郎「歴史と精神医学，精神療法と自由診療」(第 1 巻収載)
- 小俣和一郎「メンタルクリニックの歴史：総論」(第 10 巻収載)
- 小俣和一郎「精神医学の行方」(第 10 巻収載)

◆笠原　嘉『外来精神医学という方法』(みすず書房)

笠原 嘉は，外来精神医療を語るうえで欠かせない大御所的存在の一人である．外来分裂病やスチューデント・アパシーという術語を作成して，統合失調症〜うつ病の時代的変遷・軽症化〜多様化を論じた嚆矢が笠原であった．加えて笠原による各種の精神病理学論や小精神療法は，多くの精神科医の臨床実践の基盤になってきた．

笠原は，本シリーズに次の寄稿を行っている．

- 笠原 嘉「今日の精神科クリニックで診る『外来統合失調症，躁うつ病，うつ病とその周辺』」(第 1 巻収載)

ちなみに，笠原の盟友の一人である木村 敏の代表作の一つへのたいへん鋭い批評文が，本巻収載の次の論文である．

- 安冨 歩「『異常』とは何か―児童虐待と性的傾向抑圧の観点から」(第 10 巻収載)

◆神田橋條治『改訂・精神科養生のコツ』(岩崎学術出版社)

神田橋條治は精神分析に軸足をおきつつも，その枠にとらわれない自由闊達・融通無碍な診療を実践して，そこから得られた独自の臨床の知を発信してきた．秀作揃いの神田橋の著作のなかでも，『改訂・精神科養生のコツ』は当事者・家族の参考にしてもらえる実用性の高い内容であり，外来診療を行う際に欠かせない一冊だ．本シリーズの編者らは，多くの当事者・家族に本書の購読をすすめてきた．

神田橋は，本シリーズに以下の寄稿を行っている．

- 神田橋條治「夢と消えたクリニック開業とその残渣」(第 8 巻収載)
- 神田橋條治「原田論文へのコメント」(第 9 巻収載)

また本シリーズの次の論で，フラッシュバック体験に対する神田橋の漢方処方が紹介されている．

- 波多腰正隆「外傷体験・フラッシュバックの薬物療法（向精神薬，漢方薬）(第 7 巻収載)

本シリーズに関して神田橋が『精神医学』誌に寄せた書評を，次のサイトで閲覧できる．

https://nakayamashoten.jp/wordpress/bookreview/2017/11/28/74007/

◆小石川真実『大いなる誤解・親子が殺し合わないために―子供の魂を健やかに育て，幸せな親子関係を築くために必要なこと』(金剛出版，近刊)

小石川真実は現役の内科医であり，かつて境界性パーソナリティ障害の診断のもと精神医療を受けた経歴をもつ．その著書『大いなる誤解・親子が殺し合わないために』は，機能不全家族のなかで育つ子どもの苦悩が詳細に述べられ，そこから生まれる病態に「親子関係関連障害」という名称が提案されている．さらには，こうした親子関係を減らすための提言がなされ,「親子関係関連障害」の当事者・家族のサポートを現在の標準的な精神医療が十分なしえていない実情が記されている．当事者・家族の歴史と心情, そして現行の精神医療への提言と接することのできる貴重な文献である．

小石川は，本シリーズに次の寄稿を行っている．

- 小石川真実「『患者をよくする』ことを念頭においた診断を」(第 4 巻収載)
- 小石川真実「本気でわかろうとしてくれる人が一人でもいると患者は立ち直れる」(第 5 巻収載)

◆小阪憲司，池田　学『レビー小体型認知症の臨床』(医学書院)

高齢者の認知症で 2 番目に多いレビー小体型認知症を発見・報告した小阪憲司が，池田 学を相手に発見のプロセス～臨床の全容を語りつくした著作である．本書を紐解くことでレビー小体型認知症に関する知識を深めることができるばかりでなく，真の臨床医学の方法論について学ぶことができる．

小阪は，本シリーズに以下の寄稿を行っている．

- 小阪憲司「クリニックにおける認知症の臨床の実際―特に『レビー小体型認知症』の診断と治療」(第 1 巻収載)
- 小阪憲司「心に残る認知症症例」(第 6 巻収載)

前者では，認知症診療における小阪の実践のありようと,「レビー型認知症の診断と治療のポイント」が具体的に述べられている．後者の「心に残る認知症症例」では,小阪が発見・報告した 3 つの認知症「レビー小体型認知症 DLB」,「石灰沈着を伴うびまん性神経線維変化病 DNTC」,「辺縁系神経原線維変化型認知症 LNTD」，の“こころに残る症例”が，詳しく供覧されている．

なお高齢者の精神医療と関連のある本シリーズの論に，次の寄稿がある．

- 三原伊保子「認知症高齢者を在宅で支える―精神科診療所のチャレンジ」(第 1 巻収載)
- 芦刈伊世子「成年後見制度」(第 3 巻収載)
- 植木昭紀，宇和典子「精神科診断に役立つ質問票，症状評価尺度―概要と利用法／認知症」(第 4 巻収載)
- 植木昭紀，宇和典子「疾患ごとの精神療法のコツ／認知症」(第 5 巻収載)
- 「認知症」に関する論文とエッセイ 9 編（第 6 巻収載)
- 「超高齢社会～ターミナルケア」に関する論文とエッセイ 4 編（第 9 巻収載)

◆斎藤　環『オープンダイアローグとは何か』(医学書院)

ラカン派の論客である斎藤 環は，近年フィンランド発の斬新な方法論「オープンダイアローグ」に傾倒して，その紹介・導入に力を注いでいる．斎藤の『オープンダイアローグとは何か』は，オープンダイアローグに関する日本語の成書の嚆矢となった記念碑的著作である．オープンダイアローグは（結果的に）現在の精神医学〜精神医療への根源的な問いかけを行っている新しい方法論であり，現代のすべての精神科医が学ぶべき内容といってよいのではないか．

斎藤は，本シリーズに次の寄稿を行っている．

- 斎藤　環「双極性障害の薬物療法・雑感」(第2巻収載)
- 斎藤　環「"コミュ障"を生み出す社会」(第9巻収載)

◆高木俊介『ACT-Kの挑戦―ACTがひらく精神医療・福祉の未来』(批評社)

精神医療へのさまざまな貢献を行い「統合失調症」という病名の名づけ親となった高木俊介は，わが国にACT（Assertive Community Treatment：包括型地域生活支援プログラム）を導入したパイオニアでもある．その高木が自らの実践と考察を記した本書は，ACTについて学ぶ最良のテキストだ．

高木は，本シリーズに次の寄稿を行っている．

- 高木俊介「ACT-K」(第1巻収載)
- 高木俊介「薬物療法と製薬企業―私たちは健全な二重見当識をもとう」(第2巻収載)
- 高木俊介「チームワークのためのリーダーシップ，雑感」(第3巻収載)
- 高木俊介「神田橋條治『精神科診断面接のコツ』を再読する」(第4巻収載)
- 高木俊介「神田橋條治『精神療法面接のコツ』を再読する―オープンダイアローグへの道」(第5巻収載)
- 高木俊介「統合失調症をもつ人々の地域生活支援と外来クリニック―わが国におけるその歴史と展開」，「アカシジア，遅発性アカシジア」(第8巻収載)
- 高木俊介，村上文江「福八子どもキャンププロジェクトの活動を振り返って」(第9巻収載)

またACTに関して，本シリーズに次の寄稿もある．

- 藤田大輔「Assertive Community Treatment（ACT）」(第8巻収載)

◆高橋正雄『漱石文学が物語るもの―神経衰弱者への畏敬と癒し』(みすず書房)

新しい病跡学の旗手である高橋正雄は，幅広い対象に関する優れた論考を精力的に発信し続けている．高橋がライフワークとしている対象の一人が夏目漱石であり，その精華が『漱石文学が物語るもの』である．病跡学の新しい展開を知るためにも，手に取りたい一冊だ．

高橋は，本シリーズに次の寄稿を行っている．

- 高橋正雄「病跡学からみた精神医学的診察と診断」(第4巻収載)
- 高橋正雄「病跡学と精神療法―精神療法家としてのドストエフスキー」(第5巻収載)

◆田島　治『抗うつ薬の真実』(星和書店)

現在の精神科薬物療法の問題点を，田島 治は"「足す」治療〜「引く」治療"という視点を導入して斬新〜明快に論じた．ともすれば「足す」薬物療法が行われさまざまな弊害が生じている現在，田島の著作は傾聴すべき警鐘を鳴らしている貴重な存在だ．

田島は，本シリーズに以下の寄稿を行っている．

• 田島 治「『引く』薬物療法」(第 2 巻収載)

◆長嶺敬彦『生命(いのち)をつなぐドパミンの物語—抗精神病薬の薬理から』(内外医学社)

優れた麻酔科医〜内科医である長嶺敬彦が，精神医療とかかわることになった僥倖をありがたく感じ入っている精神科医は少なくないだろう．その長嶺が，精神薬理学を内科学の知識で読み解き精神科臨床に応用する PIM（psychiatric internal medicine）の方法論を用いて，「わたしたちの生命をつなぐ役割を果たしているドパミン神経系」を詳しく語ったのが本書である．

長嶺は，本シリーズに次の寄稿を行っている．

• 長嶺敬彦「受容体プロフィールと副作用の関係」(第 2 巻収載)

◆中村伸一『家族・夫婦臨床の実践』(金剛出版)

家族療法のリーダーの一人・中村伸一が，その臨床の知を語り尽くした著作である．一般の精神科医にも，家族・夫婦臨床の要諦が伝わるよう工夫がなされている．

中村は，本シリーズに以下の寄稿を行っている．

• 中村伸一「家族療法」(第 1 巻収載)
• 中村伸一「下坂幸三先生を偲ぶ」(第 1 巻収載)

なお，本シリーズに収載された家族療法関連の論に以下のものがある．

• 楢林理一郎「精神療法の各流派からみた診断のコツとポイント／家族療法」(第 4 巻収載)
• 楢林理一郎「精神療法の各流派からみたコツとポイント／家族療法」(第 5 巻収載)
• 楢林理一郎「双極性障害と家族療法的支援の実際」(第 8 巻収載)
• 渡辺俊之「現在の家族の特徴」(第 9 巻収載)

◆成田善弘『精神療法の深さ—成田善弘セレクション』(金剛出版)

精神分析の権威の一人，成田善弘の論文選集である．“転移／逆転移”，“解釈の実際”，“強迫性障害〜境界例〜心身症〜リエゾン精神医療”など，成田の臨床研究の真髄を学ぶことができるアンソロジーであり，すべての精神科医が紐解くべき優れた内容になっている．

成田は，本シリーズに次の寄稿を行っている．

• 成田善弘「精神分析をふまえた診療の実際」(第 1 巻収載)

なお本シリーズに収載された精神分析関連の論に，以下のものがある．

• 鷺谷公子「精神科クリニックにおける精神分析的な診療の実際」(第 1 巻収載)
• 鈴木 龍「精神科外来診療における精神療法的アプローチ」(第 1 巻収載)
• 奥寺 崇「精神療法の各流派からみた診断のコツとポイント／精神分析」(第 4 巻収載)
• 奥寺 崇「精神療法の各流派からみたコツとポイント／精神分析」(第 5 巻収載)
• 和田秀樹「精神療法の各流派からみた診断のコツとポイント／自己心理学（コフート心理学）」(第 4 巻収載)
• 和田秀樹「精神療法の各流派からみたコツとポイント／自己心理学（コフート心理

学)」(第5巻収載)

- 生地 新「表層化していく社会における精神医療・精神療法の未来―交流しないことのメリットとリスク」(第9巻収載)

◆信田さよ子『それでも家族は続く―カウンセリングの現場で考える』(NTT出版)

精神科診療を行っていくうえで欠かせない概念のなかに，「アダルト・チルドレン，共依存，機能不全家族」がある．これらの特徴と回復過程についてわかりやすく解説している代表的な論者に，斎藤 学と信田さよ子がいる．斎藤の古典的名著『アダルト・チルドレンと家族―心の中の子どもを癒す』(学陽書房）に続く信田の『それでも家族は続く』では，「ミソジニー（女性蔑視)，ロマンチックラブイデオロギー（RLI）“愛・性・結婚の三位一体説”」などが詳しく説かれている．

信田は，本シリーズに以下の寄稿を行っている．

- 信田さよ子「DV被害者・加害者・子どもへのアプローチ」(第9巻収載)

◆帚木蓬生『ギャンブル依存国家・日本―パチンコからはじまる精神疾患』(光文社)

帚木蓬生（森山成ぁ）は，わが国におけるギャンブル障害臨床のパイオニアの一人である．帚木（森山）は『ギャンブル依存国家・日本』のなかで，わが国におけるギャンブル障害の実態と社会的背景を精述した．そのなかでわが国を“ギャンブル汚染列島”と化した「5つの不作為の大罪」をあげ，「政府と行政，警察，メディア，精神医学界，法律家」の問題点を鋭く厳しく糾弾した．カジノが導入されようとしている現在，精神科医が熟読すべき一冊である．

森山（帚木）は，本シリーズに次の寄稿を行っている．

- 森山成ぁ「ギャンブル障害の臨床」(第1巻収載)
- 森山成ぁ「無告知投薬の実態とその是非」(第2巻収載)
- 森山成ぁ「スタッフに給料を出せる喜び」，「執筆，講演，自助グループ参加」，「病を得た治療者」(第3巻収載)
- 森山成ぁ，原田誠一「精神科診断をめぐる往復書簡」(第4巻収載)
- 森山成ぁ，原田誠一「精神療法をめぐる往復書簡」(第5巻収載)
- 森山成ぁ「ニーバーの祈り」，「ギャンブル障害は『自己責任』ではなく『国家責任』」，「一心さんの改心」，「インターセックスからの手紙」(第7巻収載)

なお依存症～嗜癖と関連のある本シリーズの論に，次の寄稿がある．

- 西山 仁「不穏なアルコール依存，薬物依存患者への対応の実際―対策と予防」(第3巻収載)
- 大石雅之「精神科診断に役立つ質問票，症状評価尺度―概要と利用法／依存症，嗜癖」(第4巻収載)
- 大石雅之「疾患ごとの精神療法のコツ／依存症，嗜癖」(第5巻収載)
- 「嗜癖症と依存症」に関する論文とエッセイ14編（第7巻収載）
- 「依存と嗜癖―現状とこれからの課題」に関する論文とエッセイ7編（第9巻収載）

◆星野 弘『分裂病を耕す』(星和書店)

統合失調症の精神療法を考える際に，Schwing的姿勢を基本におく見解の妥当性が広く認められている．こうしたSchwing的姿勢と軌を一にする臨床を実践し，その経験を記したわが国の精神科医の一人に星野 弘がいる．『分裂病を耕す』のなかで，星野が記している「はじめに，私という医者を処方する」という気構えは，すべての精神科医にとっての規範であり目標となるものだ．

星野は，本シリーズに次の寄稿を行っている．

• 星野 弘「クリニックの開業」(第1巻収載)

◆細川　清『てんかんと精神医学』(星和書店)

近年，精神科医がてんかんの診療にあたる機会が減っているが，こうした傾向が患者・家族・精神科医自身の三者にとって好ましからざる結果を生む可能性が指摘されている．このようななか，細川 清による著作『てんかんと精神医学』を精神科医が紐解く意義は大きい．

細川は，本シリーズに以下の寄稿を行っている．

• 細川 清「心に残る症例」(第6巻収載)

現代の精神医療とてんかんの関連について論じたものに，本シリーズの次の寄稿文がある．

• 伊藤ますみ「精神科クリニックで実践するてんかん診療」(第1巻収載)
• 「てんかん」に関する論文とエッセイ9編（第6巻収載）

◆八木剛平『医学思想史—精神科の視点から』(金原出版)

八木剛平が1993年に刊行した『精神分裂病の薬物治療学—ネオヒポクラティズムの提唱』(金原出版）は，臨床精神薬理学の流れを変える大きなインパクトを与えた．その後，八木はネオヒポクラティズム～レジリエンスをキーワードとして，斬新で豊穣な論陣を張ってきた．その八木が医学思想史を「アニミズム，原始医学」から説き起こし，「20世紀後半の医学思想」，「現代医療の諸側面」を縦横に語った集大成的な著作がこの『医学思想史』である．

八木は，本シリーズに次の寄稿を行っている．

• 八木剛平「ネオヒポクラティズムとレジリエンス—回復論的な治療思想と疾病抵抗モデル」(第1巻収載)
• 多田光宏，内田裕之，八木剛平「ネオヒポクラティズムとレジリエンス—回復論的な治療思想と実臨床」(第2巻収載)

◆山中康裕，細川佳博『MSSMへの招待—描画法による臨床実践』(創元社)

表現療法の泰斗・山中康裕は，たいへん広い領域において優れた臨床活動を実践し，その独創的な成果を著作を通して発表してきた．本書『MSSMへの招待』は，山中が開発したMSSM（相互ぐるぐる描き投影・物語統合法）を活用して進められた治療の経緯が，豊富な症例を通して示されている．細川佳博との共編著である本書は，MSSM～表現療法の真骨頂を体現する内容である．

山中は，本シリーズに以下の寄稿を行っている．

• 山中康裕，原田誠一「精神科診断をめぐる往復書簡」(第4巻収載)
• 山中康裕，原田誠一「精神療法をめぐる往復書簡」(第5巻収載)

- 山中康裕「老いのソウロロギー（魂学）と認知症の臨床」（第 6 巻収載）
- 山中康裕「“カワンセラー”からみた現代の子ども」（第 9 巻収載）

山中が指導し牽引してきた領域のなかに，芸術療法とユング心理学がある．本シリーズに，芸術療法・ユング心理学と関連のある次の寄稿文がある．

- 石岡弘子「日常診療で出会うこころと身体の境界領域の『人生』の治療―ユング心理学の立場から」（第 1 巻収載）
- 武野俊弥「精神療法の各流派からみた診断のコツとポイント／ユング心理学」（第 4 巻収載）
- 武野俊弥「精神療法の各流派からみたコツとポイント／ユング心理学」（第 5 巻収載）
- 富澤 治「精神療法の各流派からみた診断のコツとポイント／芸術療法」（第 4 巻収載）
- 富澤 治「精神療法の各流派からみたコツとポイント／芸術療法」（第 5 巻収載）
- 岩宮恵子「現代思春期事情―思春期の『異能感』と『異質感』という視点から」（第 9 巻収載）

◆和迩秀浩『精神医療を歩く―私の往診記』（日本評論社）

近年，精神医療のアウトリーチに注目が集まっているが，はるか以前より独自の往診活動を実践してきた一人が和迩秀浩である．「精神医療の根本，基本，それもその時代に措定された『精神医学・精神医療』のあり方と問題点を『往診』という形で問い続けている」和迩の代表作の一つが，本書『精神医療を歩く―私の往診記』だ．

和迩は，本シリーズに次の寄稿を行っている．

- 和迩秀浩「往診と地域精神医療」（第 1 巻収載）
- 和迩秀浩「往診と訪問」（第 3 巻収載）

3 その他の先生の著作

◆齊藤万比古，小平雅基編集『臨床医のための小児精神医療入門』（医学書院）

すべての精神科医に小児精神医療～発達障害の学習が求められていることは，改めて指摘するまでもない常識的内容だ．本書は，こうした精神科医のニーズに応える良書の一つである．

小児～思春期の精神医療，発達障害と関連のある本シリーズの論に，次の寄稿がある．

- 小倉 清「子どもの精神科―私のクリニック」（第 1 巻収載）
- 川畑友二「私の子どもの精神科臨床」（第 1 巻収載）
- 田中康雄「発達障害の臨床」（第 1 巻収載）
- 服部陵子「児童，特に発達障害の受診が多いクリニックの場合―多大な診療ニーズが存在する現状と対応の工夫」（第 3 巻収載）
- 田中康雄「クリニック医が行う児童相談所との連携」（第 3 巻収載）
- 北野陽子，細尾ちあき「精神疾患をかかえた方の『子ども』に目を向けて下さい」（第 4 巻収載）

- 川﨑葉子「精神科診断に役立つ質問票，症状評価尺度―概要と利用法／発達障害」(第4巻収載)
- 川﨑葉子「疾患ごとの精神療法のコツ―発達障害」(第5巻収載)
- 「発達障害，児童思春期」に関する論文とエッセイ18編（第6巻収載）
- 「児童～思春期～青年期の現在」に関する論文とエッセイ8編（第9巻収載）
- 信田さよ子「DV被害者・加害者・子どもへのアプローチ」(第9巻収載)
- 森田展彰「児童虐待における援助―加害者と被害者への支援」(第9巻収載)
- 髙橋利一「格差社会～貧困の子どもへの影響」(第9巻収載)
- 寺嶋恵美「母子生活支援施設における自立支援」(第9巻収載)
- 髙橋利之「児童養護施設からの自立の支援」(第9巻収載)
- 小倉 清「クリニックおぐらの要覧」(第10巻収載)

◆土居健郎『方法としての面接―臨床家のために』(医学書院)

精神分析の指導者の一人であり，甘え理論の創始者でもある土居が一般臨床家向けに書き下ろした古典的名著である．特に「わからないという感覚の大切さ」，「ストーリを読む」という内容は，精神科臨床に携わる者に膾炙されてきた．

◆中井久夫『中井久夫集 全11巻』(みすず書房)

中井久夫に関しては，このリスト唯一の例外として「著作集11巻」のすべて，つまり全11冊をあげる．本シリーズ編者らのこの判断に，おそらく多くの読者諸賢もご賛同下さるのではないかと期待している．

ちなみに，近年「中井久夫と考える患者シリーズ」が刊行され話題になっている．この「中井久夫と考える患者シリーズ」を刊行しているラグーナ出版を設立した森越まやが，次の寄稿を行っている．

- 森越まや「診断の『軽さ』と『重さ』―就労支援の現場から」(第4巻収載)
- 森越まや「“心の生ぶ毛”と“生活のひげ根”―就労支援の“語り”の現場から」(第5巻収載)

◆山上敏子『方法としての行動療法』(金剛出版)

わが国の行動療法のパイオニア的精神科医・山上敏子が，行動療法の全容を存分に語った著作である．「行動療法理解の基本」，「技法を知る」，「行動療法のすすめ方」，「方法としての行動療法」から成る本書は，すべての精神科医が通読・理解して臨床力をブラッシュアップすべき内容である．

3 本シリーズ執筆者一覧

以下の例えば「3（45）」は，本シリーズ第3巻 p.45 に収載されていることを示す．
なお，本シリーズには巻数の表記がないが，以下に示す巻数とシリーズ各タイトルとの対応については，本書 p.307 をご参照いただきたい．

あ行

相川　博（埼玉）3（45），6（187）
赤穂依鈴子（東京）8（248）
浅野弘毅（宮城）10（32）
芦刈伊世子（東京）3（145），8（306），9（150）
阿部哲夫（東京）8（253）
阿部輝夫（千葉）7（333）
新井基洋（神奈川）7（200）
荒川和歌子（北海道）3（53），7（100）
蟻塚亮二（福島）3（296）
有馬秀晃（東京）8（336）
有吉　祐（福岡）6（202）
安齋洋子（東京）3（236）
飯倉康郎（福岡）7（40）
飯島壽佐美（秋田）6（247）
飯島正明（島根）4（69），5（79）
池内　紀（東京）10（206）
池上和子（宮城）9（88）
石井一平（東京）1（16），2（2，48），3（164），9（126），10（300）
石岡弘子（青森）1（208）
石崎朝世（東京）6（10）
石丸径一郎（東京）4（282）
泉谷閑示（東京）1（296），4（146），5（156），10（115）
伊勢田　堯（東京）4（98），5（109），9（33），8（14）
伊津野拓司（神奈川）8（276）
伊藤順一郎（千葉）9（170）
伊藤ますみ（北海道）1（119），6（126）
伊東若子（東京）6（194）
稲岡　勲（東京）8（76）
稲田泰之（大阪）7（47）
稲田善紀（奈良）10（181）
伊波真理雄（東京）7（279）
猪野亜朗（三重）7（232）
井上和臣（兵庫）1（232），4（40，134），5（51，146），7（34）
井上尚英（福岡）6（319）
井上雄一（東京）1（109），2（284），4（270），5（275），6（194）
猪子香代（神奈川）8（223）
井原　裕（埼玉）2（181），9（2）
井原文子（滋賀）5（65）
今村　聡（東京）9（189）
岩尾俊一郎（兵庫）8（102），10（39）
岩木久満子（東京）1（286），3（22），4（61），5（72）
岩崎正人（神奈川）7（273）
岩佐光章（神奈川）6（41）
岩澤　純（長野）9（163）
岩宮恵子（島根）9（78）
植木昭紀（兵庫）4（296），5（299），6（268）
上田容子（東京）8（270）
上野光歩（京都）8（147）
上ノ山一寛（滋賀）8（124）
牛島定信（東京）7（310）
碓氷　章（東京）2（284）
内田　直（東京）8（253）
内田裕之（東京）2（8）
内村英幸（福岡）1（218），7（164）
内山　真（東京）6（227）
内海浩彦（兵庫）1（232），3（168），4（134），5（146）
臺　弘（埼玉）1（303）
宇野正威（東京）6（309）
楳澤　旬（東京）8（253）
宇和典子（兵庫）4（296），5（299）
榎本　稔（東京）7（263）
江畑敬介（東京）8（33，39）
海老澤佐知江（東京）1（161），4（153），5（162），8（107）
海老澤　尚（神奈川）6（254），9（131）
圓口博史（福島）3（2）
生地　新（神奈川）9（39）
扇澤史子（東京）9（144）
大石雅之（神奈川）4（263），5（269），6（96），7（242）
大石　豊（京都）8（167）
大髙一則（愛知）6（109）
大谷伸久（東京）7（327）
大西彩子（兵庫）9（66）
大野　裕（東京）8（184）
岡嶋美代（東京 / 愛知）7（79），8（227）
緒方　明（熊本）6（132）
岡村　毅（東京）9（337）
岡本克郎（東京）3（230）
岡本典雄（静岡）10（177）
岡　留美子（奈良）4（159），5（168），8（243）
小川一夫（群馬）4（98），5（109）
荻野耕平（東京）3（262）
奥寺　崇（東京）4（12），5（20）
奥山　功（東京）10（286）
奥山真司（愛知）8（329）
小倉　清（東京）1（74），10（47）
尾籠晃司（福岡）6（276）
小俣和一郎（東京）1（306），10（2，108）
尾本恵市（東京）10（211）

か行

貝谷久宣（東京）3（273），4（242），5（252），7（2）
笠原　嘉（愛知）1（313）
梶村尚史（東京）6（234）
勝倉りえこ（東京）3（213）
桂川修一（千葉）8（138）
加藤隆弘（福岡）2（219）
上條吉人（埼玉）8（286）
香山リカ（埼玉）9（10）
河合　眞（神奈川）8（264）
川上憲人（東京）9（105）
川口　哲（長崎）10（192）
川﨑奈緒子（東京）5（252）

さ行

た行

な行

は行

ま行

や行

わ行

索引

和文索引

欧文索引

A

B

C

D

F

I

J

K

L

M

N

P

S

T

中山書店の出版物に関する情報は，小社サポートページを御覧ください．
https://www.nakayamashoten.jp/support.html

外来精神科診療シリーズ

メンタルクリニックのこれからを考える

2018年7月2日　初版第1刷発行 ©〔検印省略〕

編集主幹…………原田誠一

担当編集…………原田誠一

発行者……………平田　直

発行所……………株式会社　中山書店
〒112-0006　東京都文京区小日向4-2-6
TEL 03-3813-1100（代表）　振替 00130-5-196565
https://www.nakayamashoten.jp/

装丁………………株式会社プレゼンツ

印刷·製本………三松堂株式会社

ISBN978-4-521-74009-6
Published by Nakayama Shoten Co., Ltd.　　Printed in Japan
落丁・乱丁の場合はお取り替えいたします